聂莉芳
中医辨治肾病经验

主　编　聂莉芳

编　委　刘　涛　邵　鑫　姚木铭

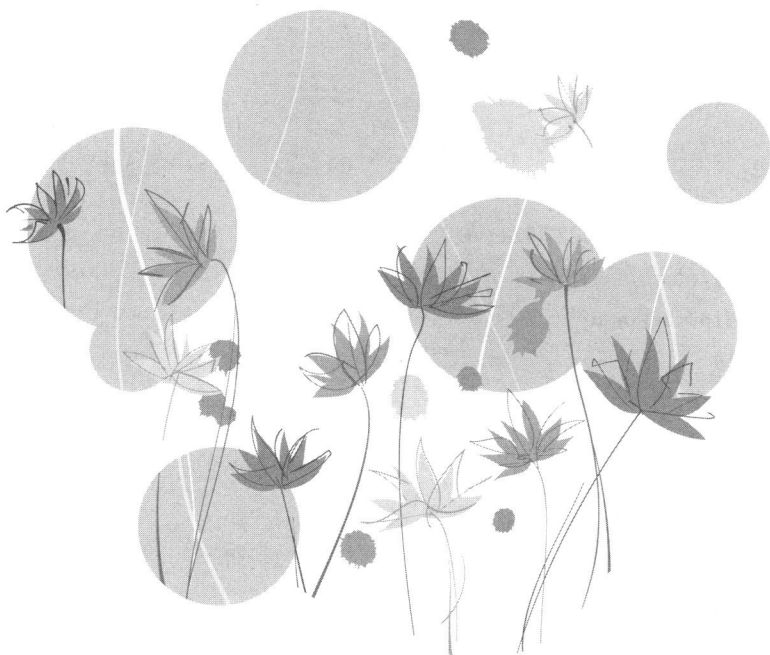

中国医药科技出版社

图书在版编目(CIP)数

聂莉芳中医辨治肾病经验/聂莉芳主编.—北京：中国医药科技出版社，2018.1

ISBN 978-7-5067-9904-1

Ⅰ.①聂… Ⅱ.①聂… Ⅲ.①肾病（中医）–临床医学–经验–中国–现代 Ⅳ.R256.5

中国版本图书馆CIP数据核字（2018）第013184号

美术编辑 陈君杞

版式设计 张 璐

出版 中国医药科技出版社

地址 北京市海淀区文慧园北路甲 22 号

邮编 100082

电话 发行：010-62227 427 邮购：010-62236938

网址 www.cmstp.com

规格 710×1000mm $^1/_{16}$

印张 14 $^1/_2$

字数 245 千字

版次 2018 年 1 月第 1 版

印次 2024 年 4 月第 2 次印刷

印刷 大厂回族自治县彩虹印刷有限公司

经销 全国各地新华书店

书号 ISBN 978-7-5067-9904-1

定价 38.00 元

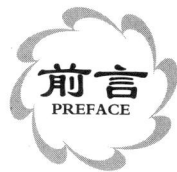

　　根据近年来国内数个地区普通人群的慢性肾脏病的流行病学调查结果，其发病率为 10%~13%。国际肾脏病协会曾统计，慢性肾衰竭在自然人群的发病率为 98~198 人 / 百万人口。据有关国家统计，慢性肾衰竭的 5 年生存率为 70%~85%，10 年生存率为 35%~45%，因而慢性肾脏病在我国为常见病，且后期肾衰竭需要进行肾脏替代治疗，给患者和社会带来沉重的经济负担。

　　笔者通过数十年运用中医辨证论治为主治疗慢性肾脏病的临床实践，证实中医药有一定的优势及确切的疗效，不仅能减轻及消除患者的症状，同时能不同程度地改善患者的相关理化指标，如血尿、蛋白尿、血肌酐等，深受广大患者的欢迎。

　　数十年来两类肾脏病患者来我处求治于中医，一类患者是得病后惧怕服用激素等西药；另一类患者是服用了激素及免疫抑制剂等西药后副作用大，且疗效不理想，部分患者即使激素治疗有效然而难以撤停。基于广大患者的临床需求，我总结了自己近 50 年来中医治疗多种肾脏病的经验，并创制了系列经验方，取得了较好的疗效，于 2016 年年底出版了《聂莉芳肾病验案精选》。

　　中医学临床辨证论治的特色是强调"理、法、方、药"的一致性，即"法随证立，方从法出"。所以本书主要从肾脏病常见的临床表现、常见中医证候、常用中医治法、常见肾脏病的中医辨治经验、常用方剂及药物、调养要点及医论八个方面，系统地介绍笔者治疗多种肾脏疾病的经验。

　　希望本书能对中医临床工作者治疗慢性肾脏病有所帮助与借鉴。同时也对广大肾病患者了解相关的中医知识及如何配合生活调养有所裨益。

聂莉芳

2017 年 6 月 6 日

中国中医科学院西苑医院

目 录
CONTENTS

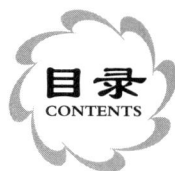

第一篇　肾脏病常见的临床表现⋯⋯⋯⋯⋯⋯⋯⋯⋯⋯⋯1

一、尿量减少 ⋯⋯⋯⋯⋯⋯⋯⋯⋯⋯⋯⋯⋯⋯⋯1

二、夜尿 ⋯⋯⋯⋯⋯⋯⋯⋯⋯⋯⋯⋯⋯⋯⋯⋯1

三、尿频、尿急、尿涩痛 ⋯⋯⋯⋯⋯⋯⋯⋯⋯⋯2

四、血尿 ⋯⋯⋯⋯⋯⋯⋯⋯⋯⋯⋯⋯⋯⋯⋯⋯2

五、蛋白尿 ⋯⋯⋯⋯⋯⋯⋯⋯⋯⋯⋯⋯⋯⋯⋯3

六、水肿 ⋯⋯⋯⋯⋯⋯⋯⋯⋯⋯⋯⋯⋯⋯⋯⋯3

七、腰痛 ⋯⋯⋯⋯⋯⋯⋯⋯⋯⋯⋯⋯⋯⋯⋯⋯4

八、皮肤紫癜 ⋯⋯⋯⋯⋯⋯⋯⋯⋯⋯⋯⋯⋯⋯4

九、肾性高血压 ⋯⋯⋯⋯⋯⋯⋯⋯⋯⋯⋯⋯⋯5

十、恶心、呕吐 ⋯⋯⋯⋯⋯⋯⋯⋯⋯⋯⋯⋯⋯5

十一、口中有尿味 ⋯⋯⋯⋯⋯⋯⋯⋯⋯⋯⋯⋯6

十二、皮肤瘙痒 ⋯⋯⋯⋯⋯⋯⋯⋯⋯⋯⋯⋯⋯6

十三、面色萎黄，唇、甲苍白无华 ⋯⋯⋯⋯⋯7

十四、出血倾向 ⋯⋯⋯⋯⋯⋯⋯⋯⋯⋯⋯⋯⋯7

十五、抽搐 ⋯⋯⋯⋯⋯⋯⋯⋯⋯⋯⋯⋯⋯⋯⋯7

十六、大便干结 ⋯⋯⋯⋯⋯⋯⋯⋯⋯⋯⋯⋯⋯7

十七、尿毒症性心包炎 ⋯⋯⋯⋯⋯⋯⋯⋯⋯⋯8

十八、胸闷憋气 ⋯⋯⋯⋯⋯⋯⋯⋯⋯⋯⋯⋯⋯8

十九、乏力 ⋯⋯⋯⋯⋯⋯⋯⋯⋯⋯⋯⋯⋯⋯⋯8

二十、咽喉肿痛 ⋯⋯⋯⋯⋯⋯⋯⋯⋯⋯⋯⋯⋯9

二十一、库欣综合征 ⋯⋯⋯⋯⋯⋯⋯⋯⋯⋯⋯9

第二篇　慢性肾脏病常见的中医证候⋯⋯⋯⋯⋯⋯10

一、肝肾阴虚，血不归经证 ⋯⋯⋯⋯⋯⋯⋯⋯10

二、肝肾阴虚，肝阳上亢证 ⋯⋯⋯⋯⋯⋯⋯⋯10

三、阴虚血热证 ⋯⋯⋯⋯⋯⋯⋯⋯⋯⋯⋯⋯⋯11

四、阴虚毒热证 ⋯⋯⋯⋯⋯⋯⋯⋯⋯⋯⋯⋯⋯11

五、肺肾阴虚证 ⋯⋯⋯⋯⋯⋯⋯⋯⋯⋯⋯⋯⋯11

六、肾阴虚证 ……………………………………………… 11

七、气阴两虚证 …………………………………………… 11

八、气阴两虚，兼夹湿热证 ……………………………… 11

九、气阴两虚，兼挟水停证 ……………………………… 12

十、肺脾气虚证 …………………………………………… 12

十一、脾肾气虚，血不归经证 …………………………… 12

十二、阴虚水停证 ………………………………………… 12

十三、脾胃不和，水湿内停证 …………………………… 12

十四、阳虚水停证 ………………………………………… 12

十五、肺气不宣水停证 …………………………………… 12

十六、血瘀水停证 ………………………………………… 13

十七、水湿上凌心肺证 …………………………………… 13

十八、寒湿中阻证 ………………………………………… 13

十九、湿热中阻证 ………………………………………… 13

二十、下焦（膀胱）湿热证 ……………………………… 13

二十一、肺卫风热证 ……………………………………… 13

二十二、毒热迫血妄行证 ………………………………… 14

二十三、瘀血阻络证 ……………………………………… 14

第三篇　肾脏病的常用中医治法 ……………………………… 15

一、补法 …………………………………………………… 15

二、发汗解表法 …………………………………………… 16

三、解毒利咽法 …………………………………………… 16

四、利水退肿法 …………………………………………… 17

五、通淋法 ………………………………………………… 18

六、调理脾胃法 …………………………………………… 18

七、通腑泄浊法 …………………………………………… 19

八、止血法 ………………………………………………… 20

九、活血化瘀法 …………………………………………… 21

十、摄精法 ………………………………………………… 21

第四篇　常见肾脏病的中医辨治经验 ………………………… 22

第一节　急性肾炎 …………………………………… 22

第二节　慢性肾炎 ……………………………………… 25

第三节　隐匿性肾炎 …………………………………… 27

第四节　原发性肾病综合征 …………………………… 31

第五节　慢性肾衰竭 …………………………………… 37

第六节　IgA 肾病 ……………………………………… 43

第七节　狼疮性肾炎 …………………………………… 48

第八节　乙型肝炎病毒相关肾炎 ……………………… 51

第九节　紫癜性肾炎 …………………………………… 54

第十节　糖尿病肾病 …………………………………… 58

第十一节　成人型多囊肾 ……………………………… 63

第十二节　痛风肾 ……………………………………… 67

第十三节　尿路感染 …………………………………… 70

第十四节　尿路结石 …………………………………… 74

第五篇　常用方剂及运用经验 ……………………………… 77

一、聂莉芳经验方 ……………………………………… 77

二、补益剂 ……………………………………………… 100

三、调理脾胃剂 ………………………………………… 113

四、利水渗湿剂 ………………………………………… 124

五、解表剂 ……………………………………………… 128

六、其他方剂 …………………………………………… 131

第六篇　常用药物及运用经验 ……………………………… 142

一、补益药 ……………………………………………… 142

二、调理脾胃药 ………………………………………… 162

三、涩精药 ……………………………………………… 167

四、凉血止血药 ………………………………………… 170

五、利水渗湿药 ………………………………………… 177

六、清热利咽与解表药 ………………………………… 183

七、活血化瘀药 ………………………………………… 191

八、其他中药 …………………………………………… 195

第七篇　肾脏病患者的调养要点 ····················· 203

第一节　情志调养 ································· 203
第二节　饮食调养 ································· 205
第三节　其他生活调养要点 ························· 208

第八篇　医论 ····································· 214

一、不主张大剂量使用黄芪 ························· 214
二、不同意将 IgA 肾病的中医病名定为"肾风" ········ 214
三、治疗慢性肾脏病应慎用雷公藤 ··················· 215
四、不主张用祛风类中药治疗慢性肾脏病 ············· 215
五、治疗慢性肾脏病应慎用附子 ····················· 215
六、中医药治疗血尿有优势 ························· 216
七、不应滥用降压药 ······························· 219

附录 ··· 220

一、聂莉芳已出版的肾病著作 ······················· 220
二、聂莉芳曾主讲的电视讲座 ······················· 220

第一篇　肾脏病常见的临床表现

一、尿量减少

正常成人每日尿量约为 1500ml。尿量减少是指 24 小时尿量少于 400ml。若全日尿量少于 100ml 者，西医学称为无尿或尿闭。一般情况下尿量减少会伴发水肿。因肾脏病的因素导致少尿或无尿多见于以下几种情况：

1. 肾前性因素　如心力衰竭、休克、脱水、重症肝病等。

2. 肾脏因素

（1）如急性肾炎、慢性肾炎、肾衰竭均由于肾脏疾病导致肾小球滤过率及肾小球滤过面积下降而致尿量减少。

（2）肾病综合征患者由于大量蛋白尿导致低蛋白血症，引起血浆胶体渗透压下降，水分从血管进入组织间隙，则有效循环血容量不足继致尿量减少。

中医学认为水液代谢与肺、脾、肾、膀胱、三焦诸脏腑均密切相关。"肺为水之上源""脾主运化水湿""肾主水""膀胱为州都之官""三焦为水道"。再者水液代谢的运行与气血亦有关系，"气行则水行""血不利则为水"。因此尿量减少与水肿，其中医病机与上述脏腑功能失调相关。

虽然利尿药与输注白蛋白对肾脏病患者尿少水肿有一定的效果，然而部分患者无效，且有电解质紊乱的副作用。笔者在临床上根据患者水肿尿少的中医病机，运用中药配合食疗，能达到利尿消肿的效果，因此，认为中医治疗水肿的方法没有过时。

二、夜尿

正常情况下白天尿量应大于夜间尿量，正常人夜间从晚上 6 时至次日晨 6 时，排出的尿总量应少于全天总量的 1/2（白天与夜间尿量比例约为 2：1）。若夜间尿量超过全天的一半，且夜尿次数增多，尤其下半夜仍需起床排尿者则称为夜尿多。西医学认为当肾功能不全时，肾小管功能损害，浓缩尿液的能力减退，重吸收水分减少，致使夜间尿量增多，一般超过 750ml。值得注意的是，夜尿强调的是夜间排尿总量，而不是夜间排尿次数。所以发现自己夜尿量明显增加时，应该检查血肌酐是否正常。

正常人由于在睡前饮水较多，可出现夜尿量增加。再者因睡眠较差频繁如厕，可出现夜尿次数增加。上述两种情况均属于生理性范畴。

中医学认为夜尿多属于肾气不足，气化无权，关门失司。

三、尿频、尿急、尿涩痛

尿频是指排尿次数增多，频繁排尿。尿急是指憋不住尿，尿意一来即需排尿。尿涩痛是指排尿不畅且有疼痛感。

西医学将尿频、尿急、尿痛通称为尿路刺激征。其为慢性尿路感染及尿道综合征的主要临床表现。

对于"尿频、尿急、尿涩痛"的症状，中医病名称为"淋证"，取其"小便淋漓涩痛"之意。不是现代医学所称的"淋病"，切不可混为一谈。

关于"淋证"的分类，据中医文献所载有"五淋""七淋""八淋"三种分类方法。笔者认为《诸病源候论》的"七淋"说较为全面且实用价值高。这"七淋"指的是气淋、血淋、膏淋、石淋、劳淋、寒淋、热淋七种。

淋证的中医病机有实证和虚证之分。一般发病急骤，病程短者属于实证；若病程迁延缠绵则多为虚证或虚中夹实证。实证者多因膀胱湿热壅盛；虚证多见于肝肾阴虚与气阴两虚。

四、血尿

血尿是西医学的名词。正常人尿沉渣镜检每高倍视野红细胞<3个。若尿沉渣每高倍视野红细胞>3个则为血尿。血尿可分为镜下血尿和肉眼血尿。镜下血尿是指肉眼观察不到，仅在光学显微镜下发现红细胞数目增多，故称为镜下血尿。镜下血尿容易被患者忽视，多在常规体检时才被发现。肉眼血尿是指能够被肉眼观察到，此时1L尿液中出血量超过了1ml。随出血量多少的不同，小便呈淡红色、鲜红色或茶褐色。

通过尿液红细胞形态学检查，可以了解到血尿是属于肾小球性血尿还是非肾小球性血尿。肾小球性血尿是指红细胞从肾小球漏出，呈现较多的变形性红细胞，此见于多种肾脏疾病如IgA肾病等。非肾小球性血尿是指红细胞不是来自于肾小球，红细胞基本不变形，常见于尿路结石及尿路感染等多种原因导致的尿路损伤性出血。

血尿属于中医学"尿血"和"血淋"的范畴。中医学的"尿血"是指小便中混有血液或伴有血块夹杂而下，尿时没有疼痛的感觉。"血淋"的临床表现特点为小便短涩，滴沥刺痛，欲出未尽，小便拘急，或痛引腰腹，小便红赤或夹有血块。所以中医学通常以血尿不伴疼痛为尿血；以血尿伴有疼痛者为血淋。

血尿和血淋的中医病机有虚实之分，实证主要为膀胱有热，热伤血络。正如《素问·气厥论篇》所说："胞移热于膀胱，则癃、溺血。"，《金匮要略·五脏风寒积聚病》篇："热在下焦者，则尿血，亦令淋闷不通。"。血尿的虚证与脾肾虚弱统血固精失职，血不归经密切相关。血淋的虚证常兼夹邪实，多见于脾肾虚弱兼夹湿热。实证多急性起病，虚证多病程缠绵。

五、蛋白尿

蛋白尿是西医学的名词，是多种肾脏疾病的最常见临床表现。正常人 24 小时尿蛋白定量应<0.3g。蛋白尿的检查有定性和定量之分，24 小时尿蛋白定量的检查尤为重要和精确。肾脏病患者应每月检查 1 次 24 小时尿蛋白定量。24 小时尿蛋白定量<1.0g 为轻度蛋白尿，24 小时尿蛋白定量>3.5g 为大量蛋白尿，24 小时尿蛋白定量为 1.0~3.5g 为中度蛋白尿。蛋白尿患者常伴发水肿，许多患者是因为出现水肿后而检查出蛋白尿。因而对于没有水肿的患者容易忽视蛋白尿的检查，所以平时或体检时应注意检查尿液。这样对早期发现和治疗肾脏病十分重要。

虽然中医古典医籍中没有蛋白尿的名词，但是蛋白质为人体的精微物质不应外泄，中医理论认为"脾主升清""肾主藏精"是指人体的精微物质与脾 2 肾的统摄功能有关。因而蛋白尿的中医病机是由于脾肾虚损，升清固精无权所致，所以蛋白尿的中医病名为"虚损"。

六、水肿

水肿是肾脏病中常见的症状，是由于体内水液运行失常而潴留所致，外溢肌肤则引起头面、眼睑、四肢水肿，内聚于胸腹则出现胸腔积液、腹水，甚至出现全身水肿。水肿有轻、中、重度之分。

肾性水肿分肾病型水肿与肾炎型水肿两类。临床上如果只将水肿确定为肾性水肿是不够的，还应进一步确定是肾病型水肿还是肾炎型水肿。肾病型水肿的相关指标主要有 24 小时尿蛋白定量应≥3.5g，以及血浆白蛋白<30g/L。非肾病型水肿的肾性水肿即为肾炎型水肿。

水肿是中医学的病证名，在《内经》中称为"水病"。《金匮要略》称为"水气病"。《丹溪心法》将其证候分为"阴水""阳水"。后人一般称"水肿"或"浮肿"。其病因不外乎内因和外因两个方面：外因多为风寒、风热、湿邪或皮肤疮毒等；内因多为饮食劳倦、房劳过度或素体虚弱等致正气亏虚。中医病机为肺失宣发肃降、脾失运化输布、肾失温化开合、三焦失于通调；与此同时气、血、水三者的协调关系亦紊乱，以致水液代谢障碍，继之水湿停聚体内及四肢胸腹而发为水肿。

七、腰痛

腰痛是患者自觉腰部酸痛或胀痛，可为单侧性或双侧性，多持续存在，可见于多种疾病。腰痛是慢性肾脏病的常见症状，多为酸痛或钝痛，主要是由于肾实质的病变，使肾包膜的张力增高，牵扯感觉神经末梢所致。肾脏有了病变不一定都引起腰痛，甚至部分严重的肾脏病变也没有明显腰痛的症状。因而腰痛虽然是肾脏病的一个常见症状，但不是必见症状。

泌尿系结石患者，严重时可表现为肾绞痛，多呈阵发性、疼痛如刀割，部位多在腰腹或腹部，且常放射至下腹部、腹股沟、大腿内侧等。

中医学认为"腰为肾之府"，说明腰痛与中医学肾的关系非常密切。肾虚无以濡养筋脉则腰部常酸软而痛。其中又可分为肾阴虚、肾阳虚以及肾气阴两虚诸证型，临床观察到腰痛以肾气阴两虚型最为多见。另外，因感受寒湿、感受湿热或气滞血瘀，经脉受阻，气血运行不畅，亦可发生腰痛。

八、皮肤紫癜

皮肤紫癜是紫癜性肾炎的必见症状，可发生在肾损害之前或者之后。紫癜为出血性斑点，稍高于皮肤，可有痒感，出现的部位多在四肢远端、臀部及下腹部，呈对称性分布，一般1~2周后渐渐消退，常可分批出现。

紫癜性肾炎的发病以儿童及青少年居多，男性多于女性，好发于寒冷季节。紫癜性肾炎的临床表现主要有肾外表现和肾受累表现。肾外表现以皮肤紫癜、关节疼痛、腹痛为其特点。约2/3的患者可伴发关节肿痛，多发生在踝关节，偶发生在腕和手指关节。约1/4的患者可伴发腹部绞痛、腹泻，腹痛常位于脐周、腹下区及全腹部。甚至还可出现呕血、黑便等胃肠道出血症状。肾受累表现有血尿、蛋白尿，部分患者可出现肾病综合征和肾功能不全。

中医学并无紫癜性肾炎的名词，但从该病的主要临床表现来看，可从"斑疹""肌衄""葡萄疫"等。所谓"肌衄"，正如《张氏医通》所说："血从毛孔出者为肌衄"；所谓"葡萄疫"，正如《外科正宗》所云"葡萄疫，其患多见于小儿，感受四时不正之气，郁于皮肤不散，结成大小青紫斑点，色弱葡萄，发在遍身头面。"

中医学认为出血证是由于各种原因而导致血液不循脉道而离经妄行。"肺主皮毛"，紫癜性肾炎初起发病时，起病急骤，因于风热壅肺，血热妄行，发于皮毛，是为实证。久病多虚，责之脾肾虚损，统摄无权，血溢脉外，泛于肌肤；亦有因肝肾阴虚，虚热内生，伤及血络者。

九、肾性高血压

肾性高血压是因肾脏疾病而引起的高血压，是最常见的继发性高血压之一，占成人高血压的 5%~10%，其主要临床表现为头晕、头痛、头重等，部分人群无明显症状。肾性高血压又可细分为肾血管性高血压及肾实质性高血压，肾血管性高血压是因肾动脉狭窄导致的肾缺血而引起的。肾实质性高血压是因单侧或双侧肾实质疾病所引起的。

肾性高血压与肾功能状态有关，随着肾功能的减退，患者伴有高血压的比例也随之增加，肾衰竭后期 80% 以上患者伴有不同程度的高血压。

肾性高血压因常见头目眩晕的症状，所以中医病症名可归属于"眩晕"范畴。其中医病机多与肝肾阴虚，肝阳上亢及痰浊内阻，清阳不升有关。正如《灵枢·海论》云："髓海不足，则脑转耳鸣"，《素问·至真要大论》所论："诸风掉眩，皆属于肝"。再者慢性肾衰竭患者因下关而浊阴不降，人体气机升降相因，浊阴不降则清阳不升，清阳之气不能上荣头目亦可见头目眩晕，正如《灵枢·口问》所论："故上气不足，脑为之不满，耳为之苦鸣，头为之苦倾，目为之眩"。

十、恶心、呕吐

恶心、呕吐是消化功能失调的表现，也是肾病综合征患者及肾衰竭患者的常见症状。

1. 肾病综合征的患者由于从尿中丢失大量蛋白，以致低蛋白血症，继之患者出现肢体水肿及胃肠道水肿。由于水湿内阻于肠胃，导致消化功能失调，而现恶心、呕吐或腹泻。

中医学认为"脾主运化水湿"，但反过来水湿内停也能困阻脾土。以致胃失和降，脾不升清，从而出现恶心、呕吐或腹泻的症状。

2. 慢性肾衰竭的患者由于尿素在胃肠道被细菌的尿素酶分解为氨后，刺激胃肠道黏膜产生炎症或溃疡；再者尿毒症毒素特别是中分子物质影响胃肠道细胞代谢，导致细胞水肿消化道功能失活；同时也影响到胃泌素的排泄和失活，形成高胃泌素低胃酸的情况等因素，均可导致消化功能失调，从而患者出现恶心、呕吐等症状。

为什么慢性肾衰竭患者晨起时恶心、呕吐症状加重？这是因为肾衰竭时尿的浓缩功能减退，以致患者夜尿量多，水分在夜间大量丢失而使血液浓缩，晨起血肌酐值相对升高故症状加重。同时消化系统症状的轻重，与肾功能毁损的程度及血肌酐数值的高低呈正相关性。

中医学认为这是关格病的"上格"现象，其中医病机是因于肾气衰惫，气化无权，二便失司，遂致浊邪内停，上干脾胃，胃失和降。再结合患者有肾性贫血、血肌酐升高等指标判断是慢性肾衰竭。

十一、口中有尿味

慢性肾衰竭患者常觉口腔里有一种异味，如"氨味""尿味""化肥味""臭味"等。而且口中异味的程度与血肌酐值的高低有一定相关性。

为什么口中有异味？是因为患者肾衰竭时体内的毒素，如尿素氮等不能正常从尿中排出，遂蓄积于体内。而肠道中细菌的尿素酶将尿素氮分解为氨，刺激胃肠道黏膜，故从口腔散发出一种异臭味，俗称"尿味"。

中医学认为"肾主气化"，能使"浊阴出下窍"，即人体的糟粕废物从大小便排出。倘若肾气衰惫，气化无权，浊阴则逆而上行，故出现口中有尿味。

十二、皮肤瘙痒

慢性肾衰竭患者常有皮肤瘙痒的症状，甚者瘙痒难忍，烦躁不安，影响睡眠。其原因如下：

1. 氮质代谢产物潴留对皮肤的刺激，以及皮脂腺及汗腺萎缩致使皮肤干燥而引起的瘙痒。

2. 由尿毒症神经病变引起的瘙痒，属于神经性皮肤瘙痒症。这种皮肤瘙痒经透析治疗无效。

3. 与甲状旁腺功能亢进有关。

"痒"可归属于中医学"风病"范畴。《素问·至真要大论》云："诸风掉眩，皆属于肝"，认为与肝风内动有关。笔者认为该症当为血虚风燥所致。慢性肾衰竭病程迁延，久则耗伤精血，或瘀血内结，而新血又化生障碍。津枯血少，肌肤失于濡养，血燥而生风，故见皮肤干燥或肌肤甲错。

十三、面色萎黄，唇、甲苍白无华

面色萎黄，唇、甲苍白无华是肾性贫血的表现。肾性贫血与肾实质损害致促红细胞生成素减少、血中尿毒症毒素缩短红细胞寿命及各种出血倾向引起血液丢失等综合因素有关。而且贫血的轻重与患者的肾功能损害程度呈正相关性。

中医学认为面色萎黄，唇、甲苍白无华是血虚的表现。其中医病机与肾虚导致血虚，以及肾衰竭时患者呕恶、纳呆致使脾胃化生气血不足等密切相关。

十四、出血倾向

尿毒症患者临床上有鼻、牙龈、胃肠道等出血，皮肤瘀斑，以及妇女月经过多等症状，西医学称之为"出血倾向"。此时检查患者的血小板数一般正常，然而其凝血时间却明显延长。这是因为尿毒症毒素对造血系统的严重损害，血小板数量虽然不少，但凝血功能出现了障碍，其黏附性和凝聚性却降低，加之毛细血管脆性增加。

上述出血倾向可归属于中医学"出血证"的范畴。其中医病机主要与久病致脾肾衰败，脾不统血，肾失封藏，血液离经妄行有关。

十五、抽搐

抽搐是尿毒症患者的临床表现之一，严重时可引起呼吸、心跳骤停。尿毒症患者出现抽搐主要与低钙血症有关。生理状态下在肾脏合成的 1,25- 二羟胆骨化醇主要增加肠道对钙的吸收。肾衰竭时其合成减少，以致肠道对钙的吸收降低，从而形成低钙血症。由于血钙降低，神经肌肉的兴奋性增加，因而出现抽搐。

《素问·至真要大论》曰："诸风掉眩，皆属于肝"，中医学将动摇不定的症状，如抽搐、眩晕等取类比像为"风"，"风"有外风和内风之分。尿毒症的抽搐属于"内风"的范畴，其中医病机为肝肾阴虚，虚风内动。

十六、大便干结

尿毒症患者大便干结的情况较为常见，有的甚至大便数日不下，随之恶心、呕吐、口中尿味加重。

体内的氮质代谢产物 75% 从尿中排泄，25% 从大便中排泄。尿毒症时氮质代谢产物从尿中排泄障碍，倘若大便干结，那么从肠道排泄氮质代谢产物这一途径也被阻塞，氮质代谢产物蓄积体内增加，因而恶心、呕吐及口中尿味加重。

鉴于此，尿毒症患者要保持大便通畅，使氮质代谢产物得以从肠道排出，随之诸症才能有所减轻。一般尿毒症患者大便以 1 日 2 次为宜。

中医学认为"六腑以通为用",大便干结主要是大肠传导失职。慢性肾衰竭患者的大便干结,其中医病机与气虚推动无权及血虚津枯肠燥密切相关。

十七、尿毒症性心包炎

尿毒症性心包炎在慢性肾衰竭患者的发生率为 40%~50%。心包炎的发生机制与代谢产物刺激心包膜相关。患者的临床症状为胸憋气短,30%~60% 患者有胸痛,多数伴有低热。检查时可听到广泛粗糙的心包摩擦音。可做胸部 X 线检查和超声波检查协助诊断。

尿毒症性心包炎其中医病机为水凌心肺,胸阳闭阻。20 世纪 80 年代中期笔者曾救治一例女性尿毒症性心包炎患者,运用生脉饮、苓桂术甘汤、葶苈大枣泻肺汤合方化裁,取得了明显效果。

十八、胸闷憋气

胸闷憋气是尿毒症晚期的一个常见症状,患者非常痛苦,夜间不能平卧,憋气加重,有时吸氧也无济于事,它是预后不良的重要征兆。一般尿毒症患者有如下几种情况可以引起胸闷憋气。

1. 严重贫血时血红蛋白可降至 30~40g/L,由于携氧不足,患者胸闷憋气,输血后胸闷憋气可以明显改善。

2. 尿毒症心包炎时,尤其是出现心包填塞时,胸闷憋气加重,夜间根本不能平卧,透析后心包炎可以消失。

3. 尿毒症患者肺部感染时,一方面肺通气功能受限,另一方面可诱发心力衰竭,这两方面因素的综合作用可致胸闷憋气。患者的感染可从血象、体温、上呼吸道症状、X 线胸片等方面查知。积极抗感染后,胸闷憋气可明显改善。

4. 尿毒症患者出现心力衰竭,尤其是急性左心衰竭时,胸闷憋气急性发作且程度较重。常见的诱发因素是肺部感染,另外输液过快过多也可诱发,因而针对有关因素积极处理,并配合强心措施,胸闷憋气可得以缓解。

上述的几方面因素有时并非单独出现,而是几种因素综合作用,当细心分辨。

胸闷憋气的中医病机与气血俱虚,胸阳闭阻,气虚血瘀,痰浊壅塞等密切相关。

十九、乏力

乏力是患者自觉肢体疲乏无力,程度有轻、中、重之分。是多种肾脏疾病患者的常见主诉。尤其是糖尿病肾病及慢性肾衰竭患者更为常见。

《素问·通评虚实论》说："精气夺则虚"。中医学认为乏力是气虚的表现，慢性肾脏病患者出现的乏力，其中医病机以肺、脾、肾气虚为主。肺气虚卫外不固则易感冒，脾气虚则神疲乏力而纳少，肾气虚则腰膝失养而腰膝酸软。

二十、咽喉肿痛

咽喉肿痛即咽喉部红肿热痛，部分患者常有扁桃体炎。咽喉部的炎症是肾脏疾病的诱发及加重因素，必须重视及积极治疗。

咽喉是肺、胃的门户，肾、心、脾、肝诸经络与之相连。其中医病机多见于风热表证，肺胃毒邪壅塞，以及肝肾阴虚，虚火上炎。虽然西医的抗生素对控制咽喉肿痛有一定的效果，然而中医的解毒利咽法也能显示较好的疗效。对于慢性肾脏病患者平素易发咽喉肿痛者，笔者常在辨证处方中加入利咽解毒之品，这对于预防感冒，减少诱发有一定的作用。这也是中医治未病的特色。

二十一、库欣综合征

库欣综合征的主要表现为满月脸、痤疮、面色潮红、向心性肥胖等。肾病综合征患者大量激素使用后常出现库欣综合征，属于激素的副作用。

可从几个方面来辨别库欣综合征：

1. 向心性肥胖，呈现出向心性肥胖，即躯干肥而四肢瘦；

2. 满月脸，面如满月，且红润多脂；

3. 水牛背，背部是"水牛背"模样，腹部悬垂。

另外还有糖代谢障碍，表现为高血糖；心血管病变，表现为高血压；神经精神障碍：病人易出现不同程度的激动，烦躁，失眠，抑郁，妄想等神经精神的改变。

国内多数学者认为库欣综合征的中医病机为肝肾阴虚，肝阳上亢。

第二篇　慢性肾脏病常见的中医证候

笔者运用中医药治疗慢性肾脏病的思路仍然是遵循辨证论治这一中医临床特色。辨证论治是医者通过中医四诊的手段收集患者的各种临床证据，在此基础上运用中医理论得出中医证候的诊断。中医证候的内涵包括定位与定性的综合内容。针对中医证候从而确立相应的治法与方药，即所谓的"法随证立，方从法出"，体现了理、法、方、药的一致性。

对于多种慢性肾脏病而言，如慢性肾炎、IgA肾病、慢性肾功能不全等，倘若患者中医诊断为同一种证候，如均为脾肾气阴两虚时，则治法与方药可以相同，中医学称之为"异病同治"。如果患者西医诊断为同一种肾脏疾病如IgA肾病，但是患者的中医诊断为不同的证候，如一为气阴两虚证，一为肝肾阴虚证，则两者的治法与方药迥异，中医学称之为"同病异治"。即使是同一位患者，在病程中如果中医证候出现变化时，则治法与方药应随证候而变化，这就是中医动态化的特点。

通过长期的临床实践，我观察到慢性肾脏病的常见中医证候如下：

一、肝肾阴虚，血不归经证

【主症】镜下血尿或伴见蛋白尿，五心烦热，目干涩，咽干而痛，耳鸣如蝉，腰膝酸痛，大便偏干，舌红苔少而干，脉细数。

此证型常见于IgA肾病慢性迁延期以血尿为突出表现的患者，以及其他肾炎血尿的患者。

二、肝肾阴虚，肝阳上亢证

【主症】面红目赤，头晕耳鸣，烦躁易怒，手足心热，咽干口燥，舌红，苔少而干或薄黄，脉弦细数。

在慢性肾炎及慢性肾衰竭患者中，临床表现为血压较高且控制不理想者常见本证型。

三、阴虚血热证

【主症】皮肤紫癜时有反复，五心烦热，咽干口燥，大便偏干，镜下血尿或时见肉眼血尿，舌红，苔薄黄，脉细数。

此证型常见于紫癜性肾炎。

四、阴虚毒热证

【主症】面部及胸背痤疮满布，面赤口渴，精神亢奋，五心烦热，舌红苔干，脉细数。

多见于肾病综合征患者大量激素使用阶段。

五、肺肾阴虚证

【主症】咽干微痛，腰膝酸痛，舌偏红少苔，脉细数。

多见于急性肾炎恢复期。

六、肾阴虚证

【主症】腰膝酸痛，手足心热，舌偏红少苔，脉细数。

多见于急性肾炎恢复期、各类肾炎的慢性迁延期及慢性肾衰竭虚损期。

七、气阴两虚证

【主症】神疲乏力，心悸气短，眩晕耳鸣，腰膝酸软而痛，自汗或盗汗，手足不温或手足心热，咽干，大便溏薄或干结，舌淡边有齿痕，苔腻或苔少而干，脉浮大无力或沉细数而无力。

1. 心肾气阴两虚　上述主症伴见心悸怔忡不寐。
2. 肺肾气阴两虚　上述主症伴见自汗易感冒、短气。
3. 脾肾气阴两虚　上述主症伴见纳呆便溏。
4. 肝肾气阴两虚　上述主症伴见头目眩晕、烦躁易怒。

气阴两虚证是慢性肾衰竭虚损期、肾病综合征蛋白尿持续阶段及多种慢性肾脏病迁延期最常见的证候。

八、气阴两虚，兼夹湿热证

【主症】神疲乏力，腰膝酸痛，手足心热或手足不温，大便溏薄或偏干，尿频急热涩痛，遇劳易发，舌淡或偏红，苔薄黄腻，脉沉细弱。

此证型主要见于慢性尿路感染患者。

九、气阴两虚，兼挟水停证

【主症】下肢水肿，尿量减少，神疲乏力，腰膝酸软而痛，自汗或盗汗，手足不温或手足心热，大便溏薄或干结，舌淡边有齿痕，苔水滑，脉浮大无力或沉细数而无力。

此证型可见于肾病综合征患者。

十、肺脾气虚证

【主症】神疲乏力，自汗易感冒，语音低微，纳呆便溏，口淡不渴，舌淡边有齿痕，苔薄白而润，脉沉弱。

可见于多种慢性肾脏病。

十一、脾肾气虚，血不归经证

【主症】镜下血尿或伴见蛋白尿，神疲乏力，腰膝酸软，夜尿偏多，大便溏薄，口淡不渴，舌淡胖边有齿痕，苔薄白，脉沉弱。

可见于 IgA 肾病慢性迁延期患者。

十二、阴虚水停证

【主症】尿少水肿，五心烦热，心烦不寐，口干舌燥，腰酸耳鸣，舌红苔少而干，脉细滑数。

可见于肾病综合征水肿突出阶段。

十三、脾胃不和，水湿内停证

【主症】肢体水肿，尿量减少，恶心呕吐或大便溏薄，乏力纳差，舌淡边有齿痕，苔薄白水滑，脉沉弱。

常见于肾病综合征水肿突出阶段。

十四、阳虚水停证

【主症】颜面及肢体水肿，按之没指，小便不利，畏寒或手足不温，口淡不渴，舌淡苔薄白而水滑，脉沉迟或沉濡。

可见于肾性水肿的患者。

十五、肺气不宣水停证

【主症】眼睑及颜面水肿，无汗，小便不利，来势迅速，多伴有表证。若伴恶风寒，肢体疼痛，咳嗽痰白，舌苔薄白，脉浮紧者，则为风寒犯肺，肺气不宣水停证；若伴见恶风发热，咽痛，咳嗽痰黄，舌苔薄黄，脉浮数者，则为风热犯肺，肺气不宣水停证。

多见于急性肾炎急性期及肾病综合征急性发作阶段的患者。

十六、血瘀水停证

【主症】尿少水肿，月经量少或闭经，或伴肾静脉血栓，或双下肢水肿不对称，或面唇发黯，舌淡黯或有瘀斑，苔水滑，脉沉涩。

多见于膜性肾病及糖尿病肾病临床表现有水肿的患者。

十七、水湿上凌心肺证

【主症】胸闷憋气，呼吸急促，不能平卧，乏力呕恶，尿少水肿，舌淡边有齿痕，苔薄白而水滑或白腻，脉细弱或弦而无力。

可见于慢性肾衰竭关格期的重症患者，临床表现为心力衰竭或心包积液。

十八、寒湿中阻证

【主症】恶心呕吐，食欲不振，口中有尿味，口不渴，便溏乏力，手足不温，舌淡胖而润，苔白腻，脉浮大无力或沉迟无力。

多见于慢性肾衰竭关格期患者。

十九、湿热中阻证

【主症】恶心呕吐，食欲不振，口中尿味重，口苦口渴或口黏，神疲乏力，大便秘结或黏腻不爽，舌淡苔黄腻，脉滑数。

多见于慢性肾衰竭关格期患者。

二十、下焦（膀胱）湿热证

【主症】尿频、急、热、涩、痛，小腹胀痛，腰胀痛，大便干结，口渴喜饮，舌红苔黄腻，脉滑数。

多见于急性尿路感染的患者。

二十一、肺卫风热证

【主症】发热，微恶风寒，咳嗽，咽喉肿痛，尿红赤或镜下血尿，舌边尖红，苔薄白或薄黄，脉浮数。

多见于多种慢性肾脏病出现急性上呼吸道感染的患者。

二十二、毒热迫血妄行证

【主症】发热面赤，心烦口渴，咽喉肿痛，皮肤紫癜色红或红紫，有痒感，或伴见关节疼痛，或腹痛便血，溲热尿赤，舌红或红绛，苔薄黄或少苔而干，脉数。

见于紫癜性肾炎急性初发阶段，病程较短。

二十三、瘀血阻络证

1. 伴见胸痹

【主症】屡发胸闷痛，时放射至左上肢疼痛，头晕心悸，咽干口燥喜饮，大便干结，舌黯或有瘀点、瘀斑，舌苔黄，脉沉涩或沉弦。

多见于糖尿病肾病伴冠心病者。

2. 伴见血痹

【主症】肢体麻木不仁，形体消瘦，口渴喜饮，大便干结，乏力腰酸，舌红有瘀点，苔薄黄而干，脉沉细涩无力。

多见于糖尿病肾病伴周围神经病变者。

第三篇 肾脏病的常用中医治法

一、补法

补法是针对虚证而言的。因慢性肾脏病病程迁延缠绵，"久病多虚"，临床常见多种虚损的中医证候，因而补法极为常用。

运用补法首先应辨清病位，哪虚补哪，同时要考虑五脏的相关性予以相应的兼顾，方能进一步提高疗效。通过长期的临床实践体会，尽管慢性肾脏病有多种多样，然而中医证候仍以脾肾虚损居多，所以补益脾肾最为常用。补脾一般以四君子汤类系列方化裁，补肾则以六味地黄汤类系列方化裁。

由于正虚有气、血、阴、阳虚损诸种，因而在明确病位的基础上，还要辨清病性而选用相应的补气、补血、补阴、补阳的治法。其中仍以气阴两虚多见，定位与定性相结合，故脾肾气阴双补法较为常用。代表方剂为参芪地黄汤。

由于气血阴阳的互根关系，前人曾谓"血不自生，须得生阳气之药，血自旺矣""善补阳者，必于阴中求阳，善补阴者，必于阳中求阴"，因而补益时应从整体考虑方较适宜。比如对慢性肾衰竭患者的贫血的治疗，常采用益气生血法，取"气旺血生""阳生阴长"之义，很少单纯运用补血法，一般来说补血药可加在相关的方剂中。因为慢性肾衰竭患者脾胃虚弱，单纯运用补血阴柔之品碍胃，虚不受补，欲速则不达。

笔者将慢性肾衰竭患者的中医临床分期分为虚损期和关格期两期，对于虚损期的患者，补法运用较多。但是本病纯虚无邪的情况极为少见，一般在正虚的基础上常兼挟湿浊、湿热、痰热、水停、瘀血、肠胃燥结等邪实的情况，因而运用补法扶助正气的同时，应兼顾祛邪方为万全之策。

慢性肾脏病的蛋白尿的中医病机也与脾肾虚损密切相关。蛋白尿是人体的精微物质，与中医学所述的"精气""清气""精微"的概念相类似。中医学认为，"精气"宜藏不宜泄，"五脏者，藏精气而不泄"；肾为"封藏之本""精之处也""受五脏六腑之精而藏之"；脾主统摄升清，精微物质由脾所生化，又由肾封藏，因此蛋白尿的形成，实与脾肾两脏的虚损以致生化无权、封藏失司密切相关。故而补益脾肾是治疗蛋白尿的常用之法。

血尿的中医病机有虚实之分，急性发作期的血尿多为实证，主要因于热伤血络、迫血妄行。慢性肾脏病的镜下血尿病程迁延，虚证居多，其中医病机为脾肾气虚。因脾不统血，肾失封藏，血离经妄行而致尿血。

补法所选择的补药一部分有壅中、滋腻碍胃之弊，况且久虚之人脾胃多弱，所以在补益剂中酌加健脾和胃理气之品，一方面是"补而勿滞"，充分发挥补益剂的作用；另一方面可保护胃气使化源有继，于虚损有所裨益。

二、发汗解表法

慢性肾脏病患者由于机体免疫功能低下，常易患感冒及上呼吸道感染。反过来感冒及上呼吸道感染又可使慢性肾脏病病情加重，如水肿加重、蛋白尿及血尿反复、血肌酐上升等。因此，对慢性肾脏病患者的感冒及上呼吸道感染不能等闲视之。

中医的发汗解表法是通过宣发肺气、调畅营卫、开泄腠理等作用，使人体微微汗出，从而使肌表的六淫之邪随汗而解的一种治法。它的优点是可以因证、因人、因时而宜，使邪祛而正不伤；对病毒性感冒具有特效；还可避免部分抗生素的副作用。

发汗解表法有辛温解表法、辛凉解表法、扶正解表法诸种。辛温解表法适宜于风寒表证。常用方为桂枝汤、杏苏散、九味羌活汤。麻黄汤为峻汗之剂，不宜选用。若夏令外感风寒，内伤湿滞，则宜用藿香正气散散寒与化湿并进。辛凉解表法适宜于风热表证。常用方为银翘散、桑菊饮。扶正解表法适宜于虚人外感，扶正的目的是鼓邪外出，且邪祛而不伤证。常用方为人参败毒散、加减葳蕤汤、小柴胡汤。其中小柴胡汤虽然在《伤寒论》中为和解少阳的代表方剂，但方中的药物扶正与祛邪兼顾，其柴胡的药理作用具有较好的抗感冒病毒的作用，故笔者常引申为扶正解表的方剂，临床辨证运用效如桴鼓。

三、解毒利咽法

咽炎、扁桃体炎是肾炎发病与反复加重的重要诱因之一。如蛋白尿及血尿常因咽炎、扁桃体炎的发作而加重。现代医学主张运用抗生素及手术摘除扁桃体。中医学认为，咽喉是肺胃的门户，咽炎、扁桃体炎主要责之肺胃热毒上攻。因而治法为清热解毒、利咽散结。常用方有银翘散、五味消毒饮、经验方银菊玄麦海桔汤。

四、利水退肿法

水肿是慢性肾脏病患者临床的突出表现之一。有肾炎性水肿和肾病性水肿之分。西医的扩容利尿有一定的效果，但是有电解质紊乱的弊病。部分肾病综合征患者经扩容利尿后水肿也难以消退。所以笔者长期单纯运用中医药治疗水肿，取得了一定的疗效。

中医治疗肾性水肿的长处在于调整有关脏腑的功能，并协调水、气、血三者的关系，即重视机体对水液代谢的自调能力，所以肿退不易反复，且无副作用，同时患者的体力恢复亦较好。兹将利水退肿诸法分述如下：

（一）宣肺利水法

适用于肾性水肿急性期，证属肺气不宣者，即前贤所谓的"开鬼门""汗法"。常用方为越婢加术汤、越婢五皮饮等。

（二）活血利水法

适用于瘀血水停证。其中医病机为水病及血。如女性患者因肾性水肿可致闭经，此时宜活血利水并进，俾瘀去肿消。常用方为经验方加味当归芍药散化裁。

（三）健脾和胃利水法

适用于脾胃不和水停证。常用方为香砂六君子汤、参苓白术散、春泽汤等。

（四）育阴利水法

适用于阴虚水停证。因施治较为棘手，为防止滋阴腻滞和利水伤阴，宜选用甘寒清补之品与甘淡或甘寒利水之品并用，常用方为猪苓汤、六味地黄汤加味。

（五）温阳利水法

适用于阳虚水停证。脾阳虚则选用实脾饮。肾阳虚而水停宜用济生肾气汤。若心肾阳俱虚，水气凌心者，常选真武汤合苓桂术甘汤。对尿毒症性心包炎，笔者曾以苓桂术甘汤合生脉饮，益气温阳蠲饮而收效。

（六）益气养阴利水法

适用于气阴两虚水停证。前者选参芪地黄汤合五皮饮加味。

（七）清热利湿法

适用于湿热内蕴证。湿热之邪常胶着难解，病程缠绵，治宜守方，切勿急于求成。辨识湿热宜分清孰重孰轻及病位中心，用药方能恰到好处。若为下焦湿热，可选经验方加味导赤汤、大橘皮汤。若湿热弥漫三焦，湿重于热者用三仁汤。湿热并重者用杏仁滑石汤。这些方看起来平淡无奇，笔者救治几例危重患者其效尤捷。

（八）行气利水法

适用于气滞水停证。若系肺气不宣，脾气壅塞，脘腹胀满水停，常用方为五皮饮、胃苓汤、五苓散、导水茯苓汤。若因肝气郁结水肿加重者，应在利水的同时配用逍遥散、柴胡疏肝散类方药，并辅以情志护理，俾肝气调达，水液运行。

五、通淋法

通淋法是中医通因通用的治法。主要选用利水通淋的方药使尿路畅通。中医的淋证是指尿急、尿频、尿涩、尿痛之证而言。尿路感染和尿路结石的患者，有中医的血淋、热淋、石淋、劳淋的表现。

血淋可见于急性膀胱炎的患者，除淋证以外，伴见尿色发赤。常用方剂为小蓟饮子加减。

热淋是指淋证的同时伴有尿热及一系列内热的表现。急性尿路感染的患者多见此证型。常用方剂为经验方加味导赤汤、猪苓汤等加减。

石淋是指淋证的同时尿中夹有砂石，多见于尿路结石伴感染者。常用方剂为经验方三金排石汤。

劳淋的特点是淋证因劳而反复发作，同时伴见一系列虚损的症状，多见于慢性尿路感染。若为肾阴虚夹湿热者，可选知柏地黄汤加味；若为肾气阴两虚兼挟湿热者，可选参芪地黄汤加味。

六、调理脾胃法

慢性肾衰竭由于肾之气化功能失职，"下关"则不得小便，致使浊阴不能从下窍而出，湿浊上干脾胃，胃失和降则现呕恶纳呆之症，亦即"上格"之表现，治疗当和胃降逆以救"后天之本"。由于湿浊有湿热、寒湿之分，因而治法有清化湿热和温化寒湿调理脾胃之异。清化湿热主要选用黄连温胆汤，温化寒湿主要选用香砂六君子汤。通过调理脾胃后，患者不仅呕恶纳呆之症减轻或消失，而且部分患者血肌酐下降，因而调理脾胃法为慢性肾衰竭关格期重症患者的常用治法，且疗效显著。

肾病综合征水肿的患者由于大量蛋白尿而致低蛋白血症、血浆胶体渗透压降低所致。部分患者由于胃肠道水肿，可以出现呕吐、腹泻等胃肠功能紊乱的表现。调理脾胃利水法适用于肾病综合征水肿脾胃症状突出的患者，如呕吐、恶心、纳差、腹泻等。调理脾胃法在临床应用时当分清疾病的病位、病性，分析病机，针对疾病的寒热虚实，采用相应的理法方药。对于证属脾胃气虚湿阻、胃失和降者，常用方剂为香砂六君子汤合五皮饮加减。对于证属脾胃气虚、脾不升清者，方选参苓白术散合五皮饮加减。

七、通腑泄浊法

通腑泄浊法即中医学的"下法"。主要是运用泻下药通导大便，排除肠胃积滞。使浊邪从下窍而出。此法常用于慢性肾衰竭患者。现代医学认为，尿素氮75%由尿排出，25%由肠道随粪便排出，因而近年来问世的口服肠道吸附剂，如氧化淀粉等，就是着眼于导泄，以降低尿素氮。然而在临床运用中出现了腹泻过多，患者体力不支；胃脘不适，难以受纳；尿素氮虽降而患者症状不减的情况。中医通腑泄浊法的长处在于结合患者的个体证候特点，灵活地运用大黄，不仅无以上弊病，且在降低尿素氮的同时，患者便调纳香神振，确有扶危救急之功。

运用大黄治疗关格病始自唐代，近40年来大黄已成为治疗慢性肾衰竭的专药而广泛应用于肾衰竭患者。这里强调运用大黄应注重在选择制剂、用量、煎法、配合扶正药四个方面下功夫。

生大黄适用于肠胃积热、大便燥结的患者，用量为3~20g，要注意掌握每位患者的有效治疗量。生大黄宜后下，便前常有轻微腹痛感，不必过虑，便后迅失。大便偏干而脾胃虚弱或者是年老的慢性肾衰竭患者，则宜选用制大黄同煎，用量为3~20g。有时还可采用配服麻仁润肠丸或连翘败毒丸等成药以图缓泻。由于慢性肾衰竭患者正气多虚，纵然腑气不通，亦多为本虚标实证，所以应采用扶正攻下法方合病机，如此可避免一意攻下后正随邪脱的险候。若系脾胃虚寒大便偏干者，常用香砂六君子丸加制大黄；若系肝肾阴虚而致便秘者，常用六味地黄汤加大黄；倘若气阴两虚兼有大便秘结者，常用参芪地黄汤加大黄；若系肾阳虚而兼大便偏干者，可用肾气汤加大黄。此外，若痰热中阻较甚且大便干结者，可暂不配扶正药，而选用黄连温胆汤加生大黄以清化痰热、通腑泄浊为首务。

运用通腑泄浊法治疗慢性肾衰竭一般掌握药后每日排便两次为度，过多则伤正气。对于慢性肾衰竭大便并不秘结或反而溏薄甚至腹泻的患者，则不宜选用大黄，倘若滥用则有"虚虚"之弊。

对于慢性肾脏病血尿患者而言，无论中医学所说的尿血或者血淋，只要患者有大便干结的情况，均应在凉血止血或清热通淋止血的同时，配用通腑泻便的药物。一方面可以排除肠胃的燥结积滞，使浊邪从下而出。另一方面可以清泄内热，即"釜底抽薪"。便通则热除，对于止血与通淋均有裨益。

运用通腑泄热法时应权衡腑实的程度及患者正气的虚衰情况，再结合年龄与既往脾胃的强弱，因人而异，且在泻下药的用量及煎服法上下功夫。并注意"中病即止"，才能使邪去而正安。

八、止血法

慢性肾脏病的血尿属于出血证的范畴，根据肾小球性血尿的常见中医证候特点，止血法有多种，体现了标本兼顾的精神。

1. 益气止血法 适宜于气虚出血证。中医学认为"气能摄血"，若气虚则血统摄无权，血离经妄行。常用方为补中益气汤、参苓白术散、归脾汤等加味。

2. 滋阴止血法 适宜于肾阴虚的出血证。中医学认为"精血同源""肾藏精""肾开窍于二阴"，若血尿患者伴见肾阴虚证，其中医病机责之肾不藏精，治当滋阴止血。常用方为二至丸、六味地黄汤加味。

3. 凉血止血法 适宜于热迫血行的出血证。中医学认为"血宜凉宜静"，此法临床较常用。常用方为小蓟饮子、犀角地黄汤、导赤散、三黄泻心汤等加味。

4. 温阳止血法 适宜于脾肾阳虚的出血证。患者在出血的同时，呈现一派脾肾阳虚的表现，常用方为黄土汤、理中汤、肾气丸等加味。

5. 化瘀止血法 适宜于血络瘀阻的出血证。其辨证要点为有瘀血的指征，而同时出现出血。因瘀血不去，血难以归经，治当化瘀止血。常用方为桂枝茯苓丸、血府逐瘀汤加味。

6. 收涩止血法 适宜于慢性出血证。主要是将止血药炒炭后入煎剂，以增收涩止血之力。常用的药物有藕节、蒲黄、栀子、茜草根、地榆、艾叶等。上述药物可配入相应的方剂之中。

在运用上述止血诸法时，由于证情的错综复杂性，常常几法合并用之。比如气阴两虚的出血宜益气滋阴止血；阴虚血热的出血以滋肾凉血止血。此外，治疗慢性出血不可急于求成，宜守方以图缓功。

为了取得较好的止血疗效，应注意止血药的归经。止血药的归经大体有两类，一类是作用范围广，可通治各个部位的出血；一类是专归某经，其针对性较强。在治疗血尿时应注意将通用的止血药与专用的止血药结合起来。

九、活血化瘀法

运用此法时首先应有瘀血的指征，如血液高凝状态及肾内凝血的指标，以及中医的舌、脉、症的瘀血依据。然后根据瘀血的程度及中医辨证的结果选用相应的方药。若以活血化瘀法为主进行治疗，可选用桂枝茯苓丸、血府逐瘀汤、当归芍药散加减。若以活血化瘀法为辅进行治疗，则在方剂中配用少量的活血药，如丹参、益母草等。

再者宗中医学"止血而不留瘀"之训，在止血方剂中少佐和血之品，如丹参、当归尾等，也是较常用的配伍。但应注意剂量要小，不可喧宾夺主。

十、摄精法

摄精法是针对蛋白尿而言的。蛋白质可归属于中医学精微物质的范畴，生理状况下不应从尿中流失。中医学认为，精微物质宜藏而不宜泻。"脾主升清""肾藏精""肾受五脏六腑之精而藏之"，因而蛋白尿的中医病机与脾肾虚损以致脾不升清、肾失封藏密切相关。

补益脾肾是摄精法的治本之法，可根据辨证的结果选用相应的方剂，并在此基础上酌加摄精之品方为万全之策。我常用的涩精药物有芡实、金樱子、山茱萸、莲须、桑螵蛸、菟丝子、沙苑子，可选其中一味或两味药物。

第四篇　常见肾脏病的中医辨治经验

第一节　急性肾炎

急性肾炎是急性感染后肾小球肾炎的简称，是儿童常见的肾脏病，好发年龄多见于 5~14 岁。中老年人少见，有资料报道 55 岁以上的急性肾炎患者占 12.2%。本病的特点是急性起病，临床表现为急性肾炎综合征，即血尿、蛋白尿、高血压、水肿、少尿及氮质血症。急性肾炎一般预后较好，儿童患者 80%~90% 可以痊愈，而成人患者中只有 50%~75% 可以痊愈。一次感染机体产生保护性免疫，因而很少二次患病。

一、病因病机

急性肾炎的主要病因是咽喉炎、腭扁桃体炎、皮肤感染、猩红热等溶血性链球菌的感染。本病系免疫复合物型肾炎，其免疫发病机制是细菌等作为抗原，刺激机体出现抗原－抗体反应，继之循环免疫复合物沉积于肾小球的基底膜及系膜区而发病。

中医古代文献中关于"风水""阳水"的记载与急性肾炎相似。前贤指出其病因为"肾汗出逢于风""阳水……或疮痍所致""阳水多外因，涉水冒雨，或兼风寒暑气而见阳证"，这里强调外邪、疮毒是其诱因，与现代医学的看法确有雷同之处。结合本病的临床特点，中医认为其病因主要是外邪侵袭，其中又以风寒、风热、湿毒、热毒为主。病位在肺，由肺波及肾。

其中医病机有两个方面，若以风水为主要表现者，是因于外邪袭肺，肺失宣降，水道失于通调，故聚而为水肿。若以血尿为主要表现者，当责之于肺胃热毒壅盛，迫血下行，上病及下所致。

二、临床表现

急性肾炎患者大部分有咽部或皮肤等前驱感染史，潜伏期一般为 7~20d，之后出现急性肾炎综合征。

全部患者均有血尿，肉眼血尿约为 40%，余者为显微镜下血尿。尿色呈洗肉水样，无血凝块。蛋白尿常呈轻度或中度，一般在 0.5~3.5g/d 之间。少数患者可出现肾病综合征的表现。

以水肿为主要表现者约 60%，程度轻重不一，轻者仅晨起颜面眼睑水肿，重者可出现全身高度水肿。水肿患者一般尿量减少。

急性肾炎患者的高血压主要与水钠潴留相关，高血压的程度多为轻度至中等度增高，一般不伴高血压的眼底改变。

三、诊断要点

（一）有咽喉部或皮肤等部位溶血性链球菌感染史，潜伏期为 7~20d，之后发病。

（二）临床表现为急性肾炎综合征，其中以血尿为必备条件。

（三）急性肾炎患者在发病的前 8 周，可出现补体 C3 下降，之后恢复正常。

四、辨证论治

一般而言，急性肾炎单纯运用中医治疗，可以取得较好的疗效。不仅可以使症状迅速消失，而且可使尿检逐渐转阴。但应注意的是处于恢复期的患者仍应用中药调治一段时间为宜，以便巩固疗效。

急性肾炎的病程分为两个阶段，即急性期和恢复期。急性期的中医证候主要有三型，即风水泛滥型、热毒壅盛型、下焦血热型。恢复期的中医证候主要有两个证型，即肺肾阴虚型、肾气阴两虚型。

急性期的治疗以祛邪为主，恢复期的治疗应注意在扶正的基础上兼清余邪，而且要慎用温补之品。

（一）急性期

【风水泛滥证】

（1）主症：眼睑及颜面浮肿，无汗，小便不利，来势迅速，多伴有表证。若伴恶风寒，肢体疼痛，咳嗽痰白，舌苔薄白，脉浮紧者，则为风寒犯肺，因风致水。若伴见恶寒发热，咽痛，咳嗽痰黄，舌苔薄黄，脉浮数者，则为风热犯肺，因风致水。

（2）治法：宣肺利水。若为风寒犯肺者，宜疏散风寒、宣肺利水。若为风热犯肺者，宜疏散风热，宣肺利水。

（3）方药：

①麻车五皮饮（经验方）适宜于风水风寒型。药物组成为：麻

黄、陈皮各10g，车前子（布包）30g，车前草、茯苓皮、桑白皮各15g，生姜皮6g，大腹皮20g。

② 越婢五皮饮（《金匮要略》的越婢汤与《澹寮方》的五皮饮合方）适宜于风水风热型。药物组成为：麻黄、陈皮、大枣各10g，生石膏30g，茯苓皮、桑白皮各15g，甘草6g，生姜皮3g，大腹皮20g。

【热毒壅盛证】

（1）主症：咽喉肿痛较甚或皮肤疮毒，恶热口渴，肢体微肿，或尿赤，舌红苔黄腻，脉滑数。

（2）治法：清热解毒。

（3）方药：

① 五味消毒饮（《医宗金鉴》）：银花30g，野菊花、蒲公英各10g，紫花地丁、紫背天葵各12g。

若尿少水肿者加车前子（布包）20g。若尿赤者加小蓟20g。若大便干结者加制大黄20g。

② 麻黄连翘赤豆汤（《伤寒论》）：麻黄、甘草各6g，连翘12g，杏仁、大枣各10g，赤小豆30g，生梓白皮15g，生姜3g。

若咽喉肿痛者加银花30g。若现尿赤者加小蓟20g。

【下焦血热证】

（1）主症：尿色红赤或呈洗肉水样，恶热心烦，口渴便干，舌红少苔，脉数。

（2）治法：凉血止血。

（3）方药：小蓟饮子（《济生方》）：生地15g，小蓟、滑石各30g，通草3g，藕节12g，炒蒲黄、竹叶、当归、炒栀子各10g，甘草6g。

若尿血重者加三七粉4g分两次冲服。若大便干结者加制大黄15g。若肢体微肿者加冬瓜皮30g。

（二）恢复期

【肺肾阴虚证】

（1）主症：咽干微痛，腰膝酸痛，舌偏红少苔，脉细数。

（2）治法：滋养肺肾之阴，兼以解毒利咽。

（3）方药：银菊麦味地黄汤（经验方）：银花、生地、山药、茯苓各15g，野菊花、麦冬、五味子、山萸肉、丹皮各10g，泽泻12g。

【肾气阴两虚证】

（1）主症：腰膝酸痛，乏力，畏寒或手足心热，舌淡或稍红，脉沉细稍弱。

（2）治法：肾气阴双补。

（3）方药：参芪地黄汤（《沈氏尊生书》）：太子参、生黄芪、山药各15g，山萸肉、丹皮各10g，茯苓20g。

若尿混浊者加泽泻15g，石韦20g；若腰痛者加杜仲、怀牛膝各15g。

第二节　慢性肾炎

慢性肾炎是慢性肾小球肾炎的简称，青年男性多见，起病缓慢病程迁延，是由多种原因引起及多种病理类型组成的原发性肾小球疾病。其肾小球的病变呈两肾一致性。临床表现为持续性尿常规检查异常，大多数患者有程度不等的高血压，随着病情发展，会出现肾功能损害。本病预后较差，治疗有一定的难度。

一、病因病机

大多数慢性肾炎的病因并不清楚，其中仅极少部分是由急性肾炎迁延不愈转化而成；大多数并非由急性肾炎迁延而来，而起病时就是慢性肾炎。除链球菌以外其他细菌及病毒感染，特别是乙型肝炎病毒感染可以导致慢性肾炎。本病系免疫复合物型肾炎。其循环免疫复合物或原位免疫复合物沉积于肾小球的不同部位而引起组织损伤，因而形成了不同的病理类型。

中医古代文献中没有"慢性肾炎"的名称，由于中医认识疾病主要根据"病态"即主要临床表现所决定的，所以"慢性肾炎"可归属于"虚损""肾风""水气""眩晕"等病证的范畴。其病因与素体脾肾虚弱，外邪久羁伤正等综合因素相关。其中医证候虚实夹杂证居多，邪实有水湿、湿热、瘀血、肝风等。其中瘀血的病机属于气血虚滞的范畴。这与现代医学认为继发性凝血障碍是肾小球病变发展与恶化的重要因素极为吻合。正虚的重点是脾肾虚损，因脾不升清，统血无职，肾失封藏，故致蛋白尿或血尿；若以水肿的症状为主者，多系阴水的范畴，因脾气虚、脾阳虚而运化水湿失职，或肾气、肾阳虚衰主水无权；若以眩晕之症为主者，多伴有中等度以上高血压，其病机以肝肾阴虚，木少滋荣，肝阳上亢居多。

二、临床表现

临床表现可多种多样，患者持续性尿常规检查异常，或为轻至中度蛋白尿，或为镜下血尿，或两者兼有，可见管型。部分患者可有肾病综合征的表现，呈现高度水肿和大量蛋白尿，大多数患者有程度不等的高血压。后期可出现肾性贫血及肾功能减退。

与此同时，患者可有神疲乏力，腰部酸痛，头晕等症状。

三、诊断要点

（一）起病缓慢，病程迁延。

（二）持续性尿常规检查异常。

（三）伴有持续性高血压。

（四）可有不同程度的肾功能损害。

四、辨证论治

虽然对慢性肾炎的治疗，在西医和中医方面均有一定的难度，然而抓紧早期进行中医治疗，并能坚持一段较长时间的中医治疗，对于减轻患者的症状、稳定病情，保护肾功能是有所裨益的。合理选用降压药及配合坚持中医治疗是慢性肾炎患者的最佳选择。

由于慢性肾炎的临床表现多种多样，而且同一个患者在病程中临床表现也有变化，因而从中医的角度，应主要抓住其属于"虚损""水肿""眩晕"病证中的何种，而进行辨证治疗，方能突出重点，取得较好的疗效。

慢性肾炎的证候多为虚证和虚中夹实证，其病位的重心是肝、脾、肾，治疗时以扶正补虚及补泻兼施居多。现将其主要证治分述如下：

【气阴两虚证】

虽然虚损有阴、阳、气、血虚损之异，但慢性肾炎的虚证以气阴两虚者居多。或为脾肾气阴两虚，或为肾气阴两虚，或为心肾气阴两虚。而且有偏于气虚，偏于阴虚及气阴两虚并重三种情况。临床应仔细辨识。

（1）主症：神疲乏力，腰膝酸软，咽干口燥或口淡不渴，畏寒或手足心热，大便干结或溏薄，舌淡或红，苔白或黄，脉沉细无力。

（2）治法：益气养阴。

（3）方药：参芪地黄汤（《沈氏尊生书》）：太子参、生黄芪、生地、山药各 15g，山萸肉、丹皮各 10g，茯苓 20g。

若偏于气虚者，太子参和生黄芪可增至 20~30g。若偏于阴虚者，生地可增至 20g。若见水肿者加泽泻 15g，冬瓜皮 30g。若尿蛋白较多者可加芡实 20g。若镜下血尿明显者可加小蓟 30g，旱莲草 12g。若纳食不香者加砂仁、陈皮各 10g。

【阴虚阳亢证】

此类型慢性肾炎的突出临床表现为持续中等度以上的高血压。

（1）主症：头晕目眩，耳鸣，腰膝酸痛，烦躁易怒，眠不实，口干苦，尿黄便干，手足心热，舌红少苔或苔黄腻，脉弦细数。

（2）治法：滋养肝肾，平肝潜阳。

（3）方药：麻菊地黄汤（经验方）：天麻、杭菊花、丹皮各 12g，白芍 30g，川牛膝、怀牛膝、生地、山药、泽泻各 15g，山萸肉 10g，茯苓 20g。

若舌暗或有瘀斑者加丹参、益母草各 20g。若大便干结者加制大黄 20g。若镜下血尿明显者加小蓟 30g，炒栀子 10g。若蛋白尿较多者加芡实、金樱子各 20g。若睡眠差者加炒枣仁 20g。

第三节　隐匿性肾炎

隐匿性肾炎又称隐匿性肾小球疾病。本病多发生在儿童和青年，一般多在体检或偶然的情况下发现尿常规检查异常，多无症状和体征，血压正常，肾功能正常。隐匿性肾炎的临床表现有三种类型：无症状性血尿、无症状性蛋白尿、无症状性血尿和蛋白尿。隐匿性肾炎实际上包括了不同病因、不同发病机制、不同病理类型的一组肾小球疾病。隐匿性肾炎虽然有隐匿、持续的特点，但由于其肾功能的发展趋势是良好的，故预后也是良好的。

一、病因病机

西医认为隐匿性肾炎的病因有多种。由于其临床表现的特点不同，因此其病理类型的侧重也不同。若以血尿为突出表现的隐匿性肾炎，其病理类型多见于 IgA 肾病、非 IgA 系膜增生性肾小球肾炎、局灶性肾小球肾炎及薄基底膜肾病。若以轻至中度蛋白尿为主要表现的隐匿性肾炎，其病理类型可能为系膜增生性肾炎、膜性肾病、微小病变性肾病、局灶阶段性肾小球硬化。若以无症状性血尿和蛋白尿为主要表现的隐匿性肾炎，其病理类型多为肾小球轻微病变、轻度系膜增生性肾炎、局灶增生性肾炎及 IgA 肾病。综观以上大多数的病理类型，可见隐匿性肾炎仍多为免疫复合物型肾炎，循环免疫复合物或原位免疫复合物沉积于系膜或基底膜，造成肾小球的损伤而发病。鉴于隐匿性肾炎的尿常规检查异常的部分患者于感染或劳累相关，故细菌或病毒的感染或过劳亦为其病因。

由于隐匿性肾炎患者无明显的自觉症状，因而中医在临床上遇到这种情况，无论在中医病名诊断还是在证候诊断方面都感到为难。笔者通过长期的临床实践体会到应采取中西医结合的思路，在继承的基础上有所发扬。若为单纯性血尿，无论是肉眼血尿还是镜下血尿，可归属于中医"尿血"的范畴。若为单纯性蛋白尿，属脾肾统摄精微物质无权所致，故可将其看作中医学的"虚损"病证，但程度较轻。若为无症状性血尿和蛋白尿，见肉眼血尿者可归属于"尿血"，镜下血尿伴蛋白尿者，则以"虚损"为宜。

隐匿性肾炎的中医病因有素体虚弱，以及过劳、湿热或热毒内阻等诸种。其血尿的病机与阴虚内热，血络受伤；气阴两虚，血不归经；邪热扰肾，迫血妄行有关。其蛋白尿形成的病机多与脾肾虚损，升清无权与封藏失职，致使精微泻而不藏相关。

二、临床表现

（一）无症状性血尿

患者临床表现呈持续性或反复发作性显微镜下血尿，部分患者在剧烈运动后或高热的情况下表现为一过性的肉眼血尿。

患者无水肿、高血压、蛋白尿及肾功能减退。

对于单纯性血尿患者，尤其是儿童及青年患者，不能因其没有蛋白尿就认为不是肾炎，应先作尿位相显微镜检查，若为肾小球性血尿则是肾炎。若是中老年患者的无痛性血尿，则应首先除外泌尿系肿瘤、结石、前列腺疾病，而不应过早、轻率地诊为隐匿性肾炎。

（二）无症状性蛋白尿

患者临床表现呈持续性尿蛋白阳性，且 24 小时尿蛋白定量＜2g。患者无血尿、水肿及肾功能减退。

（三）无症状性血尿和蛋白尿

临床表现为持续性血尿伴蛋白尿，且 24 小时尿蛋白定量＜2g。除尿检异常以外，无水肿、高血压及肾功能减退。

三、诊断要点

（一）无急、慢性肾炎及其他肾脏病病史、肾功能正常。

（二）表现为无症状性肾小球血尿或（和）蛋白尿，尿蛋白定量24小时＜2g。

四、辨证论治

对于隐匿性肾炎单纯运用中医治疗可以取得较好的疗效。虽然隐匿性肾炎无水肿、高血压及肾功能减退的表现，但临床上可以抓住患者以血尿为主、蛋白尿为主、血尿伴蛋白尿的三种不同的特点，仔细地运用中医四诊的手段采集辨证的相关资料，得出中医证候的结果，以便进行相应的调治。再者隐匿性肾炎多见于儿童及青年患者，从中医学的角度来看，体质多为"稚阴"之体，"阴常不足，阳常有余"，故治时应忌用温补之品，以免更伤阴血。

由于隐匿性肾炎有持续迁延的特点，故治疗应打持久战。一般隐匿性肾炎的虚损多为轻证，故在补益药的用量上不宜太多。另外，在补虚的同时应注意祛除隐伏的温热或热毒之邪，即补泻兼施，这对于提高疗效是大有裨益的。

（一）无症状性血尿

【阴虚血热证】

（1）主症：尿色赤或显微镜下血尿，平素怕热，口舌偏干喜饮，大便偏干，
　　　　　眠不实，舌偏红，苔少欠润，脉细数。

（2）治法：滋阴清热，凉血止血。

（3）方药：

　　①知柏地黄汤（《医宗金鉴》）适宜于肾阴虚内热证。药物组成
　　　为：知母、丹皮、泽泻各10g，黄柏、山萸肉各6g，生地、山
　　　药、茯苓各12g。

　　　另加小蓟20g，旱莲草12g。若大便偏干加制大黄10g。若眠不
　　　实加炒枣仁15g，莲子心5g。

　　②银菊麦味地黄汤（经验方）适宜于肺肾阴虚兼有热毒上攻咽
　　　喉，症见咽喉肿痛者。药物组成为：银花20g，野菊花、麦冬、
　　　五味子各10g，生地、山药各15g，山萸肉、丹皮、泽泻、茯苓各
　　　12g。

　　　另外加小蓟20g，旱莲草12g，牛蒡子10g。若大便偏干者加制
　　　大黄10g。

【气阴两虚证】

（1）主症：尿色赤或显微镜下血尿，遇劳则复发，体力欠佳，腰膝酸软，口干或不渴，大便偏干或溏薄，畏寒或手足心热，舌淡或红，苔薄白或苔少而干，脉细弱。

（2）治法：益气养阴。

（3）方药：参芪地黄汤（《沈氏尊生书》）：太子参 12g，生黄芪、生地、山药各 15g，山萸肉、丹皮各 10g，茯苓 20g。

　　另加小蓟 20g，旱莲草 12g，泽泻 15g。若腰痛明显者加杜仲 15g，怀牛膝 20g。若咽喉肿痛者加金银花 12g，牛蒡子 10g。

（二）无症状性蛋白尿

【肺脾气虚证】

（1）主症：乏力易感冒，纳食欠振，自汗，舌淡边有齿痕，苔薄白而润，脉虚弱。

（2）治法：益气固表摄精。

（3）方药：玉屏风散（《丹溪心法》）：生黄芪 30g，防风 6g，白术 12g。

　　另加芡实 20g，菟丝子 15g。

【气阴两虚证】

（1）主症：蛋白尿，乏力腰酸，口干或不渴，大便偏干或溏薄，畏寒或手足心热，舌淡或红，苔薄白或苔少而干，脉细弱。

（2）治法：益气养阴，兼以摄精。

（3）方药：参芪地黄汤（《沈氏尊生书》）：太子参 12g，生黄芪、生地、山药各 15g，山萸肉、丹皮各 10g，茯苓 20g。

　　另加泽泻 15g，芡实、金樱子各 20g。若腰痛明显者加杜仲 15g，怀牛膝 20g。

（三）无症状性血尿和蛋白尿

【气阴两虚证】

此型较为多见，临床应权衡气阴两虚的偏重情况，调整益气与养阴药的剂量。在益气养阴的基础上，兼以止血摄精，而且止血与摄精药的剂量也要随着血尿与蛋白尿的偏重情况，予以相应的调整。

（1）主症：蛋白尿，伴显微镜下血尿，乏力腰酸痛，口舌干燥或口淡不渴，大便干结或溏薄，畏寒或五心烦热，遇劳则血尿或蛋白尿加重或复发，舌淡或红，苔薄白或苔少而干，脉细弱。

（2）治法：益气养阴，兼以止血摄精。

（3）方药：参芪地黄汤（《沈氏尊生书》）：太子参 12g，生黄芪、生地、山药各 15g，山萸肉、丹皮各 19g，茯苓 20g。

另加泽泻、仙鹤草各 15g，小蓟 30g，芡实 20g，桑螵蛸 10g。

若大便干结者加制大黄 12g。若咽喉肿痛者加金银花 20g，元参 10g。

第四节　原发性肾病综合征

肾病综合征的基本表现是大量蛋白尿，24 小时尿蛋白定量≥3.5g。而且常伴有低白蛋白血症（≤30g/L）、水肿、高脂血症。肾病综合征有原发和继发之分，只有除外继发性之后才能诊断为原发性肾病综合征。原发性肾病综合征主要见于五种病理类型，因而其发病的年龄段，临床表现的特点，对激素的反应性及其预后均不尽相同，不能一概而论。

一、病因病机

原发性肾病综合征常见的五种病理类型：微小病变肾病、系膜增生性肾炎、膜性肾病、系膜毛细血管性肾炎、局灶阶段性肾小球硬化。上述病理诊断要通过肾穿刺才能确定。从发病的年龄段来看，儿童及少年以微小病变肾病较多见，中年患者以膜性肾病多见。由于病理有不同的类型，其发病机制亦不同。微小病变肾病的发病机制主要是细胞免疫异常。系膜增生性肾炎多属于免疫复合物性肾炎的范畴，而且主要是循环免疫复合物致病。膜性肾病亦属于免疫复合物性肾炎，但主要是原位免疫复合物致病。关于系膜毛细血管性肾炎的病因，目前的研究提示其Ⅰ型的发病与循环免疫复合物沉积有关，鉴于本病持续性低补体血症，故认为先天性补体欠缺者易患此病。肾小球局灶阶段硬化的发病机制尚无定论，多认为与长期大量蛋白尿的影响、肾小球内血流动力学改变及高脂血症有关。

中医对肾病综合征的病因病机的认识，主要是从肾病综合征患者临床突出的水肿及大量蛋白尿入手，但是每位患者的表现又不尽相同。中医古代文献中的"虚损"及"水气病"中的"皮水"和"正水"与肾病综合征的临床表现极为相似。其病因与脾肾素虚，过劳所伤，外邪久羁密切相关。肾病综合征的病位主要应抓住脾肾两脏。若脾虚健运失司，则水湿潴留为患。反过来水湿又易困阻脾土，中医学称之为"脾恶湿"，"湿困脾土"，如此恶性循环，水湿难以祛除。若为肾气、肾阳虚衰，则主水无权，关门不利，以致尿少水肿。同时在水停之时还应注意水、气、血三者失调的状况。水停可以引起肺、脾之气的壅滞。水病及血还可导致瘀血内阻，如妇科患者的月经闭阻、肾静脉血栓及高凝血症。肾病综合征的大量蛋白尿虚证居多，脾肾虚损是其病机的重心。若为脾虚则升清无权，精微物质下泄于外。若为肾虚则藏精失职，致使精微从尿中流失。

二、临床表现

原发性肾病综合征的临床表现可以用"三高一低"来概括，即大量蛋白尿、高度水肿、高脂血症、低白蛋白血症。所谓大量蛋白尿，是指 24 小时尿蛋白定量≥3.5g。低白蛋白血症是指血浆白蛋白≤30g/L，主要是因为尿中丢失了大量白蛋白所致。肾病综合征的水肿程度不一，与低白蛋白血症呈正相关性，其水肿属肾病型水肿。高脂血症是指患者的血浆胆固醇、三酰甘油和磷脂均明显增加。

值得提出的是感染和肾静脉血栓是肾病综合征的主要并发症，而且也较为常见。

虽然原发性肾病综合征有上述共同的临床表现，但因其有五种不同的病理类型，故仍有其各自的特点。

（一）微小病变型肾病

多见于幼儿，2~8 岁为发病高峰。常骤然起病，多表现为单纯性肾病综合征。

（二）系膜增生性肾炎

多见于青少年患者，起病有隐袭起病和急性发作两种情况。约 70%~90% 的病例伴有血尿，多为显微镜下血尿，少数为反复发作的肉眼血尿。

（三）膜性肾病

大部分为成人，一般多超过 40 岁，男性较多。常隐袭起病，呈缓慢发展趋势。约 50% 的患者伴有肾静脉血栓。一般无肉眼血尿。

（四）系膜毛细血管性肾炎

主要见于少儿及青年。血尿与蛋白尿同时存在为其特点，多为持续性镜下血尿，约 10%~20% 呈发作性肉眼血尿。约 80%~90% 的患者伴有高血压。半数患者伴有肾功能减退。持续性低补体血症亦为其特点。

（五）局灶阶段性肾小球硬化

多发生在儿童及青少年，男性多于女性。常伴有镜下血尿和高血压。易于出现慢性进展性肾功能损害。

三、诊断要点

（一）大量蛋白尿、低白蛋白血症、水肿、高脂血症是肾病综合征的临床表现，但是其中大量蛋白尿和低白蛋白血症两项是诊断肾病综合征的必备条件，即诊断要点。

（二）要想确诊为哪一种病理类型所致的肾病综合征，除了可根据其各自的临床特点进行分析以外，确定诊断仍需要作肾穿刺。

四、辨证论治

对于原发性肾病综合征的西医治疗主要是运用激素、免疫抑制剂及扩容利尿等措施，但是由于患者的病理类型不同，对激素的反应性也不相同。即使是对激素有效的病例，也有依赖激素，停药即反跳的弊病，而且无论是对激素呈现依赖性还是呈现抵抗性的病例，均会出现一些激素的副作用。

笔者在长期的临床实践中摸索出中医治疗的思路和原则：

1. 能中不西，即单纯运用中药治疗。

2. 撤减及撤停西药，运用中药。指的是患者已经服用了激素、免疫抑制剂等，部分有效病例呈现依赖性，有的病例对上述药物无效，且出现了严重的副作用，患者不想续用，而来我处寻求中医药治疗。对于这种情况则撤减及撤停西药，运用中医药治疗。

3. 先治水肿，后治蛋白尿。遵循中医学"急则治标，缓则治本"的原则，鉴于水肿表现较为突出的患者，先治水肿，后治蛋白尿。

4. 分阶段治疗。肾病综合征患者临床情况错综复杂。笔者认为应抓住每位患者在病程中不同阶段的临床突出矛盾进行辨证论治，比如水肿突出阶段、蛋白尿持续阶段、大量激素使用阶段、激素撤减阶段，其中医证治的重点各不相同。虽然上述情况临床上不能截然分开，但必须有重点，这样治疗的针对性强，也体现了全程治疗的整体性。

中医治疗优势是强调个体化，动态化，立足于保护患者的正气，重在调整脾肾两脏的失调，体现"治病留人"的治疗观。

（一）水肿突出阶段

【脾胃不和，水湿内停证】

（1）主症：肢体水肿，尿量减少，恶心呕吐，乏力纳差，大便溏薄，舌淡边有齿痕，苔薄白水滑，脉沉弱。

（2）治法：健脾和胃利水。

（3）方药：香砂六君子汤（《时方歌括》）：党参12g，茯苓30g，炒白术15g，广木香、陈皮10g，姜半夏9g，砂仁、炙甘草6g，生姜、大枣各5g。

另加车前子（布包）、冬瓜皮各30g，芡实、金樱子各20g，生黄芪15g。

【血瘀水停证】

（1）主症：尿少水肿，月经量少或闭经，或伴发肾静脉血栓，或双下肢水肿程度不对称，或面唇发黯，舌淡暗或有瘀斑，苔水滑，脉沉涩。

（2）治法：活血利水。

（3）方药：加味当归芍药散（经验方）：当归尾、白术各12g，赤芍、白芍、泽兰叶、川牛膝、怀牛膝各15g，川芎10g，茯苓、丹参各30g。

加车前子（布包）、冬瓜皮各30g，生黄芪、芡实、金樱子各20g。若妇女患者伴有月经量少或闭经者，加益母草30g，红花10g。

【湿热内蕴证】

（1）主症：尿少而色黄，水肿，脘腹胀满，身热口渴，大便干结或溏滞不爽，舌偏红苔黄腻，脉滑数。

（2）治法：清利湿热。

（3）方药：

① 大橘皮汤（《奇效良方》）：陈皮、白术各12g，滑石、赤茯苓各30g，广木香、槟榔各10g，猪苓15g，泽泻20g，桂枝、生甘草各6g。

另加车前草15g，冬瓜皮30g，芡实20g。

② 杏仁滑石汤（《温病条辨》）：杏仁、陈皮、郁金、厚朴各10g，滑石30g，黄芩12g，黄连、清半夏各6g，通草3g。

另加车前子（布包）、冬瓜皮各30g，金樱子20g。

【阳虚水停证】

（1）主症：尿少水肿，畏寒或手足不温，口淡不渴，腰膝冷痛，面色㿠白，舌淡边有齿痕，苔薄白而水滑，脉沉迟或沉濡。

（2）治法：温阳利水。

（3）方药：济生肾气汤（《济生方》）：制附片12g，桂枝、生地、山药、川牛膝、怀牛膝各15g，山萸肉、丹皮各10g，泽泻20g，茯苓、车前子（布包）各30g。

若腰膝冷痛者加巴戟天15g，菟丝子20g。

【阴虚水停证】

（1）主症：尿少水肿，五心烦热，心烦不寐，口舌干燥，腰酸耳鸣，舌红苔少而干，脉细滑数。

（2）治法：育阴利水。

（3）方药：猪苓汤（《伤寒论》）：猪苓15g，茯苓、滑石各30g，泽泻20g，阿胶（烊入）10g。

另加车前子（布包）30g。若心烦不寐者加炒枣仁、白芍各30g。若五心烦热者加竹叶12g，地骨皮30g。

【气阴两虚水停证】

（1）主症：双下肢浮肿，尿少，神疲乏力，腰膝酸痛，畏寒或手足心热，大便溏薄或干结，舌淡或红，苔薄白或苔少而干，脉细弱。

（2）治法：气阴双补，兼以利水。

（3）方药：参芪地黄汤（《沈氏尊生书》）合五皮饮《澹寮方》：大腹皮、桑白皮、冬瓜皮各30g，太子参、生黄芪各20g，生地、山药、茯苓皮各15g，山萸肉12g，丹皮、陈皮、生姜皮各10g。

另加泽泻12g，芡实、菟丝子各20g。

（二）蛋白尿持续阶段

【脾气虚弱证】

（1）主症：蛋白尿。神疲乏力，食欲不振，大便溏薄，脘腹不适，舌淡边有齿痕，苔薄白，脉沉弱。

（2）治法：健脾益气摄精。

（3）方药：参苓白术散（《太平惠民和剂局方》）：党参、茯苓各20g，白术、莲子肉各12g，扁豆、山药各15g，陈皮、砂仁、桔梗、大枣各10g，炙甘草6g，薏苡仁30g。

另加生黄芪、芡实各 20g。

【气阴两虚证】

（1）主症：蛋白尿。神疲乏力，腰膝酸痛，畏寒或手足心热，大便溏薄或干结，舌淡或红，苔薄白或苔少而干，脉细弱。

（2）治法：气阴双补，兼以摄精。

（3）方药：参芪地黄汤（《沈氏尊生书》）：太子参、生黄芪各 20g，生地、山药、茯苓各 15g，山萸肉 12g，丹皮 10g。

另加泽泻 12g，芡实、菟丝子各 20g，陈皮 10g。

（三）大量激素使用阶段

【热毒壅盛证】

（1）主症：胸背及颜面痤疮满布，甚或皮肤感染，面赤心烦，尿黄便干，舌红苔黄，脉滑数。

（2）治法：清热解毒。

（3）方药：五味消毒饮（《医宗金鉴》）：银花 30g，野菊花、蒲公英各 10g，紫花地丁、紫背天葵各 15g。

另加连翘 10g。若心烦者加黄连 6g。若大便干结者加制大黄 20g。

【阴虚火旺证】

（1）主症：精神亢奋，五心烦热，痤疮，面赤口燥，舌红少苔而干，脉细数。

（2）治法：滋阴降火。

（3）方药：知芩地黄汤（经验方）：知母、黄芩、山药、茯苓各 15g，泽泻 12g，生地、丹皮各 20g，山萸肉 10g。

若疮毒较甚者加紫花地丁 30g，银花、连翘各 12g，野菊花 10g。若大便干结者加制大黄 20g。若烦躁易怒者加白芍 20g，生石决明（先煎）30g。

（四）激素撤减阶段

【气阴两虚证】

（1）主症：神疲乏力，腰膝酸痛，仍有少量痤疮，手足心热或手足不温，口不渴或咽干，舌淡或红，苔薄白或少苔而干，脉细数或沉弱。

（2）治法：益气养阴。

（3）方药：参芪知芩地黄汤（经验方）：太子参、生黄芪、知母、黄芩、山药、茯苓各 15g，泽泻 12g，生地、丹皮各 20g，山萸肉 10g。

若有疮毒者加紫花地丁 15g，银花 12g。若大便干结者加制大黄 10g。有蛋白尿者加菟丝子、金樱子各 15g。有血尿者加小蓟 20g。

第五节　慢性肾衰竭

慢性肾衰竭是一个肾功能状况的诊断名词。慢性肾衰竭是慢性肾脏疾病或累及肾脏的系统性疾病所引起的慢性肾功能减退，以及由此而产生的各种临床症状和代谢紊乱所组成的综合征。在慢性肾衰竭患者的肾脏基础疾患中，以慢性肾炎、小管间质性肾炎及糖尿病肾病较为常见。据近年来西方国家统计，在慢性肾衰竭血液透析治疗的患者中，糖尿病肾病占第一位，为 27.7%；高血压为 22.7%；肾小球肾炎为 21.2%，已由以往的第一位降为第三位；多囊肾占 3.9%；其他多种病因共占 22.7%。慢性肾衰竭的特点是肾功能呈慢性进行性减退，在病程中若遇到可逆性加剧因素未能纠正，可使肾功能加速恶化，因而从总体发展的趋势来看，慢性肾衰竭的预后不良。

一、病因病机

多种慢性肾脏疾病均可导致肾功能的减退，以慢性肾炎、小管间质性肾炎及糖尿病肾病较为常见。而且由于基础疾患的不同，其肾功能减退的速度也不尽相同，如糖尿病患者若血肌酐 $\geq 451\mu mol/L$ 时，平均 6 个月即进展至终末期尿毒症。而同样的情况无梗阻的慢性肾盂肾炎平均为 14 个月；多囊肾平均为 18 个月。此外，高血压与慢性肾衰竭的病程呈正相关性，持续中等度以上的高血压不能控制，则肾功能减退的速度加快。

慢性肾衰竭发病机制主要为肾实质减少以致健存肾小球高灌注和高滤过，终致系膜基质过度增生、间质纤维化及肾小管萎缩。由于慢性肾衰竭致使体内多种毒素清除障碍，遂蓄积于血液中出现自身中毒的各种症状即尿毒症。尿毒症毒素有多种，小分子毒素指分子量小于 500 道尔顿者，如尿素、肌酐、胍类、胺类、酚类等；中分子毒素指分子量 500~5000 道尔顿者，中分子毒素对造血系统抑制明显，而且在有心包炎和神经病变的患者中明显升高；大分子毒素指分子量为 5000~50000 道尔顿者，如甲状旁腺素、β_2- 微球蛋白等。

中医古代文献中所描述的"关格""肾风""溺毒"与慢性肾衰竭的临床表现极为相似。而且前贤对其病机的认识亦见仁见智，概括起来以邪实立论者居多，如巢元方认为是"阴阳气不和，营卫不通"；朱丹溪认为是"痰阻"；李东垣认为是"邪热"；张子和认为是"三焦约束不行"；陈士铎认为是"肝胆之气失于疏泄，而致一身气机闭塞"；何廉臣认为是"溺毒入血，血毒上脑"。以正虚立论者唯张景岳一家，他认为是由于"酒色伤肾，情欲伤精"，并指出关格"虽与劳损证若有不同，而实即劳损之别名也"。

笔者在学习前贤论述的基础上，结合自己长期的临床实践，认为慢性肾衰竭的病因与素体脾肾虚弱，加之过劳与外邪等诱因均密切相关。其中医病机的特点是：病位广泛、寒热错杂、正虚邪实。其中正虚邪实是一对主要矛盾。正虚之中有阴、阳、气、血虚损之异，但以气阴两虚者最为多见。邪实有外邪、水停、湿浊、瘀血、风动、肠胃燥结等诸种。虚实之间的关系是"因虚致实"，倘若实邪久羁，又可更伤正气，终致恶性循环。比如肾气虚惫则卫气亦虚，则易感外邪；肾气、肾阳虚衰，主水失职，气化无权则现下关，继之浊阴不能从下窍而出，则湿浊上干脾胃，或水凌心肺，或泛溢于四肢，或蒙蔽心窍，以致出现尿少水肿，呕恶纳呆，胸闷憋气，神昏谵语等症。气虚帅血无权及久病入络可致瘀血内阻。肾虚藏精失职，水不涵木，精亏血少，故见乏力腰酸，头晕耳鸣，面色萎黄无华等症。血虚生风则皮肤瘙痒，土败木贼则现肢体抽搐。若血虚有热或气虚统血无权均可出现血离经妄行的鼻出血、便血、呕血、崩漏等出血倾向。总之，倘若实邪不能迅速祛除，可加重病情，俾正气更虚。

二、临床表现

当患者进入肾功能不全失代偿期之后，则会出现轻度乏力，食欲减退，夜尿多，轻度贫血等症状。随着肾功能的不断恶化，可出现机体自身中毒而致的各系统损害的表现，并伴有酸中毒及水、电解质失衡等。

消化系统可因尿素的刺激，出现口腔糜烂，口腔有尿味，食欲不振，呕恶呃逆，消化道出血等尿毒症性胃肠炎的表现。

呼吸系统的典型表现是可见"尿毒症性肺"。患者出现呼吸困难，咯泡沫痰，两肺湿啰音，X 线胸片示肺门两侧呈现对称性蝴蝶状阴影。

心血管系统的损害是多方面的，可以出现心力衰竭、贫血性心脏病及尿毒症性心包炎的表现。心血管系统的并发症既常见，同时又较为严重，对慢性肾衰竭患者的预后影响极大。

神经系统的损害可出现尿毒症性脑病，其原因仍是由于尿毒素的蓄积与刺激的结果。重者可出现嗜睡、谵语、昏迷或狂躁等表现。

血液系统的损害突出表现在两个方面，即贫血与出血倾向。贫血发生的机制主要是肾组织的促红细胞生成素减少，尿毒素对红细胞生长的抑制及缩短红细胞的寿命，各种失血的影响。一般来说贫血的程度与肾功能减退的状况呈正相关性，但某些患者肾小管间质受累严重时，肾功能损害程度与贫血程度往往不一致。出血倾向常表现为瘀斑、鼻出血、胃肠道黏膜出血、妇女月经过多等。慢性肾衰竭患者一般血小板数目正常，之所以引起出血主要责之血小板功能障碍，如出血时间延长、血小板黏附受损及血小板聚集降低。

再者因为肾功能减退及尿毒素的刺激，以致 $1,25(OH)_2D_3$ 的缺乏可导致肾性骨病。还可出现酸中毒、低钙性抽搐及高钾血症。

慢性肾衰竭患者常出现皮肤瘙痒，这与尿素氮的刺激、甲状旁腺功能亢进致使皮肤内钙沉着的刺激均密切相关。

三、诊断要点

（一）慢性肾衰竭患者应重点检查血肌酐、肌酐清除率、血尿素氮及血色素这四项指标。

（二）肾脏 B 超会呈现不同程度的缩小。

（三）笔者认为以下对于慢性肾衰竭的分期诊断标准较为实用。

1. 肾功能不全代偿期　肾小球滤过率（GFR）为 50ml~80ml/min（一般常用肌酐清除率来代表 GFR），血清肌酐（Scr）为 133~177μmol/L。

2. 肾功能不全失代偿期　GFR 为 50ml~20ml/min，Scr 为 186~442μmol/L。

3. 肾衰竭期　GFR 为 20ml~10ml/min，Scr 为 451~707μmol/L。

4. 尿毒症期或肾衰竭终末期　GFR<10ml/min，Scr>707μmol/L。

四、辨证论治

中医治疗慢性肾衰竭历史悠久，前贤有许多宝贵经验值得继承。笔者通过几十年的临床研究，认为对于慢性肾衰竭早、中期的患者，运用中医辨证论治为主进行治疗，确实具有较好的疗效，它的优势表现在可以明显减轻甚至消除患者的症状；可以使患者的血肌酐及血色素等指标得到不同程度的改善；可以明显改善患者的生活质量及延缓肾衰竭的进程，从而延长患者的生命；方法较为简便且行之有效。

鉴于慢性肾衰竭的中医病机是正虚邪实，而且在病程中有虚实主次及标本缓急之异，因而笔者在 1984 年首次在国内提出了关格病（慢性肾衰竭）分为虚损期、关格期两期的中医临床分期这一新的学术观点。虚损期是指这一阶段患者临床表现以一派虚损症状为主，病机特点以正气虚衰为主，至于究竟属于气虚、阳虚、阴虚、气阴两虚、阴阳两虚则有待于进一步辨证。关格期是慢性肾衰竭的后期阶段，患者的临床表现具有典型的下关上格的关格病特征，病机特点以邪实为主，且病势急骤多变，预后不良。分期是从宏观的角度划分疾病的阶段，分期与辨证可以相得益彰。然而分期并不是固定不变的，期可分而不可定。虚损期可进展到关格期，关格期经过治疗缓解后可以转为虚损期。通过长期临床实践的验证，关格病分期是可行的，且具有优越性，对临床的指导意义在于：对其病机、临床表现特点及发展变化的规律等方面的认识具有整体观念，从而对论治具有整体性的指导意义；有利于关格病辨证论治的规范化研究及治疗方案优化的探讨；有利于对预后的判断。

（一）虚损期

【肺脾气虚证】

（1）主症：神疲乏力，自汗易感冒，语音低微，纳呆便溏，口淡不渴，舌淡边有齿痕，苔薄白而润，脉沉弱。

（2）治法：补益肺脾之气。

（3）方药：补中益气汤（《脾胃论》）：党参15g，生黄芪30g，白术12g，当归、陈皮各10g，柴胡、升麻、炙甘草各6g。

若常自汗者加麦冬12g，五味子10g，浮萍15g。若易感冒者，加防风6g。

【肝肾阴虚证】

（1）主症：头晕耳鸣，烦躁易怒，目睛干涩，手足心热，咽干口燥，腰膝酸软，便干溲黄，手足拘挛甚或抽搐，舌淡或偏红，苔少而干后薄黄，脉弦细数。

（2）治法：滋养肝肾，平肝潜阳。

（3）方药：杞菊地黄汤（《医级》）：枸杞、杭菊花、山萸肉各10g，生地、山药、泽泻各15g，丹皮12g，茯苓20g。

另加白芍20g，天麻12g，杜仲、川牛膝、怀牛膝、夏枯草各15g，生石决明（先煎）20g。若目睛干涩者加谷精草10g。若大便干结者加制大黄20g。若手足拘挛甚或抽搐者，白芍增为30g，加甘草10g，钩藤12g。

【脾肾阳虚证】

（1）主症：面色㿠白，手足不温后畏寒肢冷，纳呆便溏，肢体水肿，口淡不渴，腰膝冷痛，夜尿多而色清，舌淡胖边有齿痕，苔薄白而水滑，脉沉弱或沉迟无力。

（2）治法：温补脾肾。

（3）方药：保元汤（《博爱心鉴》）：党参、生黄芪各 20g，肉桂 10g，炙甘草 6g。

另加干姜 6g，菟丝子 20g，巴戟天 12g，砂仁 10g。

【气阴两虚证】

此证型在慢性肾衰竭虚损期中最为多见，其辨证要点是气虚证与阴虚证并见。细细辨识又可分为心肾气阴两虚、肺肾气阴两虚、脾肾气阴两虚、肾气阴两虚、肝肾气阴两虚诸种。同时在气阴两虚的程度方面又可细分为气阴两虚偏于气虚、气阴两虚偏于阴虚、气阴两虚并重三种情况。因而在临床上应根据患者的实际情况予以恰如其分的治疗才能取得较好的疗效。

（1）主症：神疲乏力，心悸气短，眩晕耳鸣，腰膝酸软而痛，自汗或盗汗，怕冷或手足心热，咽干，大便溏薄或干结，舌淡边有齿痕，苔腻或苔少而干，脉浮大无力或沉细数而无力。

（2）治法：益气养阴。

（3）方药：参芪地黄汤（《沈氏尊生书》）：太子参、生黄芪、山药各15g，生地 12g，山萸肉、丹皮各 10g，茯苓 20g。

另加泽泻 15g，若偏于气虚者以党参 20g 易太子参，生黄芪可增至 30g。气虚重者可加人参 6~10g。若偏于阴虚者生地增为20g，太子参和生黄芪减为 10g。若气阴两虚并重者加西洋参6~10g。

若伴见心悸怔忡不寐者为心肾气阴两虚，加麦冬 12g，五味子10g，炒枣仁 20g。若伴见自汗易感冒，短气者为肺肾气阴两虚，生黄芪增为 30g，以白术 10g 易山药，加防风 6g。若伴见纳呆便溏者为脾肾气阴两虚，以白术 15g 易山药，加鸡内金 12g，砂仁 10g。若伴见头目眩晕，烦躁易怒者为肝肾气阴两虚，加白芍 20g，天麻 12g，杭菊花 10g。若大便干结者加制大黄20g，黄连 5g，竹茹 10g。若舌暗或有瘀斑者加丹参 30g。

（二）关格期

【寒湿中阻证】

（1）主症：恶心呕吐，食欲不振，口中有尿味，口不渴，便溏乏力，手足不温，舌淡胖而润，苔白腻，脉浮大无力后沉迟无力。

（2）治法：健脾益气以调理脾胃。

（3）方药：香砂六君子汤（《时方歌括》）：广木香、砂仁、陈皮各10g，党参15g，白术、姜半夏各12g，茯苓20g，生姜、大枣各6g，甘草3g。

若大便偏干者加制大黄10g。若乏力较甚者以人参6~10g易党参。

【湿热中阻证】

（1）主症：恶心呕吐，食欲不振，口中尿味重，口苦口渴或口黏，神疲乏力，大便秘结，舌淡或红，苔黄腻，脉滑数。

（2）治法：清化湿热以调理脾胃。

（3）方药：

① 黄连温胆汤（《六因条辨》）：黄连、竹茹各10g，枳实、陈皮、法半夏各12g，茯苓20g，生姜6g，生甘草3g。

若胸闷者以枳壳易枳实，加全瓜蒌20g。若大便秘结者加制大黄20g，用后仍便不爽者加生大黄（后下）15g。尿少水肿者加车前子30g，椒目10g。若气虚甚者加西洋参6~10g。若心悸气短者加太子参15g，麦冬12g，五味子10g。

② 苏叶黄连汤（《温热经纬》）：苏叶、黄连各10g。

此方适宜于湿热中阻重证，药难受纳。宜浓煎成100ml频频呷服。痞脘胀者加苏梗10g，大便秘结者加生大黄15g（后下）。

【湿浊上凌心肺证】

（1）主症：胸闷憋气，胸痛，呼吸急促，不能平卧，乏力呕恶，尿少水肿，舌淡边有齿痕，苔薄白而水滑或白腻，脉细弱或弦而无力。见于尿毒症性心包炎患者。

（2）治法：温阳蠲饮降浊。

（3）方药：生脉饮（《内外伤辨惑论》）、苓桂术甘汤（《伤寒论》）、葶苈大枣泻肺汤（《金匮要略》）、小半夏汤（《金匮要略》）合方：人参、麦冬、五味子、桂枝、大枣、姜半夏各10g，茯苓20g，白术12g，葶苈子15g，炙甘草、生姜各6g。

若尿少水肿者加车前子、冬瓜皮各30g。

第六节　IgA 肾病

IgA 肾病是免疫病理学的诊断名词。它是由法国病理学者 Berger 于 1986 年发现的，其免疫病理的特点是在肾小球系膜区以 IgA 为主呈颗粒样沉积，因而又称为 Berger 病、IgA 系膜肾病。虽然 1982 年世界卫生组织将 IgA 肾病划分在系统性疾病所致的肾小球疾病的范围，但是日本学者、我国学者等大部分学者认为 IgA 肾病应属于原发性肾小球疾病的范畴。所以 IgA 肾病是一组不伴有系统性疾病，肾脏组织病理特点以系膜细胞和基质增生为主，免疫病理特点是系膜区以 IgA 沉积为主，临床上以血尿为主要表现的原发性肾小球肾炎。

IgA 肾病的发病率存在着明显的地域差异性。亚洲和太平洋地区发病率最高，如在日本和新加坡占原发性肾小球疾病的 30%~40%，在我国为 32%，南美为 10%，欧洲为 20%，而在美、英、丹麦、瑞典和荷兰等国不常见，为 5% 左右。IgA 肾病好发于儿童和青年，30 岁以下者占总发病数的 80%，男女之比为 2~3：1。IgA 肾病的预后相差较大，同时也存在着一定的地区差异性，不能一概而论。判断 IgA 肾病的预后好坏，目前一致认为主要依靠肾穿刺活组织检查的病理结果，其中最关键的要看肾小球硬化及间质硬化的程度。一般而言小儿患者比成年患者的预后要好。从国内外终末期肾衰竭的病因统计资料来看，IgA 肾病所占的百分比约为 10%，可见它是慢性肾衰竭的主要病因之一。另外，肾移植后可再次发生 IgA 肾病。

一、病因病机

IgA 肾病是免疫复合物性肾炎，其免疫反应主要是通过循环免疫复合物和原位免疫复合物两种方式，使多聚体 IgA 沉积于肾小球系膜区，而造成肾小球的损伤。其抗原主要是食物、细菌和病毒，补体激活主要是通过旁路途径。而且其免疫反应的发生与患者的黏膜免疫异常清除抗原不利，以及肝胆功能异常清除 IgA 障碍，致使大量 IgA 留存体内而易于沉积于系膜区有关。目前用分子生物学技术研究 IgA 肾病的发病机制十分活跃，已知的主要细胞因子是 IL-1（白介素 -1）、IL-6（白介素 -6）、PDGF（血小板源性生长因子）、TGF-β（转化生长因子 β），它们通过旁分泌与自分泌，使系膜细胞增生及基质增多。再者 IgA 肾病有家族遗传易感性，因先天性体质异常，机体产生 IgA 功能旺盛，有报道其遗传因子 HLADR 的发生率较高，提示本病与遗传有一定的关系。

鉴于 IgA 肾病的临床表现以血尿为主居多，因而其中医病证名应属于中医尿血的范畴。尿血一词出于《金匮要略·五脏风寒积聚病》，《内经》中曾称为溲血、溺血。尽管 IgA 肾病的血尿有肉眼血尿和镜下血尿两种情况，这只是出血量多少不同而已，没有质的区别，故而均可认为是中医的尿血病症。在中医古代文献中对尿血的病因病机的论述较多，归纳起来认为尿血的病位主要在下焦、膀胱、肾。认为其病性与膀胱和下焦有热、心火移热于小肠、房劳伤肾、相火妄动等密切相关。通过长期的临床实践观察，从中医学的角度来看，IgA 肾病的病因有主因与诱因之分。主因源于先天不足、饮食失常、七情内伤等耗伤正气，致使脾肾虚损。诱因责之于外邪与过劳。鉴于 IgA 肾病血尿贯穿整个病程的特点，笔者将之分为急性发作期和慢性迁延期两期。其病机在急性发作期以邪实为主，多因肺胃风热毒邪壅盛，迫血下行；亦有因心火炽盛，移热于小肠与膀胱，以致尿血。慢性迁延期的病机以正虚为主，其中以脾肾气阴两虚者最为多见，脾不统血，肾失封藏，以致尿血。笔者 1995 年曾经报道过在日本研修肾脏病期间，经肾穿刺确诊的 68 例 IgA 肾病中医辨证研究的概括，68 例之中脾肾气阴两虚为 43 例，占 63.24%。由此可见脾肾气阴两虚是 IgA 肾病本虚的病机重心。居于第二位的是肝肾阴虚、虚热内蕴、血络受伤。再者亦可偶见脾肾气虚、阳虚、统摄无权以致尿血者。

二、临床表现

血尿是 IgA 肾病的主要临床表现，其表现的形式有肉眼血尿和镜下血尿两种情况。其中肉眼血尿又可细分为反复发作性肉眼血尿型与孤立性肉眼血尿型（仅在发病初见肉眼血尿）。一般小儿患者 80% 在发病时可见肉眼血尿。IgA 肾病肉眼血尿的发作特点是感染后即发，感染与肉眼血尿的间隔时间为 72 小时内。故国内有学者称之为"感染同步性血尿"。成人发病时往往是镜下血尿或轻、中度的蛋白尿，或血尿伴蛋白尿。通常不伴有蛋白尿者又称为单纯性血尿。促使 IgA 肾病肉眼血尿反复发作的常见诱因有上呼吸道感染（如咽喉炎或颚扁桃体炎）、肠道感染及泌尿道感染等。

IgA 肾病以单纯性血尿或血尿伴轻、中度的蛋白尿者居多，但也有少数患者表现为肾病综合征。关于肾病综合征的发生率国内外报道有差异，这与总体肾穿刺的人数有关，总之与血尿发生率相比仍属少数。

腰痛是 IgA 肾病的常见症状，可能系小的血块在尿路发生暂时性梗阻所致。

IgA 肾病患者多数在初发病时血压与肾功能均正常。部分进展患者在后期可出现高血压及肾功能减退。

血清 IgA 值在 IgA 肾病患者中升高者约为 50%，因而不能依据血清 IgA 不高而除外本病。

三、诊断要点

（一）发病多为儿童或青年

（二）具有感染同步性血尿的特点，并经检测为肾小球血尿。

（三）必须有肾穿刺免疫病理检查的结果：IgA 为主在肾小球系膜区呈颗粒样沉积。

必须除外继发性的以 IgA 沉积为主的肾小球疾病。

四、辨证论治

治疗 IgA 肾病的血尿，目前国内外尚无特效西药。笔者通过长期的临床实践认为，本病可以单纯运用中药进行治疗，而且已经取得了较为满意的疗效。中医治疗本病的优势在于改善患者的体质状态、控制诱发因素、减少肉眼血尿的反复发作，阻断病程的迁延发展，从而不仅可以减轻和消除血尿及蛋白尿，更重要的是控制病情，有利于保护肾功能，改善患者的预后。

鉴于 IgA 肾病的血尿有反复发作与迁延的特点，笔者临床上将本病的病程分为两期，即急性发作期和慢性迁延期。在此基础上再辨证，将辨病与辨证有机地结合起来，并注意其动态变化的情况。宗中医学"急则治标，缓则治本"之旨，急性发作期的治疗以祛邪为主，慢性迁延期的治疗以扶助正气为主，并均需酌加止血之品。在选用止血时应注意将通用的止血药与专用的止血尿药物相结合。鉴于本病的血尿因瘀而致者少见，故应慎用活血化瘀药，以免血尿迁延难愈。宗中医学"止血不留瘀"之训，可在止血剂中加入少量散血、和血之品。再者对于血尿伴有蛋白尿的患者，可以进行兼顾治疗。

（一）急性发作期

IgA 肾病处于急性发作期时，根据其临床特点，中医辨证主要有两个证型，即肺胃风热毒邪壅盛，迫血下行证；膀胱湿热，迫血下行证。其中肺胃风热毒邪壅盛，迫血下行证最为常见。

【肺胃风热毒邪壅盛，迫血下行证】

（1）主症：尿红赤或镜下血尿，发热微恶风寒，头痛咳嗽，咽喉肿痛，舌边尖红，苔薄白或薄黄，脉浮数。

（2）治法：疏散风热，解毒利咽，凉血止血。

（3）方药：

  ① 银翘散（《温病条辨》）：银花30g，连翘、竹叶、荆芥、薄荷、牛蒡子、桔梗各10g，淡豆豉3g，芦根15g，生甘草6g。

   笔者运用银翘散常去荆芥和豆豉，另加小蓟 30g，生地、仙鹤草各 15g，三七粉 3g（冲入）。有蛋白尿者加芡实、金樱子各 20g。

  ② 五味消毒饮（《医宗金鉴》）适用于咽喉肿痛甚者：银花30g，野菊花、蒲公英各10g，紫花地丁、紫背天葵各12g。

   另加小蓟 30g，炒栀子 10g，三七粉 3g（冲入）。若大便干结者加制大黄 20g。

【膀胱湿热，迫血下行证】

（1）主症：尿红赤或镜下血尿，伴尿频、急、热、涩、痛，腰痛，大便干结，舌红苔黄，脉数。

（2）治法：清利湿热，凉血止血。

（3）方药：加味导赤散（经验方）。生地、白芍、车前草各15g，通草3g，淡竹叶、黄芩各12g，生甘草梢、柴胡、制大黄、川牛膝、怀牛膝各 10g，石韦20g。

  另加蒲公英 15g、小蓟 30g、炒栀子 12g。若伴蛋白尿者，加芡实、金樱子各 20g。

（二）慢性迁延期

  IgA 肾病慢性迁延期的中医证型主要有三个，即脾肾气阴两虚，血不归经证；肝肾阴虚，血不归经证；脾肾气虚，血不归经证。其中以脾肾气阴两虚，血不归经证最为多见。肝肾阴虚，血不归经证次之。

【脾肾气阴两虚，血不归经证】

（1）主症：镜下血尿或伴见蛋白尿，疲乏无力，腰膝酸痛，怕冷或手足心热，自汗或盗汗，口不渴或咽干痛，舌淡红边有齿痕或舌胖大，苔薄白或薄黄而干，脉细数而无力。

（2）治法：脾肾气阴双补以止血。

（3）方药：

  ① 参芪地黄汤（《沈氏尊生书》）：太子参、生黄芪、生地、山药

各15g，山萸肉、丹皮各10g，茯苓20g。

另加泽泻15g，小蓟30g，三七粉2g（冲入）。若伴见蛋白尿者加芡实20g。若屡发咽痛者加银花15g、麦冬10g。若腰痛者加杜仲、怀牛膝各15g。若大便干结者加制大黄15g。若纳差便溏者，以白术12g易山药，加砂仁、鸡内金各10g。

②益气滋肾汤（经验方）：生黄芪、芡实各20g，太子参、生地、白芍各15g，小蓟30g，旱莲草、炒栀子、当归、银花各12g，丹参6g，三七粉2g（冲入）。

【肝肾阴虚，血不归经证】

（1）主症：镜下血尿或伴见蛋白尿，五心烦热，咽干而痛，头目眩晕，耳鸣腰痛，大便偏干，舌红苔干，脉细数或弦细数。

（2）治法：滋养肝肾以止血。

（3）方药：

①知柏地黄汤（《医宗金鉴》）：知母、黄柏各12g，生地、山药各20g，山萸肉10g，丹皮、泽泻各15g，茯苓30g。

另加小蓟30g，银花20g，白茅根15g，炒栀子10g。若大便干结者加制大黄20g。若头目眩晕者加天麻15g，杭菊花12g。若伴见蛋白尿者加芡实20g。

②黑逍遥散（《医略六书·女科指要》）：当归、白术、薄荷各10g，白芍、生地、茯苓各20g，柴胡、生甘草各6g，生姜3g。

另加丹皮15g，炒栀子10g，小蓟30g，银花12g。若伴见蛋白尿者加金樱子20g。

【脾肾气虚，血不归经证】

（1）主症：镜下血尿或伴见蛋白尿，神疲乏力，腰膝酸软，夜尿偏多，大便溏薄，口淡不渴，舌淡胖边有齿痕，苔薄白，脉沉弱。

（2）治法：益气摄血。

（3）方药：参苓白术散（《和剂局方》）：党参、茯苓各20g，白术、扁豆各12g，陈皮、莲子肉、砂仁、桔梗、炙甘草各10g，山药15g，薏苡仁30g。

另加小蓟30g，黄芩炭12g，仙鹤草15g。若伴见蛋白尿者加生黄芪、菟丝子各20g。

第七节 狼疮性肾炎

系统性红斑狼疮性肾炎简称狼疮性肾炎,它是继发性肾脏疾病中最常见而且是最主要的疾病。系统性红斑狼疮于 19 世纪中叶被发现,"狼疮"之名是源于其皮肤损害似狼咬。该病是具有多种自身抗体的自身免疫性疾病,其临床特点是皮肤盘状红斑,并伴有多系统,多器官的损害。我国的系统性红斑狼疮发病率高,约为 70 例 /10 万人口。该病多发于青年女性,其男女之比为 1 : 9。随着医学检测手段的迅速发展,发现几乎所有的系统性红斑狼疮均有不同程度的肾损害,而且其预后与肾损害的程度密切相关。

狼疮性肾炎的肾脏病变早期主要在肾小球,而且其肾脏病变呈现多样化和多变化的特点,再者在病程中还呈现活动性与慢性化的特点。关于狼疮性肾炎的肾脏病理类型,1982 年世界卫生组织(WHO)已将其分为 6 型。

近年来,随着大剂量肾上腺皮质激素和细胞毒类药物的应用,使本病的预后得到很大改善。需要指出的是对本病进行早期诊断及中西医结合治疗,是提高疗效减轻副作用的关键。

一、病因病机

本病属于免疫复合物性肾炎的范畴。关于自身抗体有多种,其中抗双链 DNA 抗体的致病作用较肯定。本病的抗原主要是自身抗原和在结构上与自身抗原有相似之处的异体抗原。由于机体的免疫稳定功能失调,以致自我识别能力减弱或消失,使原已形成的"禁株"释放出来,产生大量的自身抗体,形成自身免疫反应。再者妇女发病率高,提示雌激素在本病中的作用。

其免疫反应通过循环免疫复合物和原位免疫复合物两种方式,使免疫复合物沉积于肾脏,一般主要沉积在肾小球的系膜区和(或)基底膜上,然后通过经典途径和旁路途径激活补体,进一步介导炎症损伤。

中医文献中虽无狼疮性肾炎的名词,但狼疮性肾炎的肾外表现及肾脏受累表现,可从中医的"阴阳毒""日晒疮""发热""水气病"等门中求之。其中医病因有主因、诱因之分,主因责之于先天禀赋不足,或七情内伤,或房事不节,以致肝肾精血亏虚。诱因为外感湿热毒邪,留滞皮肤、经络、关节,以致气血痹阻不通,日久则由表入里损及脏腑。其中医病机错综复杂,一方面表现为本虚标实,本虚以肝肾阴虚及气阴两虚为主。标实有毒热、瘀血、水湿等诸种。

再者其中医病位广泛，涉及到皮肤、关节及内脏，但是以肝、肾、脾为重心。

二、临床表现

狼疮性肾炎的临床表现可分为肾外表现与肾受累表现。大部分肾受累表现在肾外表现之后；约 1/4 患者肾受累表现在肾外表现之前。再者，两者的病情轻重可不平行一致。

（一）肾外表现

以发热、关节炎、皮肤黏膜损害最为常见，其中皮肤损害可表现为面部蝶形红斑、弥漫性斑丘疹、盘状红斑等多种。此外还可出现贫血、口腔溃疡、脱发、胸膜炎、精神异常等症状。

（二）肾受累表现

以程度不等的蛋白尿及镜下血尿为多见，常伴有管型尿、高血压及肾功能损害。由于本病的病例有多样化和可转化性的特点，而且临床与病例呈现一定的对应性，故狼疮性肾炎的肾受累表现大致可分为以下几个类型：

1. **轻型**　约为 30%~50%。仅有尿常规检查间断性异常，尿蛋白阴性或 ＜1g/d，常有镜下血尿及红细胞管型。

2. **肾病综合征型**　约为 40%。又分为两种类型：①单纯的肾病综合征。②肾病综合征伴肾炎综合征。表现为伴有血尿、高血压、肾功能损害。

3. **慢性肾炎型**　约为 35%~50%。呈现蛋白尿、血尿及管型、高血压及肾功能损害。

4. **急性肾衰竭型**　短时间内出现少尿性急性肾衰竭，常伴有全身性系统性活动病变。

5. **肾小管损害型**　肾小管酸中毒伴肾钙化、结石、尿镁丢失等表现。

6. **抗磷脂抗体型**　临床上主要表现为大、小动静脉血栓及栓塞、血小板减少及流产倾向。

三、诊断要点

（一）青、中年女性有肾脏受累者，若伴有发热、关节炎、皮疹、血沉显著增快、贫血、血小板减少、γ 球蛋白明显增高、血清补体 C3 下降者，均应高度怀疑本病。

（二）生育年龄妇女若有肾脏受累者，均应常规检查与本病有关的免疫血清学化验，注意早期发现本病。

（三）本病的诊断标准大多参照美国风湿学会 1982 年提出的诊断标准，其诊断的敏感性和特异性均达到 96% 左右。1997 年美国风湿学会修订，可供参考。①颊部红斑。②盘状红斑。③光过敏。④口腔溃疡。⑤关节炎。⑥浆膜炎。⑦肾脏病变。⑧神经系统异常。⑨血液系统学异常：贫血，白细胞减少，淋巴细胞减少，血小板减少。⑩免疫学异常主要有：抗 Ds–DNA 抗体阳性，抗 Sm 抗体阳性，抗磷脂抗体阳性。⑪抗核抗体阳性。

以上 11 项标准中符合 4 项或以上者即可确诊。

四、辨证论治

狼疮性肾炎应采用中西医结合的方法进行治疗，它的优点在于两者协同治疗，可以明显地提高疗效，同时也可以减轻或消除激素及细胞毒药物的副作用。本病的中西医结合治疗优于单纯西医治疗或单纯中医治疗。

【热毒炽盛证】

（1）主症：壮热口渴，烦躁不安，甚至神昏谵语，肌肤发斑色红紫，或衄血、尿血、关节疼痛，可伴双下肢水肿，舌红绛，苔黄而干或无苔，脉数。

此型多见于狼疮性肾炎的急性活动期。其中医证候属于温病的气营两燔阶段。

（2）治法：清热解毒，凉血化斑。

（3）方药：清营汤（《温病条辨》）：犀角 5g（可用水牛角 50g 代之），生地 30g，丹参 10g，玄参、连翘、麦冬各 12g，银花 20g，黄连、竹叶各 5g。

若口渴甚者加生石膏 30g。若有肉眼血尿者加小蓟 30g，丹皮 15g。若有肌肤发斑者加紫草 12g。若关节疼甚者加秦艽 15g，薏苡仁 30g，白芍 20g。若小便不利水肿者加车前子（布包）20g，冬瓜皮 30g。

【肝肾阴虚证】

（1）主症：面部红斑，面部及胸背痤疮，五心烦热或低热不退，口干舌燥，潮热盗汗，关节痛楚，双目涩痛，腰膝酸软，头晕耳鸣，尿黄便干，蛋白尿伴血尿，舌红，苔黄而干或少而干或现剥苔，脉细数。

此型多见于狼疮性肾炎轻度活动期或应用大剂量激素后出现副作用阶段。

（2）治法：滋养肝肾，清热解毒。

（3）方药：狼疮肾经验方（经验方）：当归、黄柏、山萸肉、紫草各
　　　　　10g，白芍、生地、山药、丹皮、茯苓、小蓟各 15g，知母、杭
　　　　　菊花、泽泻、芡实、紫花地丁各 12g，银花 30g。

　　　　　若目涩痛者加谷精草 12g。若头晕耳鸣者加天麻 12g，怀牛膝
　　　　　15g。若口干舌燥者加天冬、麦冬各 12g。若关节痛楚者加木瓜
　　　　　12g，甘草 10g。若大便干结者加制大黄 12g。若尿涩痛者加车
　　　　　前草 15g，石韦 20g。

【气阴两虚证】

（1）主症：神疲乏力，心悸气短，五心烦热，头晕耳鸣，口干咽燥，自汗
　　　　　或盗汗，舌红少苔，脉细数无力。

　　　　　此型多见于狼疮性肾炎迁延稳定期患者。

（2）治法：益气养阴。

（3）方药：参芪地黄汤（《沈氏尊生书》）：太子参、生黄芪、生地、山药
　　　　　各 15g，山萸肉 10g，丹皮 12g，茯苓 20g。

　　　　　另加麦冬、五味子、灵芝、内金各 10g，知母 12g，丹参 15g，
　　　　　银花 20g。

第八节　乙型肝炎病毒相关肾炎

　　乙型肝炎病毒相关肾炎简称 HBV 相关肾炎。随着本病动物模型的复制
成功，某些血清 HBV 抗原阳性的肾炎患者的肾组织中 HBV 抗原（HBsAG、
HBeAG、HBcAg）的逐渐被检出，以及传染病学的认识乙肝病毒可以引起肝外
多器官病变，目前一致认为本病为一独立疾病。

　　我国为乙型肝炎高发地区，因而乙型肝炎病毒相关肾炎并非少见。本病多
见于儿童，且以男性居多。HBV 相关肾炎的肾脏病理类型以膜性肾病最为多见，
其次为系膜毛细血管性肾炎和系膜增生性肾炎。其预后与病理类型存在着相关
性，若为膜性肾病，约 50% 有自发缓解倾向；若为系膜毛细血管性肾炎，则约
有 45% 伴发高血压，约 20% 可进展为肾衰竭，预后不良。

一、病因病机

　　顾名思义，"乙型肝炎病毒相关肾炎"说明乙型肝炎病毒是其病因，但乙
型肝炎病毒通过何种途径引起肾炎的呢？西医认为已知的发病机制有如下几个

方面：

（1）HBV抗原与抗体复合物致病。其免疫发病途径有循环免疫复合物及原位免疫复合物两种，因而其病理类型有膜性肾病与增殖性肾炎之分。

（2）HBV感染导致自身免疫致病。HBV感染时可直接侵犯淋巴细胞及单核细胞，以致免疫功能紊乱。再者乙型肝炎病毒在肝细胞内繁殖，可改变自身抗原成分，并可随肝细胞的破坏而释放入血，亦能导致自身免疫。自身免疫有可能引起肾炎。

（3）HBV直接感染肾脏。不少实验及检测结果均提示乙型肝炎病毒可以直接感染肾脏而致病。

中医文献并无"乙型肝炎病毒相关肾炎"的名称，但从本病的临床表现的特点来看，可以归属于中医"肝水""尿血""虚损"的范畴。从中医病位的重心来看，主要是肝、脾、肾三脏的失调，其原发于肝而波及脾肾。中医理论认为肝肾乙癸同源，为母子之脏，因而病理上相互影响。肝与脾在五行学说中相克的关系，因而肝病及脾最为常见。儿童为稚阴之体，肝肾阴精未充，易于感受湿热毒邪。肝病及脾，湿热毒邪困阻脾土，则脾不制水而现水肿；脾不升清而现蛋白尿和血尿。肝肾同病则藏血与藏精的功能失职，以致出现血尿和蛋白尿；肝气郁结和肾不主水则现水湿潴留为患。本病迁延难愈，正邪搏结，其正虚的重心为阴虚及气阴两虚；其邪实的重心为湿热毒邪与瘀血内阻。

二、临床表现

（一）肝脏失调，可有右胁隐痛不适，食欲不振，腹胀，乏力，部分患者可有GPT升高或肝脾肿大。

（二）肾脏疾病的临床分型主要有以下三种类型：

1. 肾病综合征型

2. 肾炎综合征型　表现为血尿和非肾病综合征性蛋白尿。

3. 慢性肾功能不全　其肾脏病理以系膜毛细血管性肾炎多见。

三、诊断要点

目前国际上尚无乙型肝炎病毒相关肾炎的统一诊断标准。我国1989年10月有关本病的专题座谈会上，专家们认为可暂用国外的三条标准进行诊断。

（一）血清HBV抗原可呈阳性

（二）膜性肾病或膜增生性肾炎，并可除外狼疮性肾炎等继发性肾小球疾病。

（三）肾组织切片上找到HBV抗原。

在上述三条标准中，第（三）条是诊断本病的最基本的条件。

四、辨证论治

对于乙型肝炎病毒相关肾炎的治疗，目前尚未有特殊西药。就本病的肾脏病变来看，由于其病理类型有膜性肾病和系膜毛细血管性肾炎，故而激素多数无效，而且激素可以促进乙型肝炎病毒复制，导致病情加重。因而患者寻求于中医药治疗，虽然有一定的治疗难度，患者应充满信心密切配合医生，坚持长期治疗十分关键。本病的中医治疗特色是在辨证论治的基础上加用有效的抗乙肝病毒的中药。

【肝郁脾虚水停证】

（1）主症：胁肋胀满疼痛，情志抑郁，纳呆乏力，脘痞腹胀，呕恶或便溏，尿少水肿，舌淡暗，苔白腻或水滑，脉沉弦而滑。

此型常见于乙型肝炎病毒相关肾炎表现为肾病综合征的患者。

（2）治法：调和肝脾，利水渗湿。

（3）方药：

① 逍遥散（《太平惠民和剂局方》）合春泽汤（《医方集解》）：柴胡、白芍、白术、党参、猪苓各12g，当归、桂枝各10g，茯苓30g，薄荷6g，泽泻15g，炙甘草3g，生姜3片。

另加冬瓜皮、白花蛇舌草各30g，鸡血藤20g，银花、芡实各15g，内金10g。

② 当归芍药散（《金匮要略》）：当归尾12g，赤芍、白芍、白术各15g，泽泻20g，茯苓30g，川芎10g。

另加冬瓜皮30g，半枝莲、鸡血藤、银花、黄精各15g，广木香、姜半夏各9g，

【肝肾阴虚证】

（1）主症：胁肋胀痛，咽干目涩，头晕耳鸣，腰膝酸痛，尿热，大便干结，血尿伴蛋白尿，舌红苔少而干，脉弦细而数。

此型常见于乙型肝炎病毒相关肾炎表现为肾炎综合征的患者。

（2）治法：滋养肝肾。

（3）方药：

① 一贯煎（《柳州医话》）：生地、北沙参各20g，川楝子10g，麦冬15g，枸杞、当归各12g。

另加白芍、小蓟、白花蛇舌草各20g，怀牛膝、芡实、天葵各

15g，制大黄、旱莲草各 12g。

② 杞菊地黄汤（《医级》）：枸杞、杭菊花、山萸肉、丹皮各 10g，生地、山药各15g，泽泻12g，茯苓20g。

另加白芍、小蓟、芡实、银花各 20g，制大黄 12g，紫背天葵 15g，陈皮 10g。

【气阴两虚证】

（1）主症：胁痛目涩，咽干，神疲乏力，腰膝酸软疼痛，五心烦热或畏寒，大便溏薄或干结，血尿伴蛋白尿，舌淡红，苔薄白或黄，脉沉细弱。

此型可见于乙型肝炎病毒相关肾炎表现为肾炎综合征患者。

（2）治法：气阴双补。

（3）方药：大补元煎（《景岳全书》）：太子参20g，生地、山药各 15g，山萸肉 10g，枸杞、当归各 10g，杜仲 12g，炙甘草 6g。

另加柴胡 5g，小蓟 30g，白茅根、芡实各 15g，砂仁、陈皮各 10g，银花、白花蛇舌草各 20g。

一般在临床上具有抗乙型肝炎病毒的中药多为清热解毒药，如虎杖、银花、蒲公英、紫花地丁、野菊花、紫背天葵、白花蛇舌草、半边莲、半枝莲等。可在辨证用药的基础上选用几味。应当注意的是久用苦寒药有伤胃的弊病，可酌加砂仁、陈皮或内金等理气醒胃消导之品，以顾护胃气，方为万全之策。

第九节　紫癜性肾炎

过敏性紫癜性肾炎简称紫癜性肾炎，属于继发性肾脏疾病的范畴。过敏性紫癜是一种变态反应性毛细血管炎，因而肾损害是过敏性紫癜的基本症状之一，并非并发症。虽然 Meadow 曾于 1978 年综合各家报道过敏性紫癜肾受累的比例为 20%~100%，出现差距如此大的原因主要是观察肾损害的手段和角度不同。多数临床报道是根据尿常规和肾功能检查的阳性结果来诊断肾损害的；而有的作者对尿检阴性的过敏性紫癜患者作肾穿刺，均发现有肾炎的改变。

血尿是紫癜性肾炎最常见的临床表现，它可以出现在过敏性紫癜发病前后的任何时间。其血尿的来源绝大部分是肾脏损害的结果，亦有小部分是因输尿管、膀胱或尿道黏膜表面出血所致。

　　紫癜性肾炎的发病以儿童及青少年居多,男性多于女性,好发于寒冷季节。

　　本病的预后差异较大,一般而言儿童患者,表现为单纯血尿者,发病时肾脏病理变化轻者及皮肤紫癜不反复发作者,预后大都良好。但成人患者,表现为肾病综合征者,发病时肾脏病理变化重者,皮肤紫癜反复发作者,其预后相对较差且病程较长。

一、病因病机

　　西医认为本病是一种变态反应性毛细血管炎,因而皮肤小血管、肠系膜血管及肾小球均受累。关于过敏原一般认为与感染、食物、药物等因素有关,感染以细菌和病毒感染最常见,其中又以 β-溶血性链球菌所致的上呼吸道感染居多。食物如牛奶、虾、鱼、蛋、羊肉等动物蛋白可引起机体过敏而发病。药物如磺胺类、青霉素、解热止痛片等。应当指出的是过敏性紫癜患者多为过敏体质,所以在上述过敏原的刺激下才能诱发本病,而且过敏原的反复出现又可导致紫癜反复发作,继之不断加重肾脏病变。

　　紫癜性肾炎属于免疫复合物性肾炎的范畴。肾脏受损的部位主要是肾小球的系膜区,以 IgA 为主的免疫复合物沉积在系膜区,引起以系膜细胞及基质增生为主要组织病理特点的肾小球肾炎。本病肾脏移植后仍可再发。从紫癜性肾炎与 IgA 肾病的肾脏病理来看很相似,难以区分。但紫癜性肾炎肾脏病理改变大多数是非进行性,且临床有紫癜、关节痛、腹痛等肾外症状。IgA 肾病肾脏病理改变部分呈缓慢进行性,属于原发性肾小球疾病。

　　中医学无紫癜性肾炎的名称,但从该病的主要临床表现来看,可从"斑疹""肌衄""葡萄疫""尿血"等门中求之。所谓肌衄,正如《张氏医通》所说:"血从毛孔出者为肌衄。"所谓葡萄疫,正如《外科正宗》所云:"葡萄疫,其患多见于小儿,感受四时不正之气,郁于皮肤不散,结成大小青紫斑点,色若葡萄,发在遍身头面。"

　　中医学认为出血证是由于各种原因而导致血液不循脉道而离经妄行。鉴于本病的出血部位以肌衄和尿血为主,因而其病位主要在肺、胃、肾与膀胱。当紫癜性肾炎初发病时,其病机多为实热证,由于风热壅肺,阳明胃热壅盛,热迫血妄行,发于皮毛肌肉则为肌衄,热扰肾络则迫血下行以致尿血。紫癜性肾炎常病程迁延缠绵,久病多虚,此时的中医病机多责之脾肾虚损,脾虚则统血无权,肾虚则藏精失职,因精血是同源异名之物,也有因肝肾阴虚,虚热内生,伤及血络而致迁延不愈者。

二、临床表现

紫癜性肾炎的临床表现主要可分为肾外表现与肾受累表现这两个方面。肾外表现以皮肤紫癜、关节疼痛、腹痛为其特点。肾受累表现以单纯性血尿及血尿伴蛋白尿居多。

皮肤紫癜为出血性斑点，稍高于皮肤，可有痒感，出血的部位多在四肢远端、臀部及下腹部，呈对称性分布，一般1~2周后渐退，常可分批出现。

约2/3的患者可伴发关节肿痛，多发生在踝关节，偶发生在腕和手指关节。

约1/4的患者可伴发腹部绞痛、腹泻，腹痛常位于脐周、腹下区及全腹部。甚至还可出现呕血、便血等胃肠道出血症状。

紫癜性肾炎的肾受累表现，以单纯性血尿和血尿伴少量蛋白尿者居多。血尿的形式为镜下血尿或间断肉眼血尿。肾受累的症状大约80%~85%的病例出现于皮疹、关节痛、腹痛等肾外症状之后的4周内。有的可在发病后几个月才出现。也有少数患者先出现血尿，之后才出现皮疹等症状。少数患者表现为肾病综合征或肾功能损害。一般儿童患者出现肉眼血尿较成人为多，多呈良性过程。而成年人中25%的患者呈现急进性肾炎的表现，50%的患者呈现肾病综合征的表现，故而预后较儿童差。

三、诊断要点

（一）有皮肤紫癜、关节肿痛、腹痛的病史，其中皮肤紫癜是必备条件，部分患者紫癜可反复发作。

（二）有肾受累的表现，如血尿、蛋白尿等。少数患者出现肾病综合征。

四、辨证论治

现代医学对紫癜性肾炎的治疗方法，主要强调避免接触过敏原，同时用激素控制皮疹、腹痛、关节炎及蛋白尿。但相当多的患者经多种检查过敏原仍难以确定，因而实施有一定的困难。还有许多患者对激素治疗效果并不满意，且惧怕使用激素。

笔者长期以来单纯运用中医药治疗紫癜性肾炎并且取得了较好的疗效。笔者治疗本病关键要抓住截断诱发因素，改善患者的过敏体质，注意儿童患者稚阴之体的特点，辨识肾受累表现的侧重面，分清急性期与迁延期的治疗重心，结合患者个体的证候动态变化，坚持长期治疗等几个环节，从而达到控制紫癜复发，减轻或治愈肾脏病变的目的。

【毒热迫血妄行证】

（1）主症：皮肤紫癜色红或红紫，有痒感，或伴关节疼痛，或腹痛便血，溲热尿赤。发热面赤，心烦口渴，咽喉肿痛，舌红或红绛，苔薄黄或少苔而干，脉数。

（2）治法：清热解毒，凉血化斑。

（3）方药：

　　①五味消毒饮（《医宗金鉴》）合犀角地黄汤（《备急千金药方》）：银花、水牛角（代犀角）各30g，野菊花、蒲公英各10g，紫花地丁、紫背天葵、赤芍各12g，生地20g，丹皮15g。另加连翘12g，白蒺藜10g，小蓟30g。若伴有关节疼痛者加秦艽15g。若伴腹痛便血者加白芍30g，生甘草12g，地榆炭15g。

　　②化斑汤（《温病条辨》）合小蓟饮子（《济生方》）：生石膏40g，知母12g，生甘草、炒蒲黄、竹叶、炒栀子、藕节各30g，生地20g，通草3g（易木通），当归6g。另加连翘10g，紫草12g，白蒺藜15g。若咽喉肿痛者加牛蒡子10g。若伴有关节疼痛者加秦艽15g，薏苡仁20g。若伴腹痛便血者加白芍30g，生甘草12g，地榆炭15g。

【阴虚血热证】

（1）主症：皮肤紫癜时有反复，镜下血尿或时现肉眼血尿，五心烦热，咽干口燥，大便偏干，舌红，苔薄黄，脉细数。

（2）治法：养阴凉血。

（3）方药：紫癜肾2号方（经验方）。女贞子、旱莲草、麦冬、丹皮、紫草、银柴胡、乌梅各12g，生地、银花、小蓟各20g，三七粉1.5g（冲入），赤芍、炒栀子、地龙、五味子各10g。若咽喉肿痛者加野菊花10g，连翘12g。若大便干结者加制大黄12g。

【肺脾肾气虚证】

（1）主症：皮肤紫癜时有反复，镜下血尿和（或）蛋白尿。神疲乏力，自汗易感冒，大便溏薄，舌淡胖嫩边有齿痕，苔薄白，脉沉细无力。

（2）治法：补气摄血固精。

（3）方药：

　　①玉屏风散（《丹溪心法》）：生黄芪20g，防风10g，白术15g。

　　　　另加杜仲、菟丝子各15g，砂仁6g，小蓟30g，三七粉2g（冲入），
　　　　茨实20g，紫草12g。
　② 参苓白术散（《和剂局方》）：党参、茯苓各20g，白术、扁
　　　豆各12g，陈皮、莲子肉、砂仁、桔梗、炙甘草各10g，山药
　　　15g，薏苡仁30g。
　　　血尿者加小蓟30g，仙鹤草15g。若伴见蛋白尿者加生黄芪、
　　　菟丝子各20g。

【气阴两虚证】

（1）主症：皮肤紫癜时有反复，血尿伴蛋白尿，神疲乏力，腰膝酸痛，咽
　　　　干口燥，大便干结或溏薄，畏寒或手足心热，舌淡或舌尖红，
　　　　舌胖嫩，苔薄黄，脉沉细数而无力。

（2）治法：益气养阴。

（3）方药：紫癜肾1号方（经验方）：太子参、生黄芪、生地、白芍、茨
　　　　实各15g，旱莲草、紫草、银柴胡、乌梅各12g，当归、地龙、
　　　　五味子、炒栀子各10g，银花、小蓟各20g，丹参6g，三七粉1.5g
　　　　（冲入）。

　　　　若屡发咽喉肿痛者加野菊花10g，连翘12g。若有水肿者加车
　　　　前子30g，冬瓜皮20g。若腰痛者加杜仲12g，川牛膝、怀牛
　　　　膝各15g。纳差者加鸡内金12g，焦楂、曲各10g。若大便偏
　　　　溏者去当归、炒栀子，加炒白术10g。若大便干结者加制大黄
　　　　12g。易感冒者加桑叶10g，黄芩6g。眠不安者加天麻10g，炒
　　　　枣仁20g。若关节疼痛者加秦艽15g，薏苡仁20g。

第十节　糖尿病肾病

　　糖尿病性肾小球硬化症简称糖尿病肾病。该病是糖尿病全身性微血管并发
症之一，它属于继发性肾脏病的范畴。糖尿病肾病以蛋白尿、水肿、高血压及
慢性肾衰竭为主要临床表现，由于其肾脏组织病理改变以肾小球基底膜增厚和
系膜基质增生为主要特征，所以如果在早期未能有效的控制，则导致肾小球进
行性硬化，以致肾衰竭不可避免。而且糖尿病肾病患者如果血肌酐达到5mg/dL
（451μmol/L），其进展到尿毒症的时间较其他的肾脏疾病快。

　　目前，国内外的资料均表明糖尿病肾病是终末期肾衰竭的主要病因之一。
在美国透析病人的30%为糖尿病肾病，在我国透析病人中糖尿病肾病已呈逐年

增长的趋势，而且透析的糖尿病病人死亡率比非糖尿病病人高 50%，因而积极防治糖尿病肾病是一个紧迫而又重要的课题。

一、病因病机

糖尿病肾病是由于慢性糖代谢异常而引起的肾损害。其肾脏病理以肾小球硬化症为主要特征，表现在肾小球基底膜增厚和系膜基质的增生，具体可分为结节型肾小球硬化和弥漫性肾小球硬化两型。其中结节型肾小球硬化具有特异性，而弥漫性肾小球硬化的糖尿病肾病患者更易进展致尿毒症。

糖尿病肾病的发病机制是多方面因素的影响。首先糖尿病可以引起全身性微血管病变的并发症，而肾小球是毛细血管网当然亦会累及。其次糖尿病肾病早期的特征是肾小球高滤过伴随着肾血流量的增加，这与高血糖状态密切相关。肾小球高滤过的后果可以出现蛋白尿及临床糖尿病肾病。第三，慢性高血糖可使肾小球基底膜的电荷屏障功能改变，以致基底膜的通透性增加，从而出现蛋白尿。第四，由于慢性糖代谢异常，可以促使肾小球基底膜和系膜的胶原合成增加及降解减慢，从而促进肾小球硬化及肾小管间质纤维化。

糖尿病的中医病名为"消渴"。根据患者临床表现多饮、多食、多尿的不同特点，前贤又将消渴细分为上消、中消、下消，其中医病位的重心又有肺、胃、肾之异。中医认为消渴的病因主要责之于恣食肥甘厚味、情志抑郁和过劳，致使湿热内蕴，久之耗气伤阴，瘀血阻络。对于糖尿病肾病的表现，中医文献中也有描述，如《外台秘要》说："消渴……其久病变或发痈疽或为水病。"《圣济总录》说："消渴病久，肾气受伤，肾主水，肾气虚衰，开阖不利，能为水肿。"《儒门事亲》也说："消渴……或不数溲，变为水肿。"这与糖尿病肾病进入临床显性期而出现水肿极为相似。综观糖尿病肾病的病程特点，其中医病名可从"消渴""水气病""虚劳""关格"等门中求之。其中医病机演变的规律是初为阴虚燥热，终至气阴两虚或阴阳两虚。肾藏精与主水的功能皆失职，因而出现大量蛋白尿和水肿。肾气虚惫浊阴不能从下窍而出，遂滞留体内壅塞三焦，以致关格。再者"久病入络"，糖尿病肾病患者的瘀血阻滞也是中医病机的重要环节之一。

二、临床表现

糖尿病肾病的临床表现随着病程的演进而有不同。初始阶段可见间断性微量蛋白尿，以后发展为持续性蛋白尿或肾病综合征。晚期则不可避免地出现肾衰竭。一般情况下终末期肾衰竭患者尿蛋白漏出减少，而糖尿病肾病患者的晚期仍伴有大量蛋白尿和低蛋白血症。

关于糖尿病肾病的临床分期，Mogensen 根据 1 型糖尿病（IDDM）患者肾功能和结构病变的演进及临床表现，建议分为 5 期。这一分期对 2 型糖尿病（NIDDM）患者肾损害的进程是否完全适用正在探讨之中，可供参考。

Ⅰ期：以肾小球滤过率增高和肾体积增大为特征，没有肾脏组织病理学的损害。

Ⅱ期：正常白蛋白尿期。尿白蛋白排出率（UAE）正常（＜20μg/min 或30mg/24 小时）。可见肾小球的基底膜增厚和系膜基质增加。此期患者仍无临床表现。

Ⅲ期：早期糖尿病肾病期。此时糖尿病已在 5 年以上，尿白蛋白排除率异常，UAE 持续超过 20~200μg/min（相当于 30~300mg/24 小时）。肾小球基底膜的增厚和系膜基质的增加更为显著，可见结节型或弥漫型改变以及小动脉玻璃样变，肾小球开始出现荒废。患者的血压轻度升高。

Ⅳ期：临床糖尿病肾病期。此期的特点是大量白蛋白尿，UAE＞200μg/min，蛋白尿持续每日＞0.5g，约 30% 患者出现肾病综合征。此期尿蛋白并不因肾小球滤过率下降而减少。此期患者一般血肌酐值正常，可出现血压升高及高度水肿。

Ⅴ期：终末期肾衰竭期。此期是糖尿病肾病的晚期。由于糖尿病肾病的肾脏组织病理是以肾小球基底膜和系膜基质进行性增厚为特征，必然会导致肾小球毛细血管腔进行性狭窄，肾小球滤过功能不可遏制的下降，终致肾小球进行性荒废。患者除了有严重高血压、低蛋白血症、高度水肿的临床表现以外，此时患者可出现血肌酐进行性升高及尿毒症。

三、诊断要点

（一）有多年糖尿病病史。早期糖尿病肾病时，其糖尿病史已经在 5 年以上，到临床糖尿病肾病时，表明糖尿病病程已超过 10 年。如果进展到终末期肾衰竭期时，表明糖尿病病程已超过 15 年。

（二）临床糖尿病肾病期的蛋白尿的特点，不因肾功能的降低而减少。

（三）糖尿病肾病通常没有血尿。

（四）临床糖尿病肾病期多合并有视网膜病变。

（五）肾脏组织病理的特点是肾小球基底膜和系膜基质增生；免疫病理一般阴性。

四、辨证论治

糖尿病肾病应当采用中西医结合的方法进行治疗。西医治疗强调控制血糖及降压治疗。近年来多主张用血管紧张素转移酶抑制剂（ACEI）或血管紧张素Ⅱ受体拮抗剂（ARB），主要通过降低肾小球内动脉压的机制，而达到减少蛋白尿和延缓慢性肾功能不全进程的目的。本病正虚的病位以肝、脾、肾为重心，邪实以瘀血、湿热浊毒滞留为主，通过中医辨证论治治疗后不仅可以明显减轻患者的症状，同时可以协同西医治疗，具有降血糖、降低蛋白尿及改善肾功能的良好作用。

【肝肾阴虚证】

（1）主症：头晕耳鸣，手足心热，腰膝酸痛，口舌干燥，大便干结，舌红少苔，脉细数而弦。多见于糖尿病肾病高血压伴少量蛋白尿的患者。

（2）治法：滋水涵木。

（3）方药：糖肾1号方（经验方）：天麻、杜仲、川牛膝、怀牛膝、泽泻、芡实各15g，杭菊花、丹皮、制大黄各12g，白芍、生地、山药、茯苓各20g，山萸肉10g，川连6g，丹参、生石膏各30g。

若视物昏花者加谷精草12g。若眠不安者加炒枣仁20g。

【气阴两虚证】

（1）主症：神疲乏力，腰膝酸软，畏寒或手足心热，咽干口燥喜饮，尿频量多，形体消瘦，面色无华，大便溏薄或干结，下肢微肿，舌淡或舌红，苔薄白或薄黄，脉细数而无力。此型多见于糖尿病肾病蛋白尿伴轻度水肿或肾功能不全的患者。

（2）治法：益气养阴。

（3）方药：糖肾2号方（经验方）：太子参、生黄芪、生地、山药、泽泻、玄参、川牛膝、怀牛膝各15g，山萸肉10g，丹皮、竹茹、苍术各12g，丹参、冬瓜皮各30g，芡实、茯苓、菟丝子各20g，川连5g。

若大便干结者加制大黄12g。若便溏者以白术12g易山药。若微现呕恶者加姜半夏9g。

【阳虚水停证】

（1）主症：面色㿠白或微黄，尿少混浊，肢体水肿，甚至有胸水、腹水，胸闷腹胀，腰膝冷痛，神疲畏寒，口淡不渴，纳呆甚或呕恶，舌淡胖边有齿痕，苔白腻，脉沉迟无力。

此型多见于糖尿病肾病有肾病综合征或肾衰竭晚期的患者。

（2）治法：温阳利水。

（3）方药：真武汤（《伤寒论》）合五子衍宗汤（《证治准绳》）：制附片、白术、白芍、枸杞、覆盆子各12g，茯苓、菟丝子各20g，五味子10g，车前子30g，生姜5片。另加生黄芪15g，芡实20g，椒目12g，泽兰叶、巴戟天各15g，砂仁10g。

若呕恶者加苏梗12g。若大便干结者加制大黄15g。若心悸气短者加西洋参6g（另煎兑入），麦冬10g，桂枝12g。

【瘀血阻络证】

1. 伴见胸痹

（1）主症：屡发胸闷痛，时放射至左上肢疼痛，头晕心悸，咽干口燥喜饮，大便干结，舌暗或有瘀点、瘀斑，苔薄黄，脉沉涩或沉弦。

此型多见于糖尿病肾病伴冠心病者。

（2）治法：通阳行痹。

（3）方药：血府逐瘀汤（《医林改错》）：当归尾、枳壳各12g，生地、赤芍、川牛膝、怀牛膝各15g，桃仁、红花、川芎、桔梗各10g，柴胡、生甘草各6g。另加生石膏30g，川连6g，丹参20g，芡实、制大黄各15g，天麻12g。

2. 伴见血痹

（1）主症：肢体麻木不仁，形体消瘦，口渴喜饮，大便干结，乏力腰酸，舌红有瘀点，苔薄黄而干，脉沉细涩无力。

此型多见于糖尿病肾病伴周围神经病变者。

（2）治法：益气活血。

（3）方药：补阳还五汤（《医林改错》）：生黄芪30g，当归尾12g，赤芍15g，地龙、川芎、红花、桃仁各10g。另加山药、生地各15g，川连6g，芡实20g，杜仲、制大黄各12g。

【湿热浊毒内蕴证】

1. 下焦湿热

（1）主症：尿频、急、热、涩、痛，小腹胀痛，腰胀痛，寒热往来，大便干结，口渴喜饮，神疲乏力，形体消瘦，舌红苔黄腻，脉滑数。

此型多见于糖尿病肾病伴尿路感染者。

（2）治法：清热通淋。

（3）方药：加味导赤汤（经验方）：生地黄、蒲公英、白茅根、白芍、石韦、车前草各15g，淡竹叶、川牛膝、怀牛膝、黄芩各12g，生甘草梢、制大黄、柴胡各10g，通草3g。

2. 湿热中阻

（1）主症：呕恶频频，纳呆食少，神疲乏力，心悸气短，大便干结，面色萎黄，舌淡苔黄腻，脉沉滑数无力。

此型多见于糖尿病肾病晚期肾衰竭患者。

（2）治法：清化湿热，和胃降浊。

（3）方药：黄连温胆汤（《六因条辨》）合生脉饮（《内外伤辨惑论》）：黄连、陈皮、麦冬各10g，竹茹12g，茯苓20g，枳实、太子参各15g，姜半夏、五味子6g，生甘草3g，生姜5片。另加内金12g，制大黄15g，冬葵子20g。

3. 热毒壅阻肌肤

（1）主症：皮肤屡发疮疡，发热口苦，口干喜饮，形体消瘦，大便干结，尿黄浊，舌红苔黄而干，脉细数。

此型多见于糖尿病肾病伴皮肤感染者。

（2）治法：清热解毒。

（3）方药：五味消毒饮（《医宗金鉴》）：银花30g，野菊花、紫花地丁、蒲公英各12g，紫背天葵15g。另加连翘、制大黄、皂角刺各12g，天花粉20g，莲子心5g，赤芍15g。

第十一节　成人型多囊肾

多囊肾是肾脏的皮质和髓质出现无数囊肿的一种遗传性肾脏疾病，所谓成人型多囊肾，是指患者成年后才出现症状，其遗传方式为常染色体显性遗传。多囊肾常伴有肝、胰、脾的多囊病变。

随着B型超声和CT的广泛应用，成人型多囊肾已易被发现。据有关资料提示终末期肾衰竭患者中5%~10%为成人型多囊肾，其发病男女性别无差异，男女之比为1∶1。

成人型多囊肾起病隐匿且进展缓慢，一般在30~40岁开始出现临床症状，肾脏呈进行性肿大。临床表现的特点为腰腹胀痛不适、血尿、高血压。由于囊肿病变广泛，病情呈进行性，因而必然会压迫正常肾组织，终致肾功能受损。一般男性及发病早者预后较差。再者，本病少部分伴发颅内动脉瘤的患者可因颅内动脉瘤破裂而死亡。

一、病因病机

现代医学认为成人型多囊肾的病因有遗传因素，经国内的研究证实我国成人型多囊肾的基因座位与 3'HVR 和 24-1 有密切关联。其遗传方式遵循常染色体显性遗传规律，即：男女发病概率相等；父母一方患病，子女 50% 获得囊肿基因而发病，父母均患病，子女发病率为 75%；不会隔代遗传。

本病的囊肿来源于肾小管某一节段，或集合管，或肾小囊，并与之相通。囊内充满液体，外观清亮或为血性。囊液来源于功能肾单位的原尿及囊壁细胞的排泄和转输。关于囊肿的形成，基因变异是本病的基础，其始动因素为小管上皮细胞持续性增殖，进一步形成息肉样损害而致肾小管梗阻，继之使管内液体潴留、膨胀而形成囊肿。

关于多囊肾的中医病名，与中医文献中描述的癥（病名）或积（病证名）极为相似。"癥"与"积"均指腹腔内的痞块，固定不移，痛有定处。这与多囊肾因囊肿增大而使肾脏明显增大，且表面凹凸不平，腹部可扪及包块，而且推之不移等表现十分吻合。多囊肾患者易现血尿，若有血尿者可再加上"血尿"的病证名。其中医病机因于禀赋不足，肾气、肾阴、肾阳亏虚，气化不行湿瘀互阻，久之肾络痹阻而成癥积，至于血尿的发生机制与下焦湿热，迫血妄行；或囊肿瘀阻经脉而因瘀出血；或脾肾虚损，统血藏精失职而使血不归经等诸因素有关。

二、临床表现

多囊肾的囊肿一般进展缓慢，30 岁以后因囊肿较大才开始出现症状。其临床表现主要有多囊肾的表现、并发症及肾外表现 3 个方面。

肾脏因囊肿而肿大，可大于正常肾的 5~6 倍，两侧肾可不等，较大者腹部即能触及。

腹部不适或隐钝痛，这与囊肿增大以致肾包膜张力增加或牵引肾蒂血管神经有关。若疼痛突然加重，常因囊内出血或继发感染。若现肾绞痛则为结石或血块堵塞输尿管所致。

多囊肾患者常呈现发作性镜下血尿或肉眼血尿，主要原因为囊壁血管牵扯破裂而致。少部分多囊肾患者有轻度蛋白尿，一般 24 小时尿蛋白定量在 1g 以下。

高血压为本病常见的早期表现，而且与预后密切相关。高血压的形成机制与囊肿压迫致使局部肾组织缺血，继之肾素分泌增加；肾单位功能下降以致水钠潴留等综合因素有关。

肾功能的损害为本病的晚期表现，近年来的资料表明，尿毒症的发生年龄在逐渐后移。肾衰竭发生的原因除了肾脏囊肿的逐渐增大，压迫和取代了正常的肾组织以外，还与非囊肿组织，如肾小管—间质和小血管的缺血、硬化和纤维化，以及剩余的正常肾单位代偿性高灌注、高滤过均有关。再者尿路感染和高血压亦为重要的影响因素。多囊肾患者肾性贫血出现较晚亦较轻，这可能与本病的肾脏增大以及结构变化的肾组织仍具有分泌促红细胞生成素和保持代谢甲状旁腺激素的功能有关。

多囊肾常见的并发症为尿路感染和肾结石。其主要的肾外表现为常伴发多囊肝，少部分患者伴发颅内动脉瘤。

三、诊断要点

（一）B超或CT检查证实有无数充满液体的囊肿散布在两侧肾脏的皮质和髓质。

（二）有确凿的家族史。

（三）成人型多囊肾的基因限制性片段长度多态性连锁分析试验结果阳性。

（四）常伴发多囊肝。

四、辨证论治

多囊肾的西医治疗主要是控制血压和尿路感染，必要时施行囊肿减压术，其目的均在于保护肾功能致使生命得以延长。但由于囊肿过多，且深入肾脏，呈进行性增大趋势，毕竟减压术不是根治之法，仅为权宜之计。中医治疗本病的优势在于补泻兼施，扶正补虚以调动肾脏本身的气化作用，使水湿浊瘀得以外泄；祛邪重在清热利湿、活血逐瘀，俾下焦之邪引而劫之。两者并行不悖。长期调治可以达到减少囊液，减轻囊肿对正常肾组织的压迫，消除尿路感染，从而保护肾功能延长生命。但治疗时应注意活血不宜太过，在选药及剂量上应恰如其分。

【肝肾阴虚，肝阳上亢证】

（1）主症：头晕耳鸣，腰膝酸痛，腹部不适，五心烦热，夜寐欠安，面色潮红，口苦咽干，便秘，舌红苔黄而干，脉细数而弦。

此型多见于多囊肾伴高血压患者。

（2）治法：滋养肝肾，平肝潜阳。

（3）方药：麻菊地黄汤（经验方）：天麻、杭菊花、丹皮各12g，白芍
　　　　　30g，川牛膝、怀牛膝、生地、山药、泽泻各15g，山萸肉
　　　　　10g，茯苓20g。
　　　　　另加石决明30g（先煎），夏枯草15g，益母草、丹参各20g。
　　　　　若大便干结者加制大黄15g。若眠不安者加炒枣仁30g。

【阴虚内热，迫血下行证】

（1）主症：腹有肿块，尿热色赤，腰膝酸痛，五心烦热，口干喜饮，大便偏干，
　　　　　舌红少苔，脉细数。
　　　　　此型多见于多囊肾伴有血尿者。

（2）治法：滋阴清热，凉血止血。

（3）方药：知柏地黄汤（《医宗金鉴》）：知母、黄柏各12g，生地、山药
　　　　　各15g，山萸肉、丹皮各10g，泽泻、茯苓各20g。
　　　　　另加小蓟30g，三七粉3g（冲入），炒栀子、仙鹤草各10g，
　　　　　炒蒲黄12g。

【下焦湿热证】

（1）主症：尿热、频、急、涩、痛，腰腹胀痛，发热，口干不欲饮或饮水不多，
　　　　　大便偏干或溏薄不爽，舌红苔黄腻，脉滑数。
　　　　　此型多见于多囊肾伴尿路感染者。

（2）治法：清热利湿。

（3）方药：加味导赤散（经验方）：生地、车前草、黄芩、川牛膝、怀牛
　　　　　膝各15g，竹叶、柴胡各12g，生甘草梢10g，通草3g，石韦、
　　　　　白芍、制大黄各20g。
　　　　　另加蒲公英15g。

【湿热中阻证】

（1）主症：呕恶频频，纳呆食减，面色萎黄无华，乏力腰酸心悸，大便偏干，
　　　　　尿少水肿，腹内有块不适，口苦口黏，头目眩晕，皮肤瘙痒，
　　　　　舌淡或淡红，苔黄腻而干，脉滑数无力。
　　　　　此型多见于多囊肾后期出现尿毒症的患者。

（2）治法：清化湿热，兼以气阴双补。

（3）方药：黄连温胆汤（《六因条辨》）合生脉饮（《内外伤辨惑论》）：
　　　　　黄连、姜半夏、陈皮、麦冬、五味子各10g，竹茹12g，茯苓
　　　　　20g，枳壳15g，西洋参6g（另兑入）。
　　　　　另加冬葵子20g，当归、制大黄15g，鸡内金12g。

第十二节　痛风肾

痛风肾是原发性高尿酸血症肾病，归属于代谢性疾病的肾损害的范畴。本病是由于嘌呤代谢紊乱，致使其代谢产物尿酸生成过多。如尿酸盐沉积于关节及其周围滑囊、软骨部位。可引起小关节肿胀、疼痛即为痛风；如尿酸盐沉积于肾脏的间质—小管则引起肾损害即为痛风肾。

85% 的患者在 30 岁以后发病。男性多见，女性少见。且多见于肥胖、喜肉食及酗酒者。痛风肾是西方国家的一种常见病。根据欧洲透析移植协会报道，终末期肾衰竭由痛风所致者占 0.6%~1.0%。近年来我国由于经济情况的好转，饮食中人们摄入蛋白质及富含嘌呤成分的食物增加，致使国内本病的发病率较既往明显增高。

痛风肾病程迁延缠绵，晚期肾脏损害由间质－小管累及到肾小球，致使肌酐清除率逐渐下降，血肌酐及血尿素氮逐渐升高终致尿毒症。据文献报道，本病约有 41% 的患者呈现肾功能损害，25% 的患者死于尿毒症。因而早期发现与及时控制本病，对于改善预后是十分重要的。

一、病因病机

西医对高尿酸血症的形成机制，认为主要是几种与嘌呤代谢相关的先天性酶缺乏或缺陷或功能失调所致。如磷酸核糖焦磷酸合成酶的活性增高，使嘌呤合成速度加快，导致血尿酸升高；次黄嘌呤－鸟嘌呤磷酸核糖转换酶活性降低或缺乏，继之大量黄嘌呤生成，而使尿酸合成增加；葡萄糖–6–磷酸酶缺乏，致使糖原不能分解成葡萄糖，戊糖分解增加，因而尿酸合成增加；谷酰胺磷酸核糖焦磷酸转移酶或黄嘌呤氧化酶的活性增加，使嘌呤合成加速，继而血尿酸升高。

本病的肾脏损害，主要是由于血液中尿酸盐浓度升高，超过了其在血中的饱和度，使尿酸盐结晶析出，继而尿酸盐结晶主要沉积于肾小管－间质部位，呈现慢性肾小管－间质病变。本病肾脏病理的特征性改变：光镜下可见呈针状，双折光放射形排列的尿酸盐结晶沉积于肾间质－肾小管。此外，尿酸盐亦可沉积于肾盂、肾盏及输尿管内，形成尿酸结石阻塞尿路。

痛风为本病的肾外表现，是因于尿酸盐沉积于关节及其周围滑囊、软骨部位，引起关节炎的结果。

中医古代文献中无"痛风肾"的名词。但有"痛风"一词，见于《格致余论》《景岳全书》《医学六要》《医学正传》《张氏医通》等著作中。然而前贤对于"痛风"的见解有二：其一认为是痹证中的"痛痹"，临床因关节剧烈疼痛为特征，主要是感受寒邪所致；其二认为是痹证中的"风痹"，临床以关节疼痛游走不定为特征，主要是感受风邪所致。可见中医学中的"痛风"，与西医"痛风肾"中的"痛风"专指因血尿酸升高，导致尿酸盐沉积于关节引起关节炎的概念不同。根据痛风肾患者病程中的各种临床表现，可以归属于中医的"痹证""淋证"及"关格"病的范畴。

痛风肾的中医病因，其一为先天禀赋不足；其二为饮食失调，过食肥甘厚味及酗酒均致湿热内蕴，痰从中生；其三是感受风寒湿等外邪，流滞经络关节。其病位的特点是初期在经络关节，中后期由浅入深，由经络关节内舍于脏腑，其中最主要累及于肾。其病性的特点是风寒湿热诸邪杂至，流滞于经络关节不通则痛。湿热久稽内舍于肾与膀胱可现淋证。热破血妄行则为血淋，湿热煎熬尿液，结为砂石而为石淋。后期肾气衰败气化失司，湿浊内阻终致下关上格即关格的危候。

二、临床表现

痛风肾起病隐匿，早期表现为轻度腰痛以及持续性或间歇性轻度蛋白尿。60%的病例血压中度升高。因肾小管功能受损而现尿浓缩稀释功能障碍，尿呈酸性，尿pH值低于6.0。

本病病程迁延，晚期肾小球受累，以致肌酐清除率下降，血肌酐、血尿素氮升高，终现尿毒症之危候。

痛风肾患者90%伴发尿酸结石，其成分可分为单纯性尿酸结石和混合性结石（合并草酸钙和磷酸钙成分）两种。结石堵塞肾小管及肾以下尿路，可发生肾绞痛和血尿，血尿呈下血尿或肉眼血尿。结石梗阻尿路可致尿路感染。细小结石呈鱼子样大小的沙粒状，色黄灰或橘红，可随尿排出。

本病的肾外表现主要是痛风，约80%的患者呈现急性或慢性关节炎的表现。急性关节炎起病急骤，酗酒、暴食、过劳、受凉为其诱因。多于夜间发作，疼痛剧烈。多先侵犯第一跖趾关节，然后波及足跟、踝、膝、指、腕、肘等关节。局部关节可呈现红、肿、热、痛、运动受限。慢性关节炎是由于急性关节炎反复发作迁延不愈所致，关节肿痛、变形、畸形、僵直、活动受限。其结节可破溃，流出含尿酸成分的白色分泌物，瘘管不易愈合。如痛风结晶沉积于耳郭皮下组织，呈硬性结节呈痛风石。大部分病例痛风在肾病变之前出现。

三、诊断要点

（一）中年以上男性患者常发痛风性关节炎及尿路结石者，应首先疑及本病，需进一步做血尿酸及尿常规、肾功能检查。

（二）血尿酸＞420μmol/L

（三）尿路结石主要含尿酸成分。

（四）尿和肾功能检查主要为慢性间质性肾炎的表现。

（五）肾活检主要为肾间质 - 肾小管病变，并于肾间质及肾小管内找到双折光的针状尿酸盐结晶。

四、辨证论治

痛风肾的西医治疗主要是运用抑制尿酸生成及增加尿酸排泄的药物，目的在于控制血尿酸的升高。本病应采用中西药结合的方法为最优，在缓解痛风、尿路结石、尿路感染、减轻肾脏病变以及保护肾功能方面，具有相得益彰的良好效果。

【湿热瘀血痹阻关节证】

（1）主症：关节疼痛，以第一跖趾关节居多，疼痛剧烈夜间尤甚，关节局部红肿热痛。可伴轻度蛋白尿、血尿、水肿。大便偏干，腰酸痛，口苦，舌暗或有瘀点，苔黄腻，脉弦滑数。

此证型多见于本病以痛风为主要表现者。

（2）治法：清化湿热，活血化瘀，缓急止痛。

（3）方药：四妙勇安汤（《验方新编》）合芍药甘草汤（《伤寒论》）、四妙汤（《成方便读》）：银花 30g，玄参、当归尾各 12g，白芍 30~60g，苍术、生甘草、黄柏各 10g，薏苡仁、川牛膝、怀牛膝各 20g。

若见血尿者加小蓟 30g。大便干结者加制大黄 15g。

【气阴两虚证】

（1）主症：夜尿频多，头晕耳鸣，手足心热，大便溏薄或干结，下肢水肿，蛋白尿，血尿，舌淡红或偏红，苔稍腻，脉沉细弱。

此型多见于本病痛风症状不明显，或伴轻度关节疼痛，而以肾脏病变为主要表现者。

（2）治法：益气养阴。

（3）方药：参芪地黄汤（《沈氏尊生书》）：太子参、生黄芪、生地、山药各 15g，山萸肉、丹皮各 10g，茯苓 20g。另加芡实 20g，桑螵

蛸 10g，冬瓜皮 30g，小蓟 12g，杜仲 15g，川牛膝、怀牛膝各
15g。

若伴关节疼痛者加当归尾 12g，白芍 30g，秦艽 15g。若大便
干结者加制大黄 15g。若口苦发黏，呕恶者，加黄连 6g，竹茹
12g。

【下焦湿热证】

（1）主症：尿中挟有砂石，伴尿频、急、热、涩、痛，或尿色发赤，腰胀
痛难忍，小腹拘急，大便干结或溏滞不爽，舌暗或偏红，苔黄腻，
脉滑数。

此证型多见于本病以尿路结石伴发尿路感染为主要表现者。

（2）治法：清热利湿，排石通淋。

（3）方药：三金排石汤（经验方）：金钱草、石韦各 30g，海金砂、川牛膝、
怀牛膝、王不留行、生黄芪、制大黄、车前草各 15g，鸡内金、
小蓟各 20g，白芍 40g，生甘草梢 10g。

第十三节　尿路感染

尿路感染是指尿路内有大量微生物繁殖而引起的尿路炎症。临床上最常见
的致病菌为革兰阴性杆菌中的大肠埃希菌。

尿路感染根据症状有无，可分为有症状的尿路感染和无症状性细菌尿。所
谓有症状是指有尿频、尿急、尿痛等膀胱刺激症状。根据感染发生的部位可分
为上尿路感染（即肾盂肾炎）和下尿路感染（即膀胱炎）。其中肾盂肾炎又有急
性与慢性之分。如根据尿感的发作次数来分，首次发作者称为初发尿感，反复
发作者称为再发性尿感，如根据有无尿路功能上或解剖上的异常来分，可分为
复杂性尿感和非复杂性尿感。

尿路感染是一种常见病，据统计在我国的发病率是 0.91%，而在女性人群
的发病率为 2.05%，可见本病女性居多。由于月经、性生活、妊娠的因素，生
育年龄的已婚妇女有症状的尿感最为多见。60 岁以上的女性 10%~12% 可见无
症状细菌尿。糖尿病人群女性为 9.0%~27.0%，男性为 0.7%~1.0%，男性 50 岁
以后 7% 的患者因前列腺肥大而易发尿路感染。

尿路感染一般预后良好，主要问题是容易反复发作。

一、病因病机

西医认为本病最常见的致病菌是革兰阴性杆菌，其中以大肠埃希菌居多，占急性尿感的 80%~90%。其次是副大肠埃希菌、变形杆菌、克雷白杆菌、产气杆菌、产碱杆菌和绿脓杆菌。约 5%~10% 的尿感是由以粪链球菌和葡萄球菌为主的革兰阳性细菌引起。

本病的易感因素有多种：如尿路梗阻，尿流不畅，可诱发尿感和使尿感易于上行；如膀胱输尿管反流及其他尿路畸形和结构异常；如在尿路使用器械检查，易致尿路损伤，且易将细菌带入后尿道和膀胱；如代谢失调的高尿酸血症、糖尿病等均易发生尿路感染；妊娠及产后也极易尿感；其他易感因素如妇科炎症、男性包茎、细菌性前列腺炎、长期卧床的严重慢性疾病及长期使用免疫抑制剂等，使机体的抵抗力降低，均易导致尿感。

本病的感染途径主要有上行感染，血行感染，淋巴道感染三种。绝大多数尿感是细菌经尿道上行至膀胱，乃至肾盂而引起感染。

中医学将尿路感染归属于"淋证"的范畴，淋证是中医病名，它是指小便频数短涩，滴沥刺痛，欲出未尽，小腹拘急，或痛引腰腹的病证。中医学的"淋证"与现代医学所称的"淋病"概念截然不同，不应混为一谈。关于淋证的分类有"五淋""七淋""八淋"之说。经过临床实践体会，《诸病源候论》的"气、血、膏、石、劳、寒、热"七种淋证的分类，内容全面且较实用。关于淋证的中医病机，其病位的重心是在下焦的肾与膀胱；其病性以膀胱湿热居多。中医文献中这方面的论述颇多，如《金匮要略·五脏风寒积聚病》认为"热在下焦"，《丹溪心法·淋》亦认为"淋有五，皆属乎热"，《诸病源候论·淋病诸候》认为"诸淋者，由肾虚而膀胱热故也"。其膀胱湿热多因恣食肥甘厚味和酒酪所致，也有因心火移热于小肠及膀胱，热迫血妄行而见血淋；湿热长期煎熬尿液结成砂石而为石淋；湿热下注，膀胱气化不行，脂液失于制约而下流可见膏淋。故热淋、血淋、膏淋、石淋多由膀胱湿热所致。此外，因于情志不遂肝气郁结或中气虚陷可致气淋。劳淋是反复迁延，因劳而反复发作，此为虚中挟实证。而正虚的重心是肾虚，其中又以肾阴虚、肾气阴两虚居多。寒淋多责之脾肾阳虚气化失司。

二、临床表现

（一）膀胱炎

膀胱炎是下尿路感染，此种类型最为多见。主要的表现有膀胱刺激症状，即尿频、尿急、尿痛，膀胱区可有不适，尿液检查为白细胞尿，偶有血尿，甚至肉眼血尿。一般无明显的全身感染症状。

（二）急性肾盂肾炎

急性肾盂肾炎为上尿路感染。其临床特点为既有泌尿系的症状，又有全身感染的症状。泌尿系症状包括有尿频、尿急、尿痛等膀胱刺激症状以外，还有腰痛和（或）腹下区痛，肋脊角及输尿管点压痛，肾区压痛和叩痛。全身感染的症状为寒战、发热、头痛、恶心、呕吐、食欲不振等，多伴有血白细胞计数升高和血沉增快。

上述表现是典型的尿路感染患者的临床所见，但在临床上也常见不典型表现的患者，甚至有的患者完全无症状，因此高度怀疑本病时应认真地进行尿细菌学检查。

三、诊断要点

（一）女性患者有尿频、尿急、尿痛等临床表现时应高度怀疑本病。

（二）正规清洁中段尿（要求尿停留在膀胱 4~6 小时以上）细菌定量培养，菌落数≥105/ml。如无尿路感染症状者，应做 2 次检查，菌落数均应≥105/ml，且为同一菌种。此项结果为必备条件。

（三）参考清洁离心中段尿沉渣检查，白细胞数＞10 个 / 高倍视野。

（四）关于尿路感染定位的实验室检查

1. 尿抗体包裹细菌检查，阳性者多为肾盂肾炎；阴性者多为膀胱炎。

2. 膀胱灭菌后的尿标本细菌培养，阳性者多为肾盂肾炎；阴性者多为膀胱炎。

3. 尿沉渣镜检如发现白细胞管型则是肾盂肾炎。

四、辨证论治

尿路感染的西医治疗主要是应用抗生素以控制菌尿使其阴转，对于首次发作的急性尿路感染者确有一定的效果。然而本病的特点易反复发作，若长期应用抗生素则有一定的耐药性和毒副作用，况且菌尿的阴转率也不理想，因而尿路感染应积极运用中医药进行治疗。本病的中医治疗优势在于通过辨证论治可以明显改善或消除患者的症状，长期调治无毒副作用，而且能明显提高机体的免疫力，这对于菌尿的阴转具有积极的作用。尿路感染常见的中医证型主要有膀胱湿热壅盛；膀胱热甚，迫血妄行；肾阴亏虚，兼挟湿热；气阴两虚，兼挟湿热。

【膀胱湿热壅盛证】

（1）主症：尿频、尿急、尿热、尿涩、尿痛，尿色黄，大便干结，口苦口黏，呕恶，小腹拘急胀痛，腰胀痛，舌红苔黄腻，脉滑数。

此型常见于急性膀胱炎的患者。

（2）治法：清热泻火，利水通淋。

（3）方药：加味导赤散（经验方）：生地、车前草、黄芩、川牛膝、怀牛膝各15g，竹叶、柴胡各12g，生甘草梢10g，通草3g，石韦、白芍、制大黄各20g。

另加蒲公英15g。

【膀胱热甚，迫血妄行证】

（1）主症：尿色赤，伴尿频、尿急、尿热、尿涩、尿痛，口干苦，大便偏干，腰腹胀痛，舌红苔黄腻。脉滑数。

（2）治法：凉血止血，利水通淋。

（3）方药：小蓟饮子（《济生方》）：生地15g，小蓟、滑石各30g，淡竹叶、藕节炭各12g，炒栀子、当归、炒蒲黄各10g，生甘草6g，通草3g（易木通）。

若大便干结者加制大黄15g。若腰腹胀痛者加广木香6g，白芍12g，怀牛膝15g。

【肾阴亏虚，兼挟湿热证】

（1）主症：时有尿频涩而痛，遇劳易发。腰膝酸痛，头目眩晕，手足心热，咽干口燥，尿热色黄，大便偏干，舌红苔薄黄腻，脉细滑数。

此型见于慢性尿路感染患者。

（2）治法：滋养肾阴，兼以清利湿热。

（3）方药：知柏地黄汤（《医宗金鉴》）：知母、生地、山药、泽泻、各15g，黄柏、山萸肉各10g，丹皮12g，茯苓20g。

另加石韦20g，蒲公英、车前草各15g，通草3g。

【气阴两虚，兼挟湿热证】

（1）主症：时有尿频涩而痛，遇劳易发。神疲乏力，腰膝酸痛，咽干口燥，畏寒或手足心热，大便溏薄或偏干，舌淡或偏红，苔薄黄腻，脉沉细弱。

此型见于慢性尿路感染患者。

（2）治法：益气养阴，兼以清利湿热。

（3）方药：参芪地黄汤（《沈氏尊生书》）：太子参、生黄芪、生地、山药各 15g，山萸肉 10g，丹皮各 12g，茯苓 20g。

另加泽泻、蒲公英、车前草各 15g，川牛膝、怀牛膝各 12g。

第十四节　尿路结石

尿路结石是指发生在肾盏、肾盂、输尿管以及膀胱等部位的结石。结石的种类主要有草酸、磷酸钙、磷酸镁铵、尿酸、胱氨酸等多种，其中草酸钙结石居多，占 80%~94%。

尿路结石属于泌尿外科的常见疾病，随着我国人民生活水平的不断提高，尿路结石的发病率及住院治疗人数呈逐年增长趋势。我国尿路结石的高发地区在广东、广西、云南、贵州、四川、湖南、江西等省。尿路结石男性多见，在我国男女发病之比为 3~9∶1，发病的年龄段为 21~50 岁居多。双侧肾结石占10%。

尿路结石可以引起尿路感染和阻塞，若结石嵌顿于肾盂、输尿管交界处或输尿管，则产生肾盂积水、肾盂扩张、肾皮质萎缩及破坏。近年来由于体外震波碎石（ESWL）的应用，以及采用中西医结合的方法治疗尿路结石，致使尿路结石的预后得到明显改善。

一、病因病机

形成尿路结石的病因较为复杂。局部病因有尿淤积、尿路感染和异物存在。尿淤积往往由于机械性梗阻所致，如肾盂输尿管连接处狭窄和肾积水时多并发结石，又如多囊肾亦常发尿路结石。再者长期卧床的患者不利于尿液下流，亦易致尿淤积而发生尿路结石。尿路感染及尿路异物对结石的形成也有一定的影响。

新陈代谢紊乱最常见的有高血钙，原发性高血钙以及高尿酸血症。高血钙的形成主要与原发性甲状旁腺功能亢进、乳酸碱化药综合征、结节病或肉样瘤病、维生素 D 中毒症、恶性肿瘤、皮质醇增多等有关。高尿钙的病因与肠内吸收钙过多或肾小管回吸收钙量减少有关。高尿酸血症主要是嘌呤代谢紊乱，容易引起尿酸结石。

其他因素如气候、水质、遗传、性别、年龄、饮食和职业等对尿路结石的发生均有一定的影响。

由于上述病因的作用，致使晶体物质在尿中浓度升高或溶解度下降，而呈过饱和状态，继之析出结晶并与有机物质组成核，而后结晶体在局部增长、聚集，终成尿路结石。

中医文献中对本病的认识较早，如北周姚僧垣的《集验方》中就有石淋的记载；《中藏经》称之为砂淋；隋代巢元方的《诸病源候论》将石淋归属于淋证病中之一种，并做了详尽的描述："石淋者，淋而出石也……其病之状，小便则茎里痛，尿不能足出，痛引少腹，膀胱里急，沙石从小便道出，甚者塞痛。"可见尿路结石应归属于中医石淋的范畴。

中医学认为尿路结石的病因病机，多因嗜食肥甘厚味及酒酪过度，再者情志抑郁，郁久化火，以致膀胱湿热蕴结，久之尿液受其煎熬，尿中杂质结为砂石，小者如砂，大者如石。由于砂石阻络，不通则痛故现腰腹胀痛难忍，湿热阻于下焦，膀胱气化不利则现尿液淋沥不畅，细小砂石可随尿液排出，故尿中时而兼挟砂石。

二、临床表现

部分尿路结石的患者可无症状，仅是在体检作肾脏 B 超时发现本病。而部分患者因结石活动引起尿路剧烈蠕动而呈现症状。

肾绞痛是常见的严重症状，多呈阵发性，疼痛如刀割，部位多在腰部或腹部，且常放射至腹下区，腹股沟，大腿内侧，女性可放射至阴唇。肾绞痛发作时患者呈急性病容，呻吟不已，甚至出现虚脱。肾绞痛是本病的重要临床线索。

肾绞痛发作时常伴有血尿，血尿为镜下血尿或肉眼血尿，而以镜下血尿居多，此种血尿为非肾小球性血尿，是由于结石在尿路移行时损伤血管所致。

尿路结石患者部分由尿中排出砂石史，尿内可混有砂粒或小结石，结石通过尿道时，有堵塞或刺痛感。

尿路结石的常见并发症是尿路感染和尿路梗阻，较大的结石可以阻塞尿路，从而引起肾盂积水。

三、诊断要点

（一）有肾绞痛或伴血尿的表现，有尿中排出砂石的病史。

（二）B 超检查可发现肾积水、结石强回声和声影。

（三）CT 检查可以发现细小结石，而且可将结石与血管或肿瘤区别开来。

四、辨证论治

虽然西医对尿路结石的治疗有对症治疗、病因治疗、手术治疗及体外震波碎石（ESWL）诸种，然而有易于复发，具有创伤性及费用较高等不足之处。

经过长期的临床实践，目前已公认采用中西医结合的方法较好，它的优点是对一般的结石在化石与排石方面疗效可靠，患者易于接受，费用较经济，且复发率较低。

我对于尿路结石的中医治疗仍以辨证论治为主，在此基础上选用化石与排石的专药，由于石淋是因于膀胱湿热蕴结而成，所以清热利水通淋仍为其基本的治法。

【湿热蕴结证】

（1）主症：腰腹胀痛难忍，或放射至少腹或阴部疼痛，尿频急热涩痛，尿黄或赤，尿中挟有细小砂石排出，舌红苔黄腻，脉滑数或弦数。

（2）治法：通淋排石，缓急止痛。

（3）方药：三金排石汤（经验方）：金钱草、石韦各30g，海金砂、川牛膝、怀牛膝、王不留行、生黄芪、制大黄、车前草各15g，鸡内金、小蓟各20g，白芍40g，生甘草梢10g。

若唇暗，舌暗有瘀斑或有瘀点者加桃仁10g，郁金12g。

【气阴两虚，兼挟湿热证】

（1）主症：石淋日久，神疲乏力，腰膝酸痛，手足心热或不温，头目眩晕，大便干结或溏薄，咽干口燥，尿时有热涩痛感，舌淡或偏红，苔薄黄腻，脉沉细而无力。

（2）治法：益气养阴，通淋排石。

（3）方药：扶正排石汤（经验方）：太子参、生黄芪、金钱草各20g，生地、白芍、知母、海金砂、车前草、怀牛膝各15g，黄柏12g。

第五篇 常用方剂及运用经验

一、聂莉芳经验方

加味参芪地黄汤

【**药物组成**】太子参、生黄芪、生地、山药、山茱萸、丹皮、茯苓、泽泻。

【**功效**】益气养阴。

【**方解**】本方是在《沈氏尊生书》参芪地黄汤的基础上进行加味化裁，将原方的人参易为太子参，熟地易为生地，再加泽泻，取名为加味参芪地黄汤。方中以六味地黄汤滋阴补肾，再加太子参、生黄芪益气，为益气养阴、气阴双补之剂。

【**主症**】神疲乏力，少气懒言，心悸气短，腰膝酸痛，眩晕耳鸣，自汗或盗汗，手足不温或手足心热，咽干，大便溏薄或干结，舌淡边有齿痕，苔腻或苔少而干，脉浮大无力或沉细数而无力。可以伴见蛋白尿、镜下血尿、轻度水肿。

【**辨证要点**】蛋白尿、肾性水肿、肾小球性血尿、慢性肾衰竭患者凡是见有上述气阴两虚证者均可选用本方。

【**运用经验**】

1. 临床上首先应仔细辨证每一位患者究竟是属于气阴两虚偏于气虚、偏于阴虚还是气阴两虚并重，从而选择不同剂量的相应药物，如此方能药证相合。偏于气虚者以党参 20g 易太子参，生黄芪增至 30g，气虚重者可加人参 6~10g；偏于阴虚者生地增至 20g，太子参和生黄芪减为 10g；气阴两虚并重者加西洋参 6~10g。

2. 应与脏腑定位相结合，若伴见心悸怔忡不寐，为心肾气阴两虚，加麦冬 12g、五味子 10g、酸枣仁 20g。若伴见自汗易感冒、短气，为肺肾气阴两虚，生黄芪增为 30g，以白术 10g 易山药，加防风 6g。若伴见纳呆便溏者，为脾肾气阴两虚，以炒白术 15g 易山药，加鸡内金 12g、砂仁 10g。若伴见头目眩晕、烦躁易怒，为肝肾气阴两虚，加白芍 20g、天麻 12g、杭菊花 10g。

3. 在气阴两虚的基础上，还应注意是否兼挟邪实，而且辨清属于哪一种邪实，之后加用相应的祛邪药物。如大便干结者加麻子仁 30g、制大黄 20g，轻度呕恶者加黄连 5g、竹茹 10g，伴轻度水肿者加冬瓜皮 30g，伴舌暗或有瘀斑者加丹参 30g、川牛膝 12g，伴咽痛者加牛蒡子 10g、金银花 10g。

4. 蛋白尿患者属气阴两虚证者可加摄精药，血尿患者属气阴两虚证者可加止血药，轻度水肿患者可见利水消肿药，慢性肾衰竭虚损期患者可加活血药。

【验案】

验案 1 IgA 肾病

北京某男，38 岁。因"双下肢水肿 10 个月"于 2007 年秋来我处就诊。患者 2006 年年末无明显诱因出现双下肢中度水肿，血压最高 160/100mmHg，服药后可控制。2007 年秋于外院肾穿刺结果为局灶增生性 IgA 肾病，为求中医治疗来我处就诊。当时患者症见双下肢水肿，尿少，神疲乏力，咽喉肿痛，口腔溃疡反复发作，伴气短、胸闷，平素易感冒，舌红苔黄腻，脉沉滑微数。查 24 小时尿蛋白定量 7.34g，尿红细胞 111.5 个 / 高倍视野，肾功能正常。

中医辨证为脾肾气阴两虚，兼有内热，予参芪地黄汤合生脉饮加减以益气养心健脾，补肾摄精，兼清内热。处方：太子参、生黄芪、冬瓜皮、金银花、大蓟、小蓟、生石膏各 30g，生地黄、山药、仙鹤草、青风藤、黄芩各 15g，山茱萸、牡丹皮、泽泻、佩兰、连翘、麦冬各 12g，五味子、炒栀子各 10g，水煎服，日 1 剂，同时配合经验食疗方黄芪鲤鱼汤，每周 2 剂并配合西药降压治疗。

患者服药 3 个月后尿量增加，每日 1900~2000ml，双下肢呈轻度水肿，已无胸闷、气短，精神好转，体力渐增，咽喉肿痛及口腔溃疡均较前明显好转。检查指标亦有改善：24 小时尿蛋白定量 3.61g，尿红细胞 59.5 个 / 高倍视野。继续以上方加减配合黄芪鲤鱼汤调治。至 2008 年 7 月下旬，患者水肿完全消退，诸症皆除。24 小时尿蛋白定量 1.5g，尿红细胞 25.36 个 / 高倍视野。继续守方服用，至 2009 年秋患者 24 小时尿蛋白定量减至 0.24g，尿红细胞 3.96 个 / 高倍视野。患者治疗全程未使用激素及利尿药。之后嘱患者继续门诊服中药以巩固疗效，多次检查 24 小时尿蛋白定量一直在 0.3g 以下，尿检阴性，肾功能正常。

点评：本例 IgA 肾病临床表现为肾病综合征伴大量血尿。中医辨证为心肾气阴两虚、兼挟湿热。治疗以经验方加味参芪地黄汤合生脉饮加味化裁，心肾气阴双补并配合经验食疗方黄芪鲤鱼汤治疗水肿。患者坚持治疗 2 年，尿检完全转阴。

验案 2　慢性肾衰竭

北京某女，76 岁，2005 年 11 月初诊。症见面色萎黄，乏力腰酸，纳一般，眠差，口稍苦。舌淡苔薄黄，脉沉细无力。查血肌酐 238μmol/L，血红蛋白 70g/L，血压正常。中医辨证为气阴两虚，兼有内热。拟以气阴双补，兼清内热法。予加味化裁参芪地黄汤化裁。

处方：太子参、生黄芪、金银花、天麻、杜仲、川牛膝、怀牛膝、炒枣仁各 20g，山茱萸、砂仁、白芍各 10g，紫河车 5g，黄连 3g，丹参、当归各 15g。水煎服，日一剂。

坚持进上方 3 个月后血肌酐降为 179μmol/L，几年来均以上方略加调整，并注射促红细胞生成素。血肌酐一直在 85~90μmol/L，血红蛋白 110g/L，随访至 2012 年 7 月患者病情稳定。

点评：本例为高龄肾衰竭患者，属关格病虚损期，拟脾肾气阴双补法为主扶正固本，酌加补精血的药物。患者坚持服药 6 年余，血肌酐一直稳定在正常范围内。

验案 3　肾病综合征

山东某女，50 岁。2011 年 2 月患者出现双下肢水肿，当地医院查 24 小时尿蛋白定量 5.13g，血浆白蛋白 27.6g/L，肾功能正常。肾穿刺结果为：系膜增生性肾小球肾炎。西医予甲泼尼龙 44mg/d，使用 3 个月后尿蛋白未转阴。

2014 年 5 月 12 日患者为寻求中医治疗至我处首诊。当时口服甲泼尼龙 24mg/d，外院查 24 小时尿蛋白定量 2.34g，血浆白蛋白 27.6g/L，血压及肾功能均正常。症见：双下肢中度水肿，尿量尚可，乏力腰酸痛，舌淡，苔薄白水滑，脉沉弱。中医辨证：气阴两虚，水湿内停。拟益气养阴利水为法。予加味参芪地黄汤化裁。

处方：太子参、生地、山药、巴戟天、金银花各 15g，生黄芪、冬瓜皮、丹参各 30g，山茱萸、丹皮各 10g，茯苓、芡实、青风藤各 20g，泽泻 12g。水煎服，日一剂。并配合经验方食疗黄芪鲤鱼汤：生黄芪、赤小豆、薏苡仁、冬瓜皮各 30g，芡实、茯苓、砂仁各 20g，炒白术 12g，当归、黄精、金银花各 10g。每周一剂。并嘱患者逐渐撤减激素。

患者坚持门诊治疗，笔者一直以本方加减化裁。同年 9 月 13 日查：24 小时尿蛋白定量 0.50g，血浆白蛋白 34g/L。2014 年 12 月 1 日复查：24 小时尿蛋白定量 0.50g，激素已减至 8mg/d，双下肢水肿消退，腰已不痛，无明显不适。2015 年 6 月 8 日激素减至 6mg/d，复查 24 小时尿蛋白定量 0.14g。随访至今病情稳定。

点评：本例为系膜增生性肾小球肾炎患者，外院予大剂量激素治疗3个月仍无效。初诊时辨证为气阴两虚水停。运用参芪地黄汤加利水之药，配合经验食疗方黄芪鲤鱼汤治疗，笔者在中医药治疗时逐渐减撤激素，取得了水肿消退、蛋白尿转阴的满意效果。

银菊麦味地黄汤

【**药物组成**】金银花、野菊花、麦冬、五味子、生地、山药、山茱萸、丹皮、茯苓、泽泻。

【**功效**】滋养肺肾之阴，解毒利咽。

【**方解**】方中含有六味地黄汤，具有滋养肾阴之功。麦冬、五味子滋养肺阴，加金银花、野菊花解毒利咽。

【**主症**】咽干痛，腰膝酸软，大便偏干，舌红少苔，脉细数。

【**辨证要点**】慢性肾脏病患者见咽干痛，舌红者可选用本方。

【**运用经验**】

1. 对于肾炎血尿的患者，平素咽干痛，辨证属于肺肾阴虚，迫血妄行者，常选用本方加凉血止血药，标本兼顾。

2. 对于急性肾小球肾炎恢复期的患者，平素咽干痛，常用本方来善后以巩固疗效。

麻菊地黄汤

【**药物组成**】天麻、黄菊花、白芍、生地、山药、山茱萸、茯苓、丹皮、泽泻、川牛膝、怀牛膝

【**功效**】滋养肝肾，柔肝、平肝、清肝。

【**方解**】本方是在六味地黄汤滋养肾阴的基础上，加白芍养肝柔肝，加天麻平肝熄风，加黄菊花清肝，加川牛膝、怀牛膝补肾活血。全方共奏滋养肝肾、柔肝、平肝、清肝之功。

【**主症**】头目眩晕，耳鸣，腰膝酸软，烦躁易怒，眠不实，口干苦，尿黄便干，手足心热，舌红少苔或苔黄，脉弦细数。

【**辨证要点**】眩晕耳鸣、烦躁易怒、舌红苔黄为其辨证要点。肾性高血压患者见上述症状者可选用本方。

【**运用经验**】

高血压是慢性肾脏病患者常见的临床表现，虽然降压药有良好的治疗作用，

如果患者出现上述阴虚阳亢证，配用本方常能起到协同作用，进一步提高降压的效果，并能改善患者的生活质量。

【验案】

验案　慢性肾衰竭

内蒙古某男，36岁，2009年工作单位体检时发现血肌酐升高，其值为178μmol/L，以后逐渐升高。2011年11月10日来我处初诊前，在当地查血肌酐为359μmol/L，血红蛋白正常，血压130/100mmHg，以降压药控制血压。初诊时症见：面暗，轻度乏力腰酸，头晕口稍苦，夜尿多，腹胀但大便调，纳可眠安，既往有鼻炎。舌淡红，苔薄黄稍腻，脉弦滑。以参芪麻菊地黄汤加味调治，天麻、当归尾、赤芍、生黄芪、山药、泽泻、冬葵子、巴戟天各15g，杭菊花、太子参、竹茹各12g，生地黄、茯苓、金银花、芡实各20g，丹参30g，牡丹皮、山茱萸、辛夷、鹿角胶（烊入）、厚朴各10g，黄连、广木香、桑螵蛸各6g。水煎服，日1剂。服药3个月后诸症消失。2012年3月1日血肌酐降为280μmol/L，继续坚持续服上药。2012年4月16日血肌酐降为210μmol/L，病情明显好转。

点评：本例患者以头晕、口苦、乏力、腰酸为主症，其为脾肾气阴两虚、肝阳上亢证，故以参芪、麻菊地黄汤合方。加之患者口苦、面色暗，苔黄腻的表现，故知其兼有湿热、血瘀，遂加黄连、竹茹清热化湿，当归尾、赤芍活血。

归芍地黄汤

【药物组成】当归、白芍、生地、山药、山茱萸、丹皮、茯苓、泽泻。

【功效】滋养肝肾。

【方解】本方是在六味地黄汤滋养肾阴的基础上加当归、白芍养血柔肝。全方共奏柔肝滋肾，肝肾同治之功。

【主症】面色萎黄，情绪抑郁，月经不调，腰膝酸痛或关节疼痛，舌淡暗，苔薄白，脉沉细。

【辨证要点】情绪抑郁、月经不调、关节疼痛是其辨证要点。

【运用经验】慢性肾脏病患者辨证属于阴血虚滞者可选用本方。肝肾精血互生，乙癸同源，在阴血不足的基础上可因虚而滞，故临床上宜加活血之品。

【验案】

验案　慢性肾衰竭

山东某男，45岁。患者2003年出现恶心、头晕，血压160/110mmHg，查尿蛋白：（++++），尿红细胞 10 个 / 高倍视野，血肌酐 180μmol/L，于北京某西医院肾穿刺结果为毛细血管内增生性 IgA 肾病，西医予泼尼松 60mg/d 口服治疗无效。泼尼松减至 10mg 时患者自行停药，改服中药治疗，尿蛋白减为（+），红细胞：（-）。2008 年 9 月因感冒而病情反复，尿蛋白（+++++），血肌酐 190μmol/L。

2009 年 3 月 4 日为求中医药治疗至我处求诊。当时服用雷公藤多苷片。查血压 140/80mmHg，尿蛋白（+++），血肌酐 200μmol/L，肾脏 B 超：右肾 9.3cm×4.7cm×3.6cm，皮质厚 0.9cm，左肾 9.7cm×4.8cm×4.3cm，皮质厚 0.9cm。症见：面色萎黄，头晕恶心，睡眠欠佳，皮肤瘙痒，纳食可，二便调，舌暗红，苔薄黄，脉沉涩。中医辨证：肝肾阴虚，兼夹血瘀。以滋养肝肾，活血化瘀为法。予归芍地黄汤加减。

处方：当归、山萸肉各 10g，丹皮、天麻各 12g，生地、山药、生黄芪、白蒺藜各 15g，白芍、茯苓、芡实、炒枣仁、丹参各 20g，金银花 30g。水煎服，日 1 剂。并嘱患者停服雷公藤多苷片。

同年 3 月 18 日二诊：患者仍皮肤瘙痒，无头晕，纳食可，睡眠欠佳，口干不渴，二便调，舌红，苔薄黄，脉沉细数。查 24 小时尿蛋白定量为 2.5g，予前方加连翘 12g，黄芩 12g，生石膏先煎 30g。

同年 4 月 1 日三诊：诸症缓解，查血肌酐 113μmol/L，尿蛋白（+），血压较平稳，血压 130/80mmHg，守前方去金银花，加青风藤 15g，蝉衣 3g。

点评：本例患者为气阴两虚偏于阴虚、血虚，故其治疗以归芍地黄汤滋阴养血的基础上加生黄芪益气。次诊时，患者口干，为肺胃有热的表现，故加黄芩、生石膏清肺胃之热。

参芪知芩地黄汤

【药物组成】太子参、生黄芪、知母、黄芩，生地、山药、山茱萸、丹皮、茯苓、泽泻。

【功效】益气养阴，兼清肺热

【方解】本方是在知柏地黄汤的基础上，以黄芩易黄柏，并加太子参、生黄芪而成，知柏地黄汤滋阴兼清下焦之热，笔者以黄芩易黄柏，重在清上焦肺热，并加太子参、生黄芪兼以气阴双补。

【主症】乏力、五心烦热、烦躁易怒、面赤口干、舌红苔少而干、皮肤痤疮、脉细数。

【辨证要点】肾病综合征患者服用激素后或撤减激素时，会出现乏力、面赤、皮肤痤疮等气阴两虚、兼夹热毒证可选用本方。

【运用经验】

对于肾病综合征西医常用大量激素进行治疗，虽然对部分患者有效，但容易出现库欣综合征等副作用。如满月脸、面赤、胸背满布痤疮等症状，中医辨证为阴虚阳亢、兼挟热毒。其热毒集中在肺胃。部分患者伴乏力，则为气阴两虚证。故在临床上对于激素使用后气阴两虚、兼挟热毒的患者，笔者常用参芪知芩地黄汤治疗。

如痤疮满布突出者，上方加银花、连翘、野菊花、紫花地丁等清热解毒药，重者可合用五味消毒饮。

对于激素使用无效蛋白尿持续者，加芡实、金樱子、菟丝子、桑螵蛸等摄精药。

对于兼有心烦失眠者，可再加天麻、栀子、白芍、柏子仁、炒酸枣仁。

【验案】

验案　肾病综合征撤减激素

北京某男，29 岁。患者 2013 年 11 月无明显诱因出现双下肢水肿，检查发现尿蛋白，24 小时尿蛋白最多 6g，血浆白蛋白 18g/L，至北京某医院行肾穿刺结果为：不典型膜性肾病。予激素及环孢素 A 治疗，尿蛋白可转阴，水肿消退。

患者因害怕激素等西药的副作用而转求中医药治疗，要求撤停激素等药，遂于 2014 年 9 月初至我处首诊。当时口服泼尼松 20mg/d、环孢素 150mg/d，查尿蛋白阴性，血浆白蛋白、血肌酐及血压正常。症见：乏力头晕，手足心热，心悸自汗，口干，皮肤痤疮，纳眠可，二便调。舌淡苔薄黄，脉细数而弱。中医辨证：心肾气阴两虚，偏于阴虚，兼挟热毒。拟益气养阴，清热解毒法。予生脉饮合经验方参芪知芩地黄汤化裁。

处方：太子参、麦冬、半边莲、川牛膝、淡竹叶各 12g，生黄芪、金银花、茯苓、丹参各 20g，知母、黄芩、生地、山药、泽泻、浮小麦、紫花地丁、板蓝根、怀牛膝、天麻、白芍各 15g，五味子、山茱萸、丹皮、连翘各 10g，生石膏 30g。水煎服，日 1 剂。并嘱患者逐渐撤减激素，停用环孢素 A。

患者坚持复诊，按要求撤减激素，笔者一直予上方加减化裁治疗。至 2015 年 8 月激素完全撤停，已无不适，随访至今，病情一直未反复。

点评：本例为不典型膜性肾病患者，使用激素加免疫抑制剂后有效，但患者因不愿长期使用激素，而求治我处要求撤停激素，使用中医药治疗。根据患者临床表现，辨证为心肾气阴两虚，偏于阴虚，兼挟热毒。选用参芪知芩地黄汤合生脉饮化裁。坚持治疗近一年，患者顺利地撤完激素，尿蛋白一直阴性，病情未反复。

益气滋肾汤

【药物组成】生黄芪、太子参、生地、小蓟、金银花、旱莲草、炒栀子、当归、丹参、芡实。

【功效】益气滋肾柔肝，凉血止血涩精

【方解】生黄芪、太子参、生地、旱莲草、当归益气滋肾柔肝，义在气阴双补，扶正固本以摄血；小蓟、炒栀子凉血止血；金银花解毒利咽；芡实补脾涩精兼顾蛋白尿；方中稍佐丹参活血，俾止血而无留瘀之弊。全方共奏益气滋肾柔肝、凉血止血涩精，标本兼顾。

【主症】镜下血尿或伴见蛋白尿，疲乏无力，腰膝酸痛，怕冷或手足心热，自汗或盗汗，口不渴或咽干痛，舌淡红边有齿痕或舌胖大，苔薄白或薄黄而干，脉细数而无力。

【辨证要点】镜下血尿伴见蛋白尿，乏力，咽干痛。

【运用经验】

1. 用于 IgA 肾病等肾炎血尿证属气阴两虚证者。

2. 其加味化裁运用如下：伴蛋白尿者，可加金樱子、桑螵蛸、菟丝子以摄精。伴水肿者，可加冬瓜皮、车前子以利水消肿。伴大便干结者，可加大黄、麻子仁以通腑。咽痛甚者，可加连翘、板蓝根、牛蒡子以解毒利咽散结。心悸汗出者，与生脉饮合方。

【验案】

验案 1 IgA 肾病

北京某女，25 岁。患者 2001 年 6 月 21 日发热、咽痛 1 天后出现肉眼血尿，在某医院肾穿刺诊断为"轻度系膜增生性 IgA 肾病"，肉眼血尿消失后一直未予治疗。2002 年 5 月 9 日来我处门诊要求中医治疗。查尿红细胞 120 个 / 高倍视野，尿蛋白阴性，肾功能及血压均正常。症见：乏力腰酸痛，怕冷，盗汗，纳、眠、便均可，易感冒，屡发咽痛，舌偏红，苔薄白，脉细数。中医辨证为气阴两虚，血不归经。拟气阴双补，兼凉血止血，予经验方益气滋肾汤加减。

处方：生黄芪、太子参、生地黄、白芍各 15g，小蓟、金银花各 30g，牛蒡子、生杜仲、墨旱莲、芡实各 12g，炒栀子、丹参、三七粉（冲入）各 6g。每日 1 剂，水煎服。

守方治疗 2 个月后，尿检阴性，自觉症状亦消失，随访至今未反复。

点评：本例 IgA 肾病其临床特点为屡发咽炎同步血尿。治疗在选用益气滋肾汤气阴双补扶正固本的基础上，加用牛蒡子解毒利咽。治疗仅 2 个月，血尿即转阴，疗效显著。

验案 2 慢性肾炎

河北某女，36 岁。患者 2014 年 10 月体检发现镜下血尿，当地医院予以抗生素治疗后尿红细胞转阴。同年 12 月劳累后出现肉眼血尿，检查亦发现蛋白尿，尿蛋白定量不详。当地医院建议其肾穿刺、使用激素，患者拒绝。

2015 年 2 月 11 日患者为求中医药治疗至我处首诊，查 24 小时尿蛋白定量 1.6g，尿红细胞 20~25 个 / 高倍视野，肾功能正常。症见：乏力心悸，手心汗出，咽痛易感冒，口苦，纳眠可，大便调，舌淡红苔薄黄，脉沉弱。中医辨证：心肾气阴两虚，兼挟内热。拟气阴双补，兼清内热法。予生脉饮合经验方益气滋肾汤加减。

处方：太子参、续断、芡实各 20g，生地、金银花、蒲公英、板蓝根、仙鹤草各 15g，生黄芪、生石膏、浮小麦、小蓟各 30g，白芍、灵芝各 12g，五味子、麦冬各 10g，黄连、桑螵蛸各 6g，当归 5g。水煎服，日 1 剂。

患者坚持复诊，笔者一直予上方化裁。同年 3 月 20 日复查尿红细胞转阴。2015 年 4 月 29 日复查 24 小时尿蛋白定量 0.764g。目前已无不适，病情明显改善。

点评：本例为慢性肾炎血尿伴蛋白尿的患者，因兼有心悸、汗出等心气虚之症，故选用益气滋肾汤与生脉饮合方心肾气阴双补。方中以桑螵蛸、芡实涩精以治蛋白尿。

加味当归芍药散

【药物组成】当归尾、赤芍、白芍、茯苓、泽泻、川芎、白术、泽兰叶、丹参、川牛膝、怀牛膝。

【功效】活血利水。

【方解】当归芍药散出自《金匮要略》，主治"妇人腹中诸疼痛"。方中重用白芍，《神农本草经》曰其："味苦，平，主治邪气腹痛，除血痹，……止痛，利小便，益气。"可见白芍既有柔肝缓急止痛之功，又有活血利水之效，笔者于经验方加味当归芍药散中，将赤白芍并用，以加强活血利水之功。更选当归尾与川芎、川牛膝、丹参、泽兰叶并用，活血之力更强。白术、茯苓、泽泻健脾运湿消肿。全方共奏养血活血，健脾利水的功效。

【主症】水肿尿少，面唇发黯，或腰部刺痛，或女性患者有痛经，或月经后期，或量少色暗有块等，舌暗或有瘀斑，脉沉涩。

【辨证要点】水肿兼有瘀血指征。

【运用经验】

1. 适用于肾性水肿或特发性水肿兼有瘀血指征者。

2. 该方加减运用如下：如痛经甚、月经量少及有血块者，可再加桃仁、红花、益母草。水肿尿少突出者，加冬瓜皮、车前子以增利水消肿之力。对于蛋白尿加芡实、金樱子、桑螵蛸、菟丝子等以摄精。神疲乏力者，加太子参、生黄芪以增益气之功。

3. 对于膜性肾病及糖尿病肾病，在尿少水肿的同时，即使没有瘀血的指征，参考西医学认为其均有高凝、高黏血症的病理特点，也用加味当归芍药散活血利水。

4. 可用于慢性肾脏病瘀血内阻证，可以没有水肿的表现。

【验案】

验案 1　IgA 肾病 慢性肾衰竭

北京某男，62 岁，2014 年春节患者感冒后出现发热，咽部不适，时有喘憋，神疲乏力，10 天后至附近医院查血肌酐 117μmol/L。之后血肌酐逐渐升高，并出现尿检异常，自觉乏力加重。同年 6 月患者就诊于北京某医院，当时血肌酐 240μmol/L，行肾穿刺结果为 IgA 肾病Ⅲ期，建议使用激素及免疫抑制剂治疗而被患者拒绝。

2014 年 8 月为寻求中医药治疗而来我处初诊，当时外院查 24 小时尿蛋白定量 1.47g，尿红细胞满视野，血肌酐 280μmol/L。症见：双下肢轻度浮肿，小便量可，尿频尿急，尿色深红，同时伴有鲜血便，全身乏力明显，眠差，纳可。舌淡暗，苔薄黄，脉沉涩无力。中医辨证为气虚血瘀，下焦湿热。拟益气活血，清热利湿为法。予经验方加味当归芍药散加减。

处方：太子参、蒲公英、车前草、仙鹤草、泽泻各 15g，生黄芪、赤芍、白芍、茯苓、炒枣仁、芡实、川怀牛膝各 20g，当归、白术、天麻各 12g，三七粉（冲入）3g，小蓟 30g，日 1 剂，水煎服。

药后患者尿血明显减轻，上述诸症亦改善。之后患者坚持复诊，笔者一直予上方加减化裁。血肌酐逐渐下降，2015 年 3 月血肌酐 189μmol/L，4 月血肌酐 179μmol/L，尿红细胞 20~25 个 / 高倍视野。且服药后患者乏力明显减轻，二便调，余无明显不适。2016 年 4 月 21 日复查血肌酐 151μmol/L，24 小时尿蛋白定量 0.42g。

点评：本例患者以全身乏力、下肢水肿为主症，其舌暗，中医辨证为气虚血瘀水停证，故治疗以太子参、生黄芪合当归芍药散益气活血化瘀。

验案 2　膜性肾病

北京某女，47 岁。2010 年夏患者发现水肿，伴乏力、腰痛。2011 年秋外院查 24 小时尿蛋白定量 11g，血浆白蛋白 25g/L，肾功能正常，诊断为"肾病综合征"。遂做肾穿刺结果为膜性肾病 I~II 期，建议服用激素，患者拒绝。既往高血压 13 年，服降压药血压控制正常。

2013 年 4 月 1 日患者为求治中医而就诊于我处。当时 24 小时尿蛋白定量 8.263g，血浆白蛋白 34.3g/L，血肌酐正常，临床表现为双下肢重度水肿，按之凹陷，乏力腰酸、眠差，小便少，尿量 700ml/d，舌淡胖暗，边有齿痕，苔薄白水滑，脉沉滑。中医辨证：气虚血瘀水停。治法：益气活血利水。方拟参芪当归芍药散加减：太子参、金银花、茯苓、川牛膝、怀牛膝各 20g，生黄芪、冬瓜皮、丹参各 30g，当归、生白术各 10g，白芍、泽泻、赤芍、生杜仲、青风藤各 15g，菊花 12g，桑螵蛸 5g，川芎 3g。水煎服，日 1 剂。并配用经验食疗方黄芪鲤鱼汤：生黄芪、赤小豆、薏苡仁、冬瓜皮各 30g，芡实、茯苓各 20g，金银花、当归、黄精、砂仁各 10g，上述药物用纱布包好，选活鲤鱼或活鲫鱼 250g，加葱姜少许同煎，不入盐，文火炖 30 分钟后，弃去药包，吃鱼喝汤，每周 2 次。

服上方 4 个月后，患者尿量增加至 1200ml/d，水肿有所减轻，2013 年 8 月 21 日复查 24 小时尿蛋白定量 2.77g，上述症状明显减轻。于上方加生薏仁 30g、苏梗 12g、菟丝子、制首乌各 20g、木瓜 15g，并减太子参为 12g。

2013 年 11 月，患者水肿明显减轻，主诉大便溏薄，日 2~3 次。舌淡，边有齿痕，苔薄白。改拟参苓白术汤加减：太子参 20g，茯苓、生薏仁、金银花、生黄芪各 20g，炒白术、山药各 15g，炒扁豆、陈皮、砂仁各 10g，莲子肉各 12g，冬瓜皮 30g，桑螵蛸 6g。继服黄芪鲤鱼汤每周 2 次。

2014 年 4 月 15 日复诊，24 小时尿蛋白定量降至 0.74g，水肿完全消退。因外感后期，仅诉咽部不适，咳嗽少痰，上方加牛蒡子 12g、板蓝根 30g 兼顾表证。

同年 10 月 6 日 24 小时尿蛋白定量转阴，血浆白蛋白 46.6mmol/L。随访至今尿蛋白阴性。

点评：本例患者为膜性肾病未用任何西药，单纯中医治疗。初诊时重度水肿，尿量 700ml，稍有乏力腰酸，脾胃症状不突出，舌淡暗，辨证为气虚血瘀水停，选经验方加味当归芍药散治疗。方中加太子参、生黄芪以增益气之力，药后疗效显著。说明部分膜性肾病能中不西是可行的。

验案 3 膜性肾病

山东某男，40 岁。该患者于 2013 年 9 月发现颜面及双下肢水肿，查 24 小时尿蛋白定量为 17.5g，血浆白蛋白 18.2g/L。当地肾穿刺结果"Ⅱ期膜性肾病"，予泼尼松 60mg/d，他克莫司 2.5mg 每日 2 次口服。用药 4 周后患者 24 小时尿蛋白定量降至 10g，水肿消退，之后将泼尼松减至 50mg/d。患者 24 小时尿蛋白始终维持在 10g 左右。而且在治疗过程中发现血糖升高。

2013 年 10 月患者为求治中医来我处首诊。症见：乏力，口干渴，尿中泡沫多，纳食尚可，小便量 1800ml，夜眠可。舌暗，苔薄黄，脉沉细无力。当时西药仍服用泼尼松 50mg/d+ 他克莫司 2.5mg 每日 2 次，24 小时尿蛋白定量 10.6g，血浆白蛋白 23.6g/L，肾功能正常。中医辨证为气阴两虚，兼夹内热与瘀血，方拟参芪当归芍药散加味：太子参、泽兰、青风藤、巴戟天各 15g，当归尾 12g，生黄芪、赤芍、白芍、茯苓、川怀牛膝、金银花、芡实、丹参、菟丝子各 20g，生白术、麦冬各 10g，川芎 3g，黄连 6g，生石膏 30g。并配用经验食疗方黄芪鲤鱼汤：生黄芪、赤小豆、薏苡仁、冬瓜皮各 30g，芡实、茯苓各 20g，金银花、当归、砂仁各 10g，上述药物用纱布包好，选活鲤鱼或活鲫鱼 250g，加葱姜少许同煎，不入盐，文火炖 30 分钟后，弃去药包，吃鱼喝汤每周 2 次。并嘱患者停用他克莫司，并逐渐撤减激素。

治疗 1 个月后，患者 24 小时尿蛋白定量降至 7.03g，血浆白蛋白升至 30.1g/L 之后继续服用该方，治疗 2 个月后患者 24 小时尿蛋白定量降至 2.42g，血浆白蛋白升至 31.7g/L。

2014 年 5 月 4 日泼尼松已减至 8.75mg/d，复查 24 小时尿蛋白定量 0.4g。患者已无明显不适，2015 年 6 月 8 日激素已停用，24 小时尿蛋白定量 0.21g。

点评：该病例为膜性肾病患者，24 小时尿蛋白定量为 17.5g，血浆白蛋白 18.2g/L，但患者不水肿，使用激素及他克莫司治疗无效。鉴于患者有乏力、口干、舌暗的表现，中医辨证为气阴两虚、兼挟内热与瘀血。予经验方参芪当归芍药散化裁治疗，并逐渐撤减及至撤停激素。坚持中医药治疗 1 年半，取得了尿蛋白阴转的显著疗效。

验案 4 糖尿病肾病

河北某男，56 岁。患者 2006 年无明显诱因间断出现双下肢水肿，尿检发现尿蛋白，近 2 个月来水肿加重。既往有 2 型糖尿病史 10 余年，使用胰岛素控制血糖，效果不理想。有高血压病史 5 年，目前服用氯沙坦钾片控制血压，胰岛素皮下注射控制血糖，查眼底提示糖尿病视网膜病变。

2008 年 3 月 5 日患者为求中医药治疗至我科住院，3 月 16 日邀余会诊。当时查尿蛋白（+++），24 小时尿蛋白定量：3.56g，肾功能正常。症见：面色少华，乏力腰酸，双下肢轻度水肿，尿量偏少，大便干，舌淡暗有瘀斑，少苔，有裂纹，脉沉细弱。西医诊断：糖尿病肾病。中医辨证：气阴两虚，血瘀水停。以益气养阴，活血利水涩精为法。处方：参芪地黄汤合当归芍药散加减。

处方：太子参、山药、泽泻、当归尾、益母草、金樱子、赤白芍、川怀牛膝各 15g，山茱萸、白术各 12g，生黄芪、茯苓、车前子包煎各 30g，丹参、芡实各 20g，川芎、制大黄各 6g，桃仁 10g。水煎服，日 1 剂。并嘱患者低盐低糖清淡饮食。

经上方加减治疗 2 月余，患者病情明显缓解，二便调，水肿基本消失，复查 24 小时尿蛋白定量 1.3g。2008 年 12 月复查 24 小时尿蛋白定量 0.5g，已无不适，病情稳定。

点评：本例糖尿病肾病的临床特点为大量蛋白尿，属糖尿病肾病中期，鉴于患者有乏力腰酸，口渴欲饮，大便干，舌暗瘀斑的表现，辨证为气阴两虚、兼挟瘀血。选用参芪地黄汤合当归芍药散益气养阴、补肾涩精、活血利水。患者服药 2 个月后，诸证明显缓解，指标亦有所改善。

验案 5　特发性水肿

河北某女，40 岁。患者 2007 年 6 月初无明显诱因出现眼睑及四肢水肿，经各项理化检查未见异常。

2007 年 9 月 26 日为求中医药治疗至我处首诊。当时症见：双眼睑水肿，四肢肿胀，劳累时加重，常感乏力纳差，时感腰部胀痛，大便稀溏，舌质暗苔白，脉沉涩。诊断为特发性水肿，中医辨证为拟健脾调胃，活血利水法。予经验方加味当归芍药散化裁。

处方：当归尾、鸡内金各 10g，茯苓、生黄芪、赤白芍各 12g，炒白术、泽泻、川怀牛膝各 15g，冬瓜皮 30g，车前子（布包）30g，川芎 6g，川断 12g。水煎服，日 1 剂。

2007 年 10 月 10 日复诊：服上药后主症均见减轻，上方 7 剂继服以善后。

点评：本例特发性水肿患者有乏力、纳差、便溏、舌暗的表现，中医辨证为脾胃气虚、血瘀水停。在经验方加味当归芍药散基础上加生黄芪、鸡内金以益气健运中焦脾胃，脾气得健可运化水湿，并加冬瓜皮、车前子以增强利水消肿之力，取效甚捷。

验案6 乙肝肾

内蒙古某男，23岁。患者2011年12月22日因"眼睑及双下肢水肿1周"在当地住院治疗，查尿蛋白（+++），红细胞计数6~8个/高倍视野，24小时尿蛋白定量为14.4g，血浆白蛋白19g/L，血脂偏高，血压及血肌酐正常。当地诊断为：原发性肾病综合征。次日给予甲基泼尼松龙40mg，每日1次静脉滴注。后复查24小时蛋白定量9.57g，血浆白蛋白18.4g/L，于1月9日给予环磷酰胺0.2g静脉推注并建议患者肾穿刺。2012年1月29日患者因感冒后再次出现水肿，遂至北京某医院住院治疗，查24小时蛋白定量8.16g，血浆白蛋白22g/L，肝功能及血脂异常，血压及肌酐仍正常。1月31日肾穿刺结果为：符合乙型肝炎病毒相关性肾病。给予他克莫司2.0mg、1.5mg早晚口服，并口服泼尼松龙40mg/d，患者出现心率加快及面部痤疮等副作用。之后患者出院，继续上述治疗并定期复查。同年6月患者仍服用泼尼松龙40mg/d，因再次出现水肿，复查24小时尿蛋白定量6.91g，血浆白蛋白16g/L，血脂偏高，血压及肌酐正常，经病友介绍求医于我处。当时症见：颜面及双下肢重度水肿，并伴腹水，面部痤疮，易感冒，纳食可，夜眠欠佳，小便量少，大便可，舌质暗苔黄腻，脉弦滑。辨证为血瘀水停。予经验方加味当归芍药散化裁：茯苓、何首乌、芡实、赤芍、白芍、川牛膝、怀牛膝、太子参、生黄芪、金银花、丹参、板蓝根各20g，半边莲、当归尾、泽兰叶、紫花地丁、杜仲各15g，白术、连翘各12g，桑螵蛸、紫河车、阿胶（烊入）各6g，冬瓜皮、车前子（包煎）各30g，陈皮10g日一剂，水煎服。并配用经验食疗方黄芪鲤鱼汤：生黄芪、赤小豆、薏苡仁、冬瓜皮各30g，芡实、茯苓各20g，金银花、当归、黄精、砂仁各10g，上述药物用纱布包好，选活鲤鱼或活鲫鱼250g，加葱姜少许同煎，不入盐，文火炖30分钟后，弃去药包，吃鱼喝汤，每周一剂。并嘱患者逐渐撤减激素。

2个月后患者复诊，水肿基本消退，面部痤疮减少，诸症明显好转。查24小时尿蛋白定量1.91g，血浆白蛋白23g/L，血压及肌酐正常，嘱患者继服上方治疗。2012年11月初患者激素已撤停。

2013年1月患者复查24小时尿蛋白已转阴，血浆白蛋白40g/L，继服上方调治。随访至今，各项指标均已正常，患者精神及身体情况已如常人，已恢复工作。2014年6月16日复查尿蛋白阴性，血浆白蛋白50.1g/L，总胆固醇5.38mmol/L，甘油三酯1.08mmol/L。随访至今，病情稳定。

点评：本例乙型肝炎病毒相关性肾炎，临床表现为重症肾病综合征，使用激素及免疫抑制剂后无效。中医辨证为血瘀水停，以经验方加味当归芍药散化裁，并配合经验食疗方黄芪鲤鱼汤治疗1年，取得了撤停激素及尿检阴性的显著效果，其中血浆白蛋白由初诊时的16g/L最终升至50.1g/L。

黄芪鲤鱼汤

【**药物组成**】生黄芪、赤小豆、芡实、冬瓜皮、薏苡仁、白术、砂仁、茯苓、当归、黄精、金银花，并加活鲤鱼或鲫鱼250g（一尾，去内脏洗净），生姜10g，葱白3茎。将药用纱布包好，葱、姜直接入锅，加适量水，不入盐，鱼药同煎，沸后文火炖之，以30~40分钟为宜，之后取出药袋，吃鱼喝汤，每周可食用1~2次，疗程视病情而定。如无鲤鱼，可以鲫鱼代之。

【**功效**】益气填精，健脾摄精，活血利水

【**方解**】生黄芪补气，赤小豆活血利水，芡实摄精，茯苓、冬瓜皮利水，薏苡仁健脾利湿，白术健脾祛湿，砂仁醒脾和胃，当归、黄精补血养阴。鲤鱼富含优质蛋白，可改善因大量蛋白尿流失而致的低蛋白血症，并兼有利水功效。银花可预防感冒。

【**主症**】颜面及四肢浮肿，按之凹陷，可伴有胸腹水，胸闷憋气，脘腹胀满，尿少而色清，神疲乏力，身重，纳差呕恶，大便溏薄，舌淡，边有齿痕，苔薄白水滑，脉沉细无力。

【**辨证要点**】肾病综合征低蛋白血症、水肿证属脾肾气阴两虚，以气虚为主，水湿内停者。

【**运用经验**】黄芪在水肿明显期应以生者为宜，转至恢复期则以炙者为佳。一般每周服用1剂为宜，严重低蛋白血症者可加至每周2~3剂。

【**验案**】

验案　肾病综合征

福建某女，8岁。患者因"全身水肿2个月"于2005年年末来我处就诊。患者于2005年秋出现全身水肿，至外院诊治疗效不佳遂来我处就诊。当时症见全身重度水肿，尿少，尿量680ml/d，伴胸腔积液、腹水，神疲乏力难以站立，呕恶纳呆，易感冒，舌淡红，苔白腻，脉沉弱。查24小时尿蛋白定量8g，血浆白蛋白21.9g/L，总胆固醇10.75mmol/L，甘油三酯3.59mmol/L。

中医辨证为脾肾气虚，水湿内停，处方香砂六君子汤合五皮饮加减：茯苓、冬瓜皮各30g，太子参、金银花、芡实各20g，桑白皮、大腹皮各15g，川牛膝、

怀牛膝、鸡内金各 12g，生黄芪、广木香、砂仁、陈皮、紫苏梗、白术、竹茹各 10g，西洋参（另煎兑入）、姜半夏各 5g，20 剂。并配合黄芪鲤鱼汤：生黄芪、芡实、茯苓各 20g，赤小豆、薏苡仁、冬瓜皮各 30g，砂仁 10g，每周 3 剂。

患者服药后尿量增加为 1200ml/d，水肿消退，但仍感乏力、纳差，尿蛋白未见明显减少，因其家人着急，遂予泼尼松 45mg/d 顿服，并配合上述中药加减服用。1 个月后复查 24 小时尿蛋白定量 4.8g，嘱坚持服用 3 个月，之后多次复查 24 小时尿蛋白定量均＞4.5g。鉴于激素疗效欠佳，逐步撤减至停用，单纯坚持服用香砂六君子汤加减，健脾升清兼以摄精重点治疗蛋白尿。并一直配用黄芪鲤鱼汤，每周 2 次。

2007 年年初复诊无不适，查 24 小时尿蛋白定量 0.29g，血浆白蛋白 41.3g/L，总胆固醇 4.33mmol/L，甘油三酯 1.75mmol/L，临床治愈，治疗过程中未出现痤疮、潮热等副作用。随访至今患者正常上学，体质增强，平素甚少感冒，尿检一直阴性。

点评：本病例为儿童的肾病综合征。初起时患者全身重度水肿，同时有呕恶纳呆的脾胃症状，予香砂六君子汤合五皮饮，并配合经验食疗方黄芪鲤鱼汤。未用利尿药而达到了尿增肿退的初步效果。鉴于患者家属急于想控制蛋白尿，遂用激素治疗 3 个月，尿蛋白未转阴，24 小时尿蛋白定量仍大于 4.5g，继之逐渐撤减及撤停激素，遂以香砂六君子汤加减化裁调治，并配合经验食疗方黄芪鲤鱼汤，取得了完全缓解的效果，随访至今未复发。

荆苏参豉汤

【**药物组成**】荆芥、紫苏叶、党参、淡豆豉。

【**功效**】益气解表

【**方解**】荆芥辛温，善于表散风寒，且清利头目咽喉；紫苏叶辛温，气味芳香，在表散风寒的同时，兼能行气畅中。两药共为君药以发表散寒。淡豆豉辛，助荆芥、紫苏叶解表祛邪，佐以党参益气，有利于发汗以鼓邪外出。

【**主症**】乏力，轻度恶寒发热，鼻塞，喷嚏，流涕，头痛，舌淡红，苔薄白，脉浮紧。

【**辨证要点**】常用于慢性肾脏病患者风寒感冒轻症。

【**运用经验**】该方拟定于 20 世纪 80 年代初期，为益气解表的方剂，药仅 4 味，轻灵好用，且发汗不峻猛，药力平和。

加味导赤汤

【药物组成】生地黄、通草、淡竹叶、生甘草梢、黄芩、柴胡、白芍、石韦、车前草、川牛膝、怀牛膝、制大黄。

【功效】清热通淋

【方解】方中以通草、车前草、石韦清利湿热，制大黄通腑泻热，生甘草用"梢"以直达茎中止淋痛，生地黄滋阴清热，竹叶、柴胡、黄芩清心、肺、肝胆之热，白芍合生甘草以缓急止痛，川牛膝、怀牛膝同用补肝肾、通利腰膝。全方共奏清热通淋之功。

【主症】尿频、尿急、尿痛，尿灼热，大便干结，口苦口黏，小腹拘急胀痛，腰腹胀痛，舌苔黄腻，脉滑数。

【辨证要点】各类慢性肾脏病患者伴有下焦湿热者，可表现为尿路感染、尿道刺激征、男性急性前列腺炎等。

【运用经验】对于尿道刺激征较明显者，可加蒲公英以加强清热利湿之力。对于大便干燥者，常加麻子仁以润燥通便。对兼有气虚，有乏力症状者，加太子参、生黄芪以益气。

【验案】

验案 1　慢性肾衰竭伴尿路感染

贵州某男，60 岁。患者慢性肾炎病史 40 余年，未做肾穿刺。发现血肌酐升高 20 年，痛风病史 10 年，血压正常。曾于多家医院治疗无效。

2014 年 11 月 19 日为求中医药调治至我处首诊。查血肌酐 327μmol/L，尿酸 508μmol/L，血红蛋白 115g/L，尿蛋白（＋），尿红细胞（－）。症见：心悸气短，尿频、尿急、尿等待，下肢关节痛，偶有咽痛，纳眠可，大便调，舌红瘦，苔薄黄，脉细数稍弱。中医辨证：心气阴两虚，湿热下注。拟心气阴双补、清热利湿通淋法。予经验方加味导赤汤合生脉饮化裁。

处方：生地、黄芩、车前草、蒲公英、太子参、威灵仙、秦艽、板蓝根各 15g，通草 3g，生甘草、柴胡、五味子、当归各 10g，淡竹叶、制首乌、麦冬、石韦、川牛膝、怀牛膝各 20g，白芍、丹参各 30g。水煎服，日一剂。并嘱患者饮食宜清淡，忌食海鲜、豆制品、啤酒等。

患者坚持中医药治疗，2015 年 4 月 1 日复诊时，血肌酐 232μmol/L，尿酸 451μmol/L（未服用降尿酸西药），血红蛋白 120g/L，上述诸症消失。随访至今，病情稳定。

点评：本例患者以心悸气短及尿频、尿急、尿等待为主症，结合舌脉，辨证为心气阴两虚、湿热下注。当以生脉饮补心益气养阴，经验方加味导赤散清利下焦湿热。

验案 2　微小病变伴尿路感染

广东某女，47 岁。2013 年 3 月患者因双下肢水肿至当地医院检查发现尿蛋白，24 小时尿蛋白定量最多 5.35g，血浆白蛋白 27g/L，总胆固醇 8.0mmol/L，血压及肾功能正常，肾穿刺结果为肾小球轻微病变。西医给予泼尼松 55mg/d 口服。治疗 4 周后患者尿蛋白转阴，白蛋白及血脂恢复正常。此后规律撤减激素，减至 7.5mg/d 时病情反复，再次出现下肢水肿。

因服用激素 1 年余，恐惧其副作用，寻求中医药治疗而于 2014 年 7 月 7 日来我处初诊。当时服用泼尼松 7.5mg/d，外院查 24 小时尿蛋白定量 3.46g。症见：双下肢水肿，尿量尚可，尿频、尿急，易咽痛感冒，心悸，夜眠差，纳食尚可，大便调。舌红，脉黄腻，脉细数。中医辨证为湿热下注，气阴两虚。以清利湿热，益气养阴为法。予经验方加味导赤散合生脉饮加减。

处方：生地黄、酸枣仁、太子参、蒲公英、车前草各 15g，通草 3g，淡竹叶、枳壳、黄芩、牛蒡子、天麻各 12g，生甘草、麦冬、五味子、灵芝各 10g，柴胡、防风各 5g，石韦、川怀牛膝、芡实、冬瓜皮各 20g。水煎服，日 1 剂。并嘱患者逐渐撤减激素。

2014 年 9 月 28 日复诊，患者诉激素减至 5mg/d 时病情反复，当地医院查 24 小时尿蛋白最高升至 8.58g。其后患者坚持在我处运用中医药调治，笔者加用经验食疗方黄芪鲤鱼汤治疗：生黄芪、赤小豆、生薏苡仁、冬瓜皮、车前子各 30g，砂仁、金银花、黄精各 10g，茯苓、芡实各 20g，当归 12g。上述药物用纱布包好，与鲤鱼或鲫鱼 250g 一尾同煎，加葱姜少许，不入盐，水煎半小时，弃去药包，吃鱼喝汤，每周 2 次。激素暂维持 5mg/d。此后笔者一直在上两方基础上加减化裁，经过数月治疗后，患者尿蛋白逐渐减少，2015 年 5 月激素已停用，24 小时尿蛋白定量 1.29g，已无明显不适，病情明显改善。

点评：本例为肾小球轻微病变患者，虽然使用激素有效，但在撤减过程中复发。初诊时鉴于患者以水肿兼尿频、尿急为主要表现，并伴有心悸症状，辨证为心气阴两虚、湿热下注证。以经验方加味导赤散清利湿热，合用生脉饮补心之气阴，并配合经验食疗方黄芪鲤鱼汤。患者坚持中医药治疗 10 个月，激素顺利撤停，水肿消退，尿蛋白亦减少。本案说明中医治病不可拘泥于一法一方，需根据患者具体症状辨证论治，方能取得良效。

验案3 尿路感染

北京郊县某女，28岁。患者2012年6月性生活后出现尿频、尿急。之后每次性生活后即见尿频、尿急症状明显加重，并有小便不畅，外院诊断为尿路感染，先后予抗生素口服及静脉滴注，症状改善不明显，又至某三甲西医院就诊，诊断为尿道炎合并支原体感染，予尿道射频治疗，症状缓解2周后再次复发。最多时白天小便10余次、夜间4~5次，每次尿量最多20ml，少则几滴，给患者带来了极大的痛苦。

2013年4月1日为求中医药治疗来我处初诊。当时查尿白细胞：98.44个/高倍视野、细菌422.5/高倍视野。症见：尿频、尿急、小便淋漓不畅，阴部瘙痒，已严重影响到生活且不能继续工作，焦虑烦躁，乏力腰酸，夜不能寐，纳眠可，舌淡苔黄腻，脉细数无力。中医辨证为气阴两虚，湿热下注。拟益气养阴，清热利湿法。予经验方加味导赤散加味。

处方：生地、黄芩、土茯苓、车前草、柴胡、天麻各15g，淡竹叶、太子参、佩兰、灵芝各12g，石韦、金银花、酸枣仁、续断、盐杜仲、蒲公英、川牛膝、怀牛膝各20g，白芍30g，通草3g。水煎服，日1剂。

患者坚持门诊复诊，笔者一直予上方加减化裁。同年4月15日复查尿检转阴，诸症减轻，诉夜尿4~5次。2014年2月19日夜尿已减至1~2次，无不适。随访至今，病情稳定。

点评：本例尿路感染合并有阴道炎，皆属湿热下注的表现。鉴于患者兼有乏力腰酸的症状，辨证为气阴两虚，湿热下注。予经验方加味导赤散加太子参等化裁益气养阴，清利湿热。药后取得显效。

验案4 尿道综合征

新疆某女，60岁。2011年患者因子宫肌瘤行子宫及其附件切除术后，出现反复泌尿系感染，尿中白细胞、红细胞明显增多，并伴有尿痛。患者曾在多处医院就诊，虽尿检转阴，但尿频、尿急及尿道刺痛症状较明显，生活质量严重下降，深感痛苦。既往有高血压及糖尿病病史，服用降压药及降糖药，尚可控制。

2013年11月25日为求中医药治疗至我处首诊。当时尿检阴性，症见：表情痛苦，尿频、尿急及尿道刺痛明显，若排尿不及时，则尿痛难忍，夜尿8~9次。急躁易怒，纳差，眠差头痛，大便稍干，时有腰部不适，舌质红，苔黄，脉弦滑。诊断为尿道综合征，中医辨证为心肝火旺，下焦湿热。拟清心肝之火，清利湿热法。予经验方加味导赤散加味。

处方：生地、淡竹叶、黄芩、蒲公英各 15g，石韦、白芍、火麻仁、炒枣仁、川牛膝、怀牛膝各 20g，砂仁、苏梗、柴胡、益智仁 10g，黄连、桑螵蛸、蔓荆子 6g。水煎服，日 1 剂。

服药 7 剂后复诊，诉服药后自觉全身稍感轻松，尿道热痛较前好转，但仍有尿频，尿急症状，若解小便不及时，仍尿道刺痛，并诉口干、乏力明显，舌质红，苔黄，脉滑数稍弱。改拟清热利湿，兼以补气扶正。于上方基础上加用猪苓、太子参各 10g，黄柏 12g，萆薢 15g。

2014 年 1 月 3 日复诊，患者及家属面带笑容，患者自觉全身明显轻松，可与家人长时间出游，生活质量大大提高。尿频好转，虽仍有尿急，但较初次就诊时憋尿时间延长，尿道热痛感减轻，夜尿减至 5 次，纳眠均可，大便调。继续守方加减治疗。同年 6 月 7 日复诊时患者夜尿减至 2~3 次，余无不适。随访至今，病情稳定。

点评：本例为老年尿道综合征患者，其症状较重，痛苦不堪。笔者根据中医辨证运用经验方加味导赤散治疗，2 个月后症状明显减轻，心情转佳。尿道综合征虽然尿检正常，但患者尿频、尿急、尿痛的症状使患者生活质量明显下降，西医无治疗药物，通过长期的临床实践，笔者认为中医药治疗本病有较大的优势，且疗效确切。

银菊玄麦海桔汤

【药物组成】金银花、野菊花、玄参、麦冬、桔梗、胖大海。

【功效】养阴清热，解毒利咽

【方解】方中玄参、麦冬滋阴利咽，桔梗宣肺利咽，胖大海开肺气、清肺热而利咽，金银花、野菊花具清热解毒之力。诸药合用，组成养阴解毒利咽之剂。

【主症】咽干，咽肿，咽痛，舌红苔黄，脉数。

【辨证要点】本方适用于慢性肾脏病患者外感风热毒邪或肺胃蕴热而发的扁桃体炎、咽炎。若临床症见咽干、咽喉肿痛时，可运用本方及时的解毒利咽。

【运用经验】毒热是贯穿慢性肾脏病始终的病邪之一，其临床表现有反复发作的扁桃体炎、咽炎及皮肤疮毒等，因此以本方急则治标，及时地清解毒热，对控制病情是十分重要的。

紫癜肾 1 号方

【药物组成】生黄芪、太子参、生地黄、白芍、芡实、旱莲草、紫草、银柴胡、乌梅、当归、地龙、五味子、炒栀子、金银花、小蓟、丹参、三七粉。

【功效】益气养阴清热、止血摄精，兼顾改善患者过敏体质。

【方解】本方是在益气滋肾汤的基础上合用民间验方过敏煎加减，一方面气阴双补以治本，另一方面立足于改善机体的过敏状态，并兼顾化斑、止血、涩精。

【主症】神疲乏力，腰膝酸痛，咽干口燥，纳食不香，大便干结或溏薄，手足不温或手足心热，皮肤紫癜时有反复，血尿伴蛋白尿，舌淡或舌尖红，舌胖嫩，苔薄黄，脉沉细数而无力。

【辨证要点】紫癜性肾炎辨证属气阴两虚表现，如神疲乏力、咽干口燥、腰膝酸痛等。

【运用经验】皮肤紫癜者，常加生石膏、丹皮、黄芩；屡发咽喉肿痛者，加野菊花、连翘；水肿者，加车前子、冬瓜皮；腰痛者，加杜仲、牛膝；腰冷痛者，再加紫河车；纳差者，加鸡内金、焦山楂、神曲；大便溏者，去当归、炒栀子，加炒白术；若大便干结者，加制大黄；易感冒者，加桑叶、黄芩；眠不安者，加天麻、炒枣仁；关节痛着，加秦艽、薏苡仁。

【验案】

验案　紫癜性肾炎

内蒙古某男，12 岁。2012 年 7 月因感冒发热，遂发现下肢紫癜，并伴有肉眼血尿、腹痛、呕吐、乏力，因病而休学。当地医院诊断为紫癜性肾炎，治疗无效。

为求中医药治疗于 2012 年 7 月 26 日来我处就诊，查尿红细胞 397 个 / 高倍视野，尿蛋白（−），肾功能、血压均正常。症见：双下肢紫癜满布，乏力纳差，咽干咳嗽，汗出，尿红，眠尚可。舌淡红，苔薄黄，脉沉细数。辨证为气阴两虚，偏于阴虚内热，以致迫血妄行。予经验方紫癜肾 1 号方加减：太子参、生黄芪、生地黄、芡实、紫草、白芍、银柴胡、竹叶、黄芩、牡丹皮各 12g，炒栀子、五味子、乌梅、地龙、仙鹤草、炒酸枣仁、鸡内金各 10g，生石膏、小蓟各 30g，紫河车、三七粉（冲入）各 3g，金银花 20g，蒲公英 15g，防风 6g，水煎服，每日 1 剂。

患者长期门诊复诊，笔者予上方加减调治，未用激素。尿血逐渐减轻，自觉上述症状明显好转，紫癜消失，一直未感冒，秋天复学。于 2013 年 2 月 6 日复查尿红细胞：8.4 个 / 高倍视野。2013 年 10 月尿检转阴，长期随访均未复发。

点评：本例紫癜性肾炎初诊时双下肢紫癜满布伴大量血尿，一般常用激素治疗紫斑，但部分患者紫癜未能有效控制。笔者治疗紫癜单纯运用中药，主要抓住以下几个环节：①清胃化斑：因中医理论认为斑发于阳明，故常用生石膏。②清肺化斑：因"肺主皮毛"，通过黄芩清肺也有利于控制紫癜。如果患者有血尿的症状，则选用黄芩炭。③凉血化斑：紫斑属于血分有热，常选用丹皮、生地、紫草、炒栀子等凉血止血化斑的药物。

紫癜肾 2 号方

【药物组成】女贞子、旱莲草、麦冬、牡丹皮、紫草、银柴胡、乌梅、生地黄、金银花、小蓟、三七粉、赤芍、炒栀子、地龙、五味子

【功效】养阴清热，凉血止血化斑

【方解】本方是二至丸与过敏煎的加味。二至丸可滋养肝肾，生地养肾阴，麦冬、五味子益肺阴，丹皮、赤芍、紫草凉血止血消斑，小蓟、三七粉止血尿，金银花解毒利咽，预防上呼吸道感染。过敏煎、地龙均有抗过敏的作用，可以改善患者的过敏体质。

【主症】皮肤紫癜反复发作，五心烦热，咽干口燥，大便偏干，镜下血尿或时见肉眼血尿，舌红苔薄黄，脉细数。

【辨证要点】治疗紫癜性肾炎辨证属阴虚血热的患者，见五心烦热、咽干口燥、大便偏干，而无乏力症状者。

【运用经验】笔者在上方中常加入生石膏，去清胃热消斑之义，亦常加黄芩以清肺热，因肺主皮毛。大便偏干者，加麻子仁。便秘不通者，加制大黄，甚者可加生大黄。

补肾泄毒颗粒

【药物组成】太子参，生黄芪，生地黄，杜仲，黄连，生大黄，丹参等。

【功效】补肾泄毒，标本兼顾。

【方解】本方以生黄芪、生地共为君药以气阴双补。辅以太子参、杜仲以加强君药益气滋肾之功。余药皆为佐药，黄连清热解毒且止呕；生大黄通腑泄毒，丹参活血以祛瘀毒。全方通补并用，共奏补肾泄毒，标本兼顾之功。

【主症】面色萎黄，神疲乏力，心悸气短，腰膝酸软，呕恶纳果，尿少水肿，大便干结，舌淡苔腻，脉沉细弱。

【辨证要点】适宜于慢性肾衰竭早、中期患者，证属气阴两虚兼湿浊、热毒、瘀阻。以神疲乏力、腰膝酸软、呕恶便干为主症者。

【运用经验】本方已于 20 世纪 90 年代中期即制成院内制剂，长期运用于临床，疗效可靠，适用面广，且使用方便，深受广大患者的欢迎。

三金排石汤

【药物组成】金钱草、海金沙、石韦、川牛膝、怀牛膝、王不留行、生黄芪、制大黄、车前草、鸡内金、小蓟、白芍、生甘草梢

【功效】清热利湿，通淋排石，益气活血

【方解】金钱草、海金沙、石韦利水通淋排石；牛膝、王不留行通经活络；鸡内金有化坚消石之功；小蓟凉血止血；白芍配生甘草梢缓急止痛；生黄芪益气补虚，扶正排石；制大黄通腑泄浊；车前草清利下焦湿热。

【主症】腰腹胀痛难忍，或放射至少腹或阴部疼痛，尿频急热涩痛，尿黄或赤，尿中夹有细小砂石排出，舌红苔黄腻，脉滑数或弦数。

【辨证要点】腰腹胀痛难忍，尿频急热涩痛，尿中夹有细小砂石排出。

【运用经验】对于尿路结石的患者，如腰腹绞痛难忍者，可重用白芍至60g以加强缓急止痛之力。若唇暗，舌暗有瘀斑或有瘀点者加桃仁10g、郁金12g。

【验案】

验案　肾结石

某女，27岁。患者既往肾结石病史2年，曾于外院行体外碎石，但2月前体检时，B超再次发现双肾多发结石，最大者直径为0.8cm。

2013年6月5日为求中医药治疗至我处初诊。症见：时有腰部酸痛，乏力，纳食可，夜眠安，大便日行1次，偏稀，时有尿急、尿痛等排尿不适感。舌质暗，舌体胖，苔薄白，脉沉略细。中医辨证为下焦湿热，兼有气虚。以三金排石汤加减清利下焦湿热，通淋排石。

处方：金钱草、生黄芪各30g，海金沙、鸡内金、生甘草、茵陈各10g，生地、王不留行各15g，淡竹叶、炒白术各12g，石韦、川断、川牛膝、怀牛膝各20g，通草3g，白芍45g。水煎服，日1剂。

上方2周后，患者腰痛及排尿不适感均明显缓解。之后一直坚持来我处复诊，2013年12月4日复查肾B超示：右肾已无结石，左肾仅有1个直径为0.5cm的结石。病情明显缓解。

点评：此例青年女性，职业为话剧演员，因工作紧张，平素喝水少，且经常憋尿，长此以往，湿热下注，化火灼阴，煎熬尿液，结为砂石。正如《诸病源候论·石淋候》云："石淋者，淋而出石也。肾主水，水结则化为石，故肾客砂石。肾虚为热所乘，热则成淋。"笔者以经验方三金排石汤加减清利下焦湿热，通淋排石。该患者取得了显著的效果。

二、补益剂

补中益气汤 《脾胃论》

【药物组成】黄芪、人参、白术、甘草、当归、陈皮、柴胡、升麻。

【功效】补中益气，升阳举陷。

【方解】黄芪益气为君，人参、白术、甘草健脾益气为臣，共奏补中益气之功。陈皮理气，当归补血，均为佐药。升麻，柴胡升举下陷之清阳，为使药。本方是调补脾肺、益气升阳、甘温除热的代表方剂。

【主症】神疲乏力，自汗易感冒，语音低微，口淡不渴，蛋白尿或血尿，妇女月经量多，便溏或脱肛，舌淡边有齿痕，苔薄白而润，脉沉弱。

【运用经验】对于慢性肾脏病患者临床表现为上述症状者，中医证候为肺脾气虚、中气下陷证。可选用本方。平素易感冒者常配合玉屏风散或桂枝汤，对于伴有心悸、汗多者配合生脉饮。对于蛋白尿的患者加涩精的药物，如芡实、金樱子、菟丝子等，对于血尿的患者，加小蓟、仙鹤草、三七粉等止血的药物。

方中的黄芪可选用生黄芪或炙黄芪，剂量为12~30g。人参一般易为太子参、党参或西洋参。柴胡、升麻一般为3~5g，如中气下陷证突出者可用10g。

六味地黄汤 《小儿药证直决》

【药物组成】熟地黄、山茱萸、山药、泽泻、茯苓、丹皮。

【功效】滋养肾阴。

【方解】六味地黄汤是滋补肾阴的基础方剂，方中重用地黄滋肾阴为君药；辅以山茱萸、山药兼顾肝、脾之阴，三药共用，肾、肝、脾三阴并补，而以补肾为主。泽泻、茯苓、牡丹皮为佐渗湿泻火，泽泻泄肾浊，茯苓渗脾湿，牡丹皮泻肝火。本方补中有泻，寓泻于补，通补开合，相辅相成。正如《医方论》所论："有熟地黄之腻补肾水，即有泽泻之宣泄肾浊以济之；有山萸肉之温涩肝经，即有丹皮之清泻肝火以佐之；有山药之收摄脾精，即有茯苓之淡渗脾湿以和之。药有六味，而有开有合，三阴并治，洵补方之正鹄也。"

【主症】腰膝酸软，足跟作痛，头目眩晕，耳鸣如蝉，五心烦热，舌燥咽干，便干，蛋白尿或血尿，可伴水肿，舌红苔少而干，脉沉细等。

【辨证要点】六味地黄汤是滋补肾阴的基础方剂，对于慢性肾脏病临床只要见上述肾阴亏虚症状者，笔者均选用本方治疗。由于在肾阴虚的基础上常兼夹气虚、血瘀、内热，还伴有血尿、蛋白尿、水肿等表现，因而必须在六味地黄汤的基础上进行加味化裁。

【运用经验】

1. 笔者运用六味地黄汤常以生地黄易熟地黄，因为阴虚易生内热，生地黄性寒，在滋阴补肾的同时，兼具清热之功，且其滋腻碍胃之弊亦逊于熟地黄，而且生地黄还有凉血止血之功效，故选生地黄较熟地黄更为适宜。生地黄用量一般为15g，糖尿病肾病的患者一般食欲旺盛，此时生地可用到30g，意在抑制食欲。对于大便偏溏的患者，以炒白术易山药。

2. 肾脏疾病，病程绵长，且易反复，故长期调治实属必要。遇急性肾炎愈后和慢性肾炎稳定期，笔者常以六味地黄汤加减作善后之剂。这也体现了中医学"治未病"的思想。

3. 六味地黄丸原出自宋·钱乙的《小儿药证直决》主治小儿肾怯失音、囟开不合、神不足、目中白睛多、面色㿠白等，因钱氏考虑小儿为稚阳之体，无需助阳，于是减去《金匮要略》八味肾气丸中刚燥的附子、桂枝，改干地黄为熟地黄，从而组成本方，着眼于滋补肾阴。鉴于此，对小儿先天禀赋不足，发育不良、体弱的肾炎患者，笔者常首选六味地黄汤培补肾阴，以充养先天之本，多应手奏效。再者，对于小儿急性肾炎恢复期的患者，愈后用该方培补阴精，对于减少病情反复有关键的作用。

4. 通过临床实践，笔者体会到六味地黄汤比左归饮、左归丸等纯补肾阴方剂更为好用，这与本方的组成特点以补为主，补中有泻，寓泻于补，通补开合，相辅相成密切相关。方中重用地黄滋肾阴是为主药，辅以山茱萸、山药兼顾肝、脾之阴，以泽泻、茯苓、丹皮为佐渗湿泻火。肾炎患者病机多虚实夹杂，既有肾阴匮乏的一面，又有湿热余邪未尽的一面，这是从客观病情来考虑；另外脾肾久虚运化无权，主水失职，肝肾阴虚则相火易动，水湿内停及相火妄动常为本病的重要机转，该方以滋养肾阴为主，兼顾渗湿泻火，甚与病情相洽，用后往往无补而恋邪，补而滋腻之弊。

5. 笔者应用本方治疗慢性肾脏病阴虚水停证，泽泻、茯苓用量可加大至20~30g，同时加冬瓜皮30g增强利水消肿之功。若肾阴亏虚、腰痛甚者可在六味地黄汤的基础上加杜仲、川断、怀牛膝、巴戟天、鹿角胶等强壮腰膝的药物。

麦味地黄汤 《医级》

【药物组成】 麦冬、五味子、熟地黄、山茱萸、山药、泽泻、茯苓、丹皮。

【功效】 滋养肺肾之阴。

【方解】 本方即六味地黄汤加麦冬、五味子。六味地黄汤滋肾补阴，配合麦冬甘寒滋养肺阴，五味子敛肺滋阴，生津润燥。诸药合用共奏滋养肺肾之功。

【主症】口干、咽干痛，腰膝酸软，足跟作痛，头目眩晕，耳鸣如蝉，五心烦热，便干，蛋白尿或血尿，舌偏红少苔，脉细数等。

【辨证要点】本方适用于慢性肾脏病肺肾阴虚证，其辨证要点为在肾阴亏虚证的基础上，同时有口干、咽干痛之症。

【运用经验】笔者常运用该方治疗肾炎血尿证属肺肾阴虚者，应用时常加金银花、野菊花、牛蒡子等利咽解毒之品，如经验方银菊麦味地黄汤，其药物组成为：金银花 20g，野菊花、麦冬、五味子各 10g，生地黄、山药各 15g，山茱萸、牡丹皮、泽泻、茯苓各 12g。血尿明显者另加小蓟 20g，墨旱莲 12g。若大便偏干，加制大黄 10g。

知柏地黄汤《医宗金鉴》

【药物组成】知母、黄柏、熟地黄、山茱萸、山药、泽泻、茯苓、丹皮。

【功效】滋阴降火。

【方解】六味地黄汤加知母、黄柏即知柏地黄汤，六味地黄汤滋肾补阴，配合知母、黄柏意在清泻下焦肾之湿热。诸药合用滋阴降火，兼以利湿。

【主症】五心烦热，虚烦盗汗，咽干口燥，阴囊湿痒或尿频、急、热、涩痛，耳鸣腰痛，大便偏干，舌偏红，苔少欠润，脉沉细数。

【辨证要点】本方适用于慢性肾脏病及慢性尿路感染等属肾阴亏损、虚火上炎或下焦湿热者。对于肾病综合征患者使用激素后出现的阴虚内热证，临床用此方常可收到满意疗效。该方的辨证要点为怕热，咽干口燥，舌红苔干少津。

【运用经验】

1. 本方可用于肾病综合征患者经使用大量激素后出现阴虚火旺证者，如库欣综合征、痤疮满布、精神亢奋等，处方如下：知母、山药、茯苓各 15g，黄柏、泽泻各 12g，生地黄、牡丹皮各 20g，山茱萸 10g。疮毒较甚者加金银花 30g，连翘 12g，野菊花 10g；大便干结者加制大黄 20g；烦躁易怒者加白芍 20g，生石决明 30g（先煎）；若眠不实，加炒枣仁 15g，莲子心 10g。

2. 肾炎血尿患者常见阴虚内热证，常运用知柏地黄汤加凉血止血药。处方如下：知母、牡丹皮、泽泻各 10g，黄柏、山茱萸各 6g，生地黄、山药、茯苓各 12g。另加小蓟 30g，仙鹤草、墨旱莲各 12g。若大便偏干，加制大黄 10g。若眠不实，加炒枣仁 15g，莲子心 10g。

3. 治疗慢性尿路感染肾阴亏虚兼夹湿热者，选用本方可获良效，处方如下：知母、生地黄、山药、泽泻各 15g，黄柏、山茱萸各 10g，牡丹皮 12g，茯苓 20g，石韦 20g，车前草 15g，通草 3g，小蓟 30g，白茅根 15g。若大便干结者加制大黄 15g。

【验案】

验案　肾病综合征

河北某女，48 岁。患者 2012 年 1 月体检发现尿蛋白，未予重视。2 月 17 日因感冒出现颜面浮肿，至当地医院住院治疗，查 24 小时尿蛋白定量 3.92g，血浆白蛋白 11.9g/L，总胆固醇 10.03mmol/L，血压及肾功能正常，诊断为肾病综合征，予抗感染等对症治疗。2 月 27 日予甲基醋酸泼尼松片龙 40mg，每日 1 次静脉滴注，尿蛋白未减少，当地医院建议患者肾穿刺，患者拒绝。3 月 27 日开始应用环磷酰胺 0.2g，隔日 1 次静脉滴注，后因肝功能异常，共用 2.8g 后停止使用。5 月 10 日患者复查 24 小时蛋白定量 3.38g，血浆白蛋白 28.8g/L，肾功能及血压正常，肝功异常。出院后口服甲泼尼龙 40mg/d。

6 月 15 日患者寄希望于中医治疗而求诊于我处，当时查 24 小时蛋白定量 6.12g，血浆白蛋白 25.2g/L，总胆固醇 16.23mmol/L，甘油三酯 7.57mmol/L，肾功能及血压正常。症见：满月脸，乏力明显，头晕，纳眠可，时有便秘，闭经数月，小便可，舌红苔黄腻，脉弦数。中医辨证：气阴两虚偏于阴虚，兼挟瘀热，拟益气养阴，清热活血法，予知柏地黄汤加减。

处方：知母、生地、山药、夏枯草、黄柏、当归尾、苏梗、杭菊花各 12g，山萸肉、丹皮、砂仁、泽泻各 10g，茯苓、天麻、金银花、益母草、金樱子、芡实、生黄芪、川牛膝、怀牛膝各 20g，丹参、麻子仁各 30g，紫河车 5g。每日 1 剂，水煎服。

并配用经验食疗方黄芪鲤鱼汤：生黄芪、赤小豆、薏苡仁、冬瓜皮各 30g，芡实、茯苓各 20g，金银花、当归、黄精、砂仁各 10g，上述药物用纱布包好，选活鲤鱼或活鲫鱼 250g，加葱姜少许同煎，不入盐，文火炖 30 分钟后，弃去药包，吃鱼喝汤，每周 2 次。并嘱逐渐撤减激素。

服中药 2 个月后，患者复诊查 24 小时尿蛋白定量 1.5g，血浆白蛋白 29.3g/L，总胆固醇 10.39mmol/L，甘油三酯 4.6mmol/L。继予上方加减，2013 年 3 月激素已撤完，2013 年 8 月复诊，24 小时蛋白定量 0.14g，血浆白蛋白 39g/L，2014 年 3 月 28 日 24 小时尿蛋白定量 0.19g，患者已恢复正常工作。随访至今，尿蛋白阴性，血浆白蛋白正常。

点评：本例肾病综合征患者先后经甲强龙、环磷酰胺冲击治疗均无效。中医辨证为气阴两虚，兼挟瘀热，以知柏地黄汤滋阴清热。方中加当归尾、丹参、牛膝、益母草等药活血化瘀、通畅月经。并加用了益气及涩精等药物。紫河车味甘、咸，性温，入肾经。为血肉有情之品，能大补气血及益肾填精。笔者对于肾病综合征激素依赖型的患者，在撤减激素的过程中常喜用本品 2~5g 加入复方中。

大补元煎《景岳全书》

【药物组成】人参、熟地黄、山茱萸、山药、枸杞子、当归、杜仲、炙甘草。

【功效】益气滋肾补血。

【方解】本方出自《景岳全书·新方八阵》，为补阵第一方。治"男妇气血大坏，精神失守危剧等证"。并誉为"回天赞化、救本培元第一要方"。本方是在六味地黄汤三补的基础上，增枸杞子、当归、杜仲益肾养血，再加人参大补元气。

【主症】神疲乏力，面色不华，少食懒言，腰膝酸软，耳鸣目眩，男子阳痿遗精，蛋白尿或血尿，舌淡苔薄白边有齿痕，脉沉细无力。

【辨证要点】疲乏无力、面色不华、腰酸耳鸣为其辨证要点。

【运用经验】本方以滋养肾阴为主，兼以益气补血。适宜于慢性肾脏病证属气阴两虚，兼有血虚的患者。笔者在运用本方时，常以生地黄易熟地黄，取其滋阴清热之功。益气之品则以太子参为宜，其补气之力量较平和，然兼具生津之功，如此无刚燥伤阴之弊。

肾气丸《金匮要略》

【药物组成】干地黄、山茱萸、山药、泽泻、茯苓、丹皮、桂枝、炮附子。

【功效】温补肾阳。

【方解】干地黄滋肾补阴，山茱萸、山药兼补肝脾之阴，少加桂枝、附子温补肾中之阳，即少火生气，亦"益火之源，以消阴翳"之意。配合泽泻、茯苓、牡丹皮利水渗湿，清泻肝火，意在补中有泻，补而不腻。在《金匮要略》中，治"虚劳腰痛，少腹拘急，小便不利者"。本方治法体现了"善补阳者，必于阴中求阳"之意，为温补肾阳的代表方剂。

肾为水火之宅，原阴原阳寄寓其中，基于阴阳互根，阳得阴助则生化无穷的理论。本方通过水火并补温润两顾，俾肾气自健，故名为"肾气丸"。

【主症】畏寒肢冷，面色㿠白，腰膝冷痛，小腹拘急，夜尿频多，小便清长，或尿少水肿，男子阳痿滑精，女子带下清冷，舌淡胖嫩，边有齿痕，脉沉迟。

【运用经验】

1. 肾气丸加川牛膝、车前子，即为济生肾气丸（《济生方》）。在温补肾阳的基础上，加川牛膝、车前子以增活血利水。肾性水肿的患者在怕冷、水肿、尿少的同时，伴有瘀血内阻者，如见肌肤甲错，面色晦暗，舌质紫黯，有瘀点、瘀斑，常选用本方温补肾阳，利水兼以活血，疗效甚佳。

2. 慢性肾脏病患者证属肾阳虚或肾阴阳两虚证者，均可选用肾气丸化裁。处方如下：制附片、肉桂、山茱萸、牡丹皮各 10g，生地黄 12g，山药、泽泻各 15g，茯苓 20g。腰膝冷痛者加巴戟天 12g，鹿角胶 10g（烊入）。大便溏薄者以炒白术 12g 易山药。大便干结者加制大黄 20g。尿少肢肿者加车前子（布包）、冬瓜皮各 30g，川牛膝、怀牛膝各 15g。舌暗或有瘀斑者加丹参 30g。

如见血尿者加小蓟 30g，仙鹤草 15g，如见蛋白尿者加芡实、金樱子、菟丝子各 20g。

保元汤 《博爱心鉴》

【药物组成】黄芪、人参、肉桂、甘草。

【功效】益气温阳。

【方解】黄芪甘温，补中益气。人参甘微苦，益气生津。肉桂辛、甘、热，温补肾阳。甘草益气兼调和诸药。四药相伍，奏益气温阳之功。

【主症】手足不温或畏寒肢冷，口淡不渴，乏力，腰膝冷痛，夜尿多而色清，舌淡胖边有齿痕，苔薄白而水滑，脉沉弱或沉迟无力。

【辨证要点】慢性肾脏疾病，症见气虚、阳虚证者可选用本方。临床表现为乏力畏寒，舌淡边有齿痕，脉弱而迟。

【运用经验】

1. 临床运用时常以党参易人参，且选用炙黄芪。

2. 对于肾炎血尿的患者可加小蓟、仙鹤草以增止血之力，标本兼顾。

3. 对于蛋白尿的患者可加菟丝子、芡实等涩精药。

生脉散 《内外伤辨惑论》

【药物组成】人参、麦冬、五味子。

【功效】心之气阴双补，敛汗、生脉，固脱。

【方解】人参甘温，大补元气为君。麦冬甘寒养阴生津为臣。五味子酸收敛肺止汗为佐使。诸药合用，益气养阴，生津敛汗固脱。

【主症】心悸，乏力气短，自汗，咽干，脉沉虚弱。

【辨证要点】临床以心悸、乏力、自汗、脉沉虚弱为其辨证要点。

【运用经验】

1. 本方适宜于慢性肾衰竭心肾气阴两虚证，在肾气阴两虚的基础上见心悸、气短、汗出，脉沉微，即选用本方心肾同治，扶危救急固脱。此时方中应选东北野山参，用量为 15~30g。

2. 一般情况下，因人参价格昂贵，可根据患者气虚的程度选用太子参，党参。气阴两虚较重者，选用西洋参益气而不伤阴。

3. 临床上常根据症情与他方合并运用较多。

【验案】

验案 1 慢性肾衰竭

河北某男 47 岁。患者高血压病史 15 年，2 型糖尿病病史 13 年。2007 年检查发现蛋白尿(++)，2008 年检查发现血肌酐升高，患者均未重视。2013 年 7 月，出现双眼睑及下肢水肿，于当地医院住院，查 24 小时尿蛋白定量 9.8g，血肌酐 105μmol/L，之后血肌酐不断升高，辗转多家医院治疗，均未见效。既往有脑梗死病史。

为寻求中医药治疗于 2015 年 7 月至我处初诊，当时外院查血肌酐 304μmol/L，血红蛋白 81g/L，用降压药控制血压。症见：恶心伴口苦，怕热，自汗心悸，易感冒，纳眠可，二便调，舌淡苔黄腻，脉沉细无力。中医辨证：湿热内阻，气阴两虚。拟清热化湿，气阴双补法。予黄连温胆汤合生脉饮化裁。

处方：黄连、麦冬、五味子各 10g，茯苓、太子参、金银花各 20g，枳壳、竹茹、当归各 12g，丹参、生石膏各 30g，生地 15g，陈皮 6g，姜半夏 5g。每日 1 剂，水煎服。并嘱患者清淡饮食。

2015 年 8 月 14 日二诊血肌酐降至 208μmol/L，血红蛋白 100g/L，上述诸症减轻。患者因疗效显著十分满意。

点评：本例患者在湿热内阻的基础上兼心悸自汗表现，故亦有心气阴不足之象，其治疗当以黄连温胆汤清化湿热，合用生脉饮以养心之气阴。

验案 2 IgA 肾病

北京某男，38 岁。因"双下肢水肿 10 个月"于 2007 年秋来我处就诊。患者 2006 年年末无明显诱因出现双下肢中度水肿，血压最高 160/100mmHg，服药后可控制。2007 年秋于外院肾穿刺结果为局灶增生性 IgA 肾病。

同年 9 月为求中医治疗来我处就诊。当时患者症见双下肢水肿，尿少，神疲乏力，咽喉肿痛，口腔溃疡反复发作，伴气短、胸闷，平素易感冒，舌红苔黄腻，脉沉滑微数。查 24 小时尿蛋白定量 7.34g，尿红细胞 111.5 个 / 高倍视野，肾功能正常。中医辨证：脾肾气阴两虚，兼有内热，拟益气健脾，补肾摄精，兼清内热法，予参芪地黄汤合生脉散加减。

处方：太子参、生黄芪、冬瓜皮、金银花、大蓟、小蓟、生石膏各 30g，生地黄、山药、仙鹤草、青风藤、黄芩各 15g，山茱萸、牡丹皮、泽泻、佩兰、连翘、麦冬各 12g，五味子、炒栀子各 10g，每日 1 剂，水煎服。

并配合经验食疗方黄芪鲤鱼汤：生黄芪、赤小豆、冬瓜皮、薏苡仁、芡实各 30g，砂仁、当归各 10g，茯苓 20g。上述药物用纱布包好，选活鲤鱼或活鲫鱼 250g，加葱姜少许同煎，不入盐，文火炖 30 分钟后，弃去药包，吃鱼喝汤，每周 2 剂。并配合西药降压治疗。

患者服药 3 个月后尿量增加，每日 1900~2000ml，双下肢呈轻度水肿，已无胸闷、气短，精神好转，体力渐增，咽喉肿痛及口腔溃疡均较前明显好转。检查指标亦有改善：24 小时尿蛋白定量 3.61g，尿红细胞 59.5 个 / 高倍视野。继续以上方加减配合鲤鱼汤调治。

2008 年 7 月下旬，患者水肿完全消退，诸症皆除，血压维持在 120/（80~90）mmHg。24 小时尿蛋白定量 1.5g，尿红细胞 25.36 个 / 高倍视野。继续守方服用，至 2009 年秋患者 24 小时尿蛋白定量减至 0.24g，尿红细胞 3.96 个 / 高倍视野。患者治疗全程未使用激素。之后嘱患者继续门诊服中药以巩固疗效，多次检查 24 小时尿蛋白定量一直在 0.3g 以下，尿检阴性，肾功能正常。

点评：本例 IgA 肾病临床表现为肾病综合征伴大量血尿。中医辨证为心肾气阴两虚、兼挟湿热。治疗以经验方参芪地黄汤合生脉散心肾气阴双补加味化裁，并配合经验食疗方黄芪鲤鱼汤治疗水肿。患者坚持治疗 2 年，尿检完全转阴。

二至丸 《医方集解》

【**药物组成**】女贞子、旱莲草。

【**功效**】滋养肝肾。

【**方解**】女贞子甘平，益肝补肾，旱莲草甘寒养阴，凉血止血。药仅两味而性平和，为平补肝肾之剂。

【**主症**】血尿，口干咽干，腰膝酸痛，大便偏干，舌红少苔，脉细数。

【**辨证要点**】血尿伴见口干咽干，大便偏干，舌红少苔，脉细数。

【**运用经验**】二至丸出于《医方集解》，药仅两味，养阴而不腻滞，为滋养肝肾的平和之剂，临床较为好用。笔者对慢性肾脏病以血尿为突出表现者，辨证属于肝肾阴虚，血不归经者，常以本方合入其他养阴、凉血止血之剂中应用。用量一般各为 10~15g。

归脾汤 《济生方》

【药物组成】人参、黄芪、白术、当归、甘草、远志、茯神、酸枣仁、木香、龙眼肉、生姜、大枣。

【功效】益气补血，健脾养心。

【方解】参、芪、术、草甘温益气健脾，当归甘辛温而补血。茯神、酸枣仁、龙眼肉甘平养心安神。远志交通心肾而定志宁心。木香理气醒脾，以防补药滋腻碍胃。全方共奏健脾养心、益气补血之功。

【主症】面色萎黄，心悸怔忡，失眠健忘，乏力食少，唇爪苍白无华，舌淡，脉弱。

【辨证要点】面色萎黄，失眠健忘，心悸怔忡为其辨证要点。

【运用经验】

1. 归脾汤是心脾气血两补的代表方剂，原为治疗不寐及脾不统血证，笔者用于慢性肾衰竭患者的肾性贫血症。因"气能生血""脾为营血生化之源"，通过补益心脾之气血，则可治疗肾性贫血。虽然注射促红细胞生成素，能够治疗肾性贫血，但对于轻度的肾性贫血，笔者仅用上方效果较好。

2. 部分女性肾衰竭患者，因血小板功能障碍以致出血倾向，出现月经量多而不止，而月经过多又使肾性贫血加重，此时可选用归脾汤益气健脾而摄血。

十全大补汤 《太平惠民和剂局方》

【药物组成】当归、川芎、白芍、熟地黄、人参、白术、茯苓、甘草、生黄芪、肉桂。

【功效】气血双补。

【方解】本方即八珍汤加黄芪、肉桂。八珍汤气血双补，配合黄芪、肉桂益气温阳。全方共奏大补气血之功。

【主症】面色苍白或萎黄，头晕眼花，四肢倦怠，气短懒言，心悸怔忡，食少，畏寒，舌淡苔薄白，脉虚弱。

【辨证要点】面色萎黄、神疲乏力、腰膝冷痛为辨证要点。

【运用经验】本方适用于慢性肾炎及慢性肾衰竭患者辨证属气血两虚，兼有阳虚者。若有蛋白尿可加芡实、金樱子、菟丝子，肉眼血尿加小蓟、仙鹤草，若有轻度水肿加冬瓜皮、泽泻。

当归补血汤 《内外伤辨惑论》

【药物组成】黄芪、当归。

【功效】益气补血。

【方解】原方中黄芪与当归的用量为5:1，重用黄芪大补脾肺之气，以裕生血之源，当归补血。配方之意重在阳生阴长，气旺血生。

【主症】面色萎黄，妇女患者月经量少色淡，乏力头晕，脉细弱。

【辨证要点】面色萎黄，妇女患者月经量少色淡。

【运用经验】

1. 本方常用于肾性贫血的治疗，可加龙眼肉、阿胶、大枣。此方也可运用于气血双补方剂之中。

2. 对于尿毒症患者因血小板功能障碍引起的妇女月经量多不止，可在上方基础上加东北野山参10~15g以益气固脱。

安老汤 《傅青主女科》

【药物组成】人参、黄芪、熟地黄、山茱萸、当归、阿胶、白术、黑芥穗、香附、木耳炭、甘草。

【功效】补气摄血。

【方解】方中人参、黄芪、白术补中益气，以统摄止血；熟地黄、阿胶、当归养血止血；山茱萸收涩敛精；香附理气，与补气养血药同用，使补而不滞；黑芥穗、木耳炭加强止血之力。全方补气固冲摄血以治本，养血止血以治标，标本同治，故可收止血之功。

【主症】面色萎黄，心悸气短，神疲乏力，腰膝酸软，妇女月经色淡、量多不止，舌淡边有齿痕，苔薄白，脉沉细无力。

【辨证要点】面色萎黄、心悸气短、妇女月经色淡、量多不止为其辨证要点。

【运用经验】

1. 安老汤出于《傅青主女科》，主治妇人年老经水复行，由于"肝不藏脾不统"所致。"此方补益肝脾之气，气足自能生血而摄血。尤妙大补肾水，水足而肝气自舒，肝舒而脾自得养，肝藏之而脾统之"，则血能骤止。

2. 笔者在临床上对于慢性肾衰竭后期，严重贫血的女性患者，因月经过多往往使贫血情况加重，经服用安老汤之后，常可终止月经，改善贫血状况，而使病情相对稳定。

3. 气虚轻症可用太子参或党参，气虚重症可用西洋参或东北人参，以生地黄易熟地黄，因为生地有凉血止血之功。

水陆二仙丹 《证治准绳》

【药物组成】芡实、金樱子。

【功效】涩精固肾。

【方解】芡实，金樱子，因芡实生长在水中，而金樱子长于山上，故以"水陆"名之。芡实甘、涩、平，健脾祛湿，固肾涩精。金樱子酸、涩、平，补肾涩精。二药配伍，共奏涩精固肾之功。

【主症】蛋白尿，神疲乏力，腰膝酸软，遗精或带下，舌淡苔白，脉细弱。

【辨证要点】蛋白尿，乏力腰酸。

【运用经验】慢性肾脏病有蛋白尿的患者，可用本方加入相应的扶正方剂中运用，标本兼顾，对降低蛋白尿有一定的疗效。芡实、金樱子用量各20~30g。

【验案】

验案1 系膜增生性肾小球肾炎

重庆某女，28岁。2012年8月患者体检发现尿蛋白，当地医院查24小时尿蛋白定量4.13g，血浆白蛋白35.2g/L，血压及肾功能均正常，诊为原发性肾病综合征，肾穿刺结果为轻度系膜增生性肾小球肾炎。予激素、环磷酰胺、雷公藤多苷片治疗3个多月无效。

2013年3月患者为求中医治疗至我处首诊。当时服泼尼松35mg/d，外院查24小时尿蛋白定量4.13g，肾功能正常。症见：双手肿胀，面部浮肿，神疲乏力，腰背酸痛，气短，周身痤疮，五心烦热，口干，恶心，夜眠差，大便秘结，4日一行，小便量可。舌红，苔薄黄，脉弦细数。中医辨证：气阴两虚，兼有内热。拟益气养阴、兼清内热为法，予经验方参芪知苓地黄汤加味。

处方：生黄芪、太子参、金银花、火麻仁、金樱子、芡实、白芍各20g，知母、黄芩、生地、山药、泽泻各15g，山萸肉、丹皮、麦冬、砂仁、酸枣仁各10g，生石膏30g，竹茹、鸡内金各12g，制大黄15g。每日1剂，水煎服。

并配合经验食疗方黄芪鲤鱼汤加减：生黄芪、赤小豆、冬瓜皮、生薏米、芡实各30g，砂仁、当归、金银花、杭菊花各10g，茯苓20g。上述药物用纱布包好，选活鲤鱼或活鲫鱼250g，加葱姜少许同煎，不入盐，文火炖30分钟后，弃去药包，吃鱼喝汤，每周1次。并嘱患者逐渐撤减激素。

患者坚持门诊中医药治疗，处方均以上两方加减化裁，同年8月30日复查24小时尿蛋白定量2.39g，2014年1月20日查24小时尿蛋白定量1.98g，2014

年 7 月 25 日复查 24 小时尿蛋白定量 0.78g。2015 年 2 月 6 日激素已减至 5mg/d，24 小时尿蛋白定量已降为 0.77g，7 月 5 日激素已停用，24 小时尿蛋白定量 0.39g。已无明显不适。随访至今，病情稳定。

点评：本例患者为轻度系膜增生性肾小球肾炎，使用激素、环磷酰胺、雷公藤多苷片无效。鉴于患者有气阴两虚、兼挟内热的表现，以益气养阴，兼清内热法治疗。坚持治疗 2 年，激素顺利撤停，尿蛋白明显减少。

方中所选用的芡实味甘涩，性平，入脾、肾经，具有固肾涩精的作用。金樱子味酸，性平，入肾经，亦具有收涩固精的作用。宋代《洪氏集验方》中的水陆二仙丹，即为上两药同用。笔者常用本方涩精固肾，合入其他方剂中治疗蛋白尿，二药用量均为 10~30g。

验案 2　膜性肾病

河北某男，59 岁。患者 2013 年 5 月无明显诱因出现下肢水肿，在外院检查发现血尿及蛋白尿，24 小时尿蛋白量最多 6g，肾穿刺结果为 II 期膜性肾病，予泼尼松 60mg/d 治疗，疗效不佳，尿蛋白未明显减少。血压及肾功能正常。

同年 11 月为求中医药治疗至我处首诊。当时口服泼尼松 20mg/d，外院查尿红细胞 36.37 个 / 高倍视野，尿蛋白（+++），24 小时尿蛋白定量 4g。血浆白蛋白 27g/L。血压及肾功能正常。症见：双下肢轻度水肿，乏力腰痛，颜面部潮红，颈部痤疮，目赤流泪，咽干，纳食可，二便调，舌暗苔薄白，脉沉涩。中医辨证：气阴两虚，湿热瘀毒互阻。拟益气养阴，清热解毒，活血利水为法。予经验方参芪当归芍药散加减。

处方：当归尾、紫花地丁各 15g，白芍、茯苓、芡实、青风藤、黄精、菟丝子、板蓝根、金樱子、川怀牛膝各 20g，白术、黄芩各 10g，金银花、淡竹叶、丹参各 12g，生黄芪、冬瓜皮各 30g，桑螵蛸、防风各 5g。每日 1 剂，水煎服。并嘱患者逐渐撤停激素。

患者坚持中医药治疗，笔者一直予上方加减化裁治疗。6 个月后患者激素顺利撤停。2016 年 6 月 2 日患者复查 24 小时尿蛋白定量 0.8g，尿红细胞 4.1 个 / 高倍视野，血浆白蛋白 32g/L。已无明显不适。

点评：本例为 II 期膜性肾病患者，在院外使用激素后，尿蛋白未明显下降，而来我处求治于中医并想撤停激素。鉴于其中医证候为气阴两虚，湿热瘀毒互阻，予参芪当归芍药散加减，取得了激素顺利撤停，尿蛋白量明显减少的良好效果。该方中就选用了芡实、金樱子各 20g 以涩精固肾。

玉女煎《景岳全书》

【药物组成】生石膏、知母、怀牛膝、麦冬、熟地黄。

【功效】清胃热，滋肾阴。

【方解】本方为清胃滋阴之剂。方中石膏辛甘大寒，清阳明有余之热为君药。熟地味甘性温，滋补肾水之不足，为臣药。君臣配伍清胃热而滋肾阴。知母苦寒质润，滋阴清热；麦门冬微苦甘寒，滋阴生津，共为佐药。牛膝导热引血下行，且能补肾为使药。五药合用共奏清胃热，养肾阴之功。

【主症】头痛，牙痛，齿松牙衄，口舌生疮，烦热干渴，舌红苔黄而干，脉细数。

【辨证要点】口舌生疮、头痛牙痛、舌红苔黄而干为辨证要点。

【运用经验】

1. 我在运用本方时，常常重用生石膏，用量为30~60g；天、麦冬同用各12~15g；以生地15~20g易熟地，取其滋阴而兼有清热之功。

2. 部分慢性肾脏病患者，由于肾阴下亏以致胃火上炎，临床可见口舌生疮、头痛牙痛、舌红少苔、脉细数者，我常选玉女煎而取得较好效果。

【验案】

验案　口腔溃疡

北京某男，32岁，2014年5月7日因口腔溃疡反复发作而来我处首诊。症见：平素易发口腔溃疡，近2周加重，吃热的食物及刺激性食物均疼痛，伴咽痛及口渴。轻度乏力腰痛。舌稍红苔薄黄，脉细数。中医辨证：气阴两虚偏于阴虚，兼挟内热。拟益气养阴清热法，拟玉女煎加味。

处方：生黄芪、知母、连翘、黄芩各12g，生地黄、怀牛膝各15g，续断、板蓝根各20g，牛蒡子、麦冬各10g，生石膏40g。每日1剂，水煎服。

服用上方7剂后，口干渴即消失，口腔溃疡亦逐渐好转，进食后已无明显疼痛感觉，服用2周后，溃疡彻底消失，之后未再发作，患者十分满意。

点评：口腔溃疡属中医"口疮""口疳"等范畴，其病机为肾阴亏虚，胃火上炎。该患者在口腔溃疡的同时并伴有口干口渴之症。运用张景岳的玉女煎后取得显著效果。我在运用该方时往往天、麦冬同用，并重用生石膏。生石膏入肺胃经，辛甘大寒，具有清热泻火、生津止渴的功效。《本草纲目》曰：生石膏"除胃热肺热，散阴邪，缓脾益气。止阳明经头痛，发热恶寒，日晡潮热，大渴引饮，中暑潮热，牙疼"。我用生石膏用量一般为30~60g，可以与诸药同煎。

三、调理脾胃剂

香砂六君子汤《时方歌括》

【药物组成】广木香、砂仁、党参、白术、茯苓、甘草、陈皮、半夏。

【功效】理气和胃，降逆止呕。

【方解】本方由六君子汤加木香、砂仁而成，故名"香砂六君子汤"。

四君子汤由党参、白术、茯苓、甘草组成，具有益气健脾之功。陈皮、半夏理气化痰，降逆止呕。在上述六君子汤基础上再加广木香、砂仁更增理气和胃之力，再者砂仁还有芳化醒胃之功。

【主症】恶心呕吐，脘胀纳呆，口不渴，神疲乏力，舌淡胖而润，苔白腻，脉虚弱。

【辨证要点】恶心呕吐，脘胀纳呆，口不渴，舌淡苔白为辨证要点。

【运用经验】

1.笔者常用本方治疗慢性肾衰竭关格期，证属脾胃虚弱、寒湿中阻的患者，方中的参可根据症情选用太子参、党参、西洋参。伴有便秘者加麻子仁、制大黄。药后不仅恶心呕吐、脘胀纳呆等症状逐渐消失，同时可见血肌酐指标不同程度地下降，血色素也可以相应地得到改善

2.对于肾病综合征患者的水肿，证属脾胃不和、湿困脾土、水湿内停者，笔者不用利尿药，常用本方合五皮饮加冬瓜皮、车前子，通过调理脾胃恢复脾的健运水湿的功能，可使水肿消退。

3.本方使用频率较高，验案较多，以下选取4例。

【验案】

验案1　慢性肾衰竭关格期

河北某男，42岁。患者2013年初因恶心呕吐于北京某医院检查发现血肌酐700μmol/L，西医建议其行动静脉内瘘成形术准备透析，患者拒绝。

同年7月4日患者为求中医药诊治至我处初诊。查血肌酐716μmol/L，尿酸595.5μmol/L，血红蛋白105g/L。症见：恶心呕吐，纳差，神疲乏力，口不渴，手足不温，咳嗽有痰，眠安，大便调。舌淡边有齿痕，苔薄黄腻。脉沉细无力。中医辨证：脾胃气虚，胃失和降，兼以肺内蕴热。拟益气和胃，降逆化浊，兼清肺热法。予香砂六君子汤加减。

处方：广木香6g，砂仁、白术、五味子、当归各10g，陈皮、姜半夏各5g，茯苓、丹参、太子参各20g，冬葵子、黄芩各15g，鸡内金、竹叶、麦冬、竹茹

各 12g，金银花、鱼腥草各 30g，黄连 3g。每日 1 剂，水煎服。并嘱患者戒烟酒，清淡饮食。

同年 8 月 5 日复诊，查血肌酐 295μmol/L，尿酸 513.7μmol/L。患者诸症明显减轻。

近两年来患者坚持中医药治疗，定期复诊，笔者一直以本方加减化裁，血肌酐逐渐下降，患者可全日工作，疗效显著。

2014 年 1 月 15 日复查血肌酐 169μmol/L，尿酸 359.8μmol/L。同年 4 月 27 日复查血肌酐 155μmol/L，尿酸 357.5μmol/L。10 月 26 日复查血肌酐 152μmol/L，尿酸 336.1μmol/L。2015 年 1 月 24 日复查血肌酐 141μmol/L，尿酸 330.5μmol/L。患者已无不适。

点评： 本例患者属慢性肾衰竭关格期，辨证为脾胃虚弱、寒湿中阻。故以香砂六君子汤益气补中，和胃降逆。鉴于患者咳嗽有痰，舌苔黄腻，故于方中加鱼腥草、黄芩以清肺化痰，加黄连清化湿热。笔者对于关格病关格期，寒热均不突出的患者，一般选香砂六君子汤加黄连、竹茹寒热并用较为稳妥，黄连一般为 3~5g。

验案 2　慢性肾衰竭关格期

河北某女，55 岁。患者反复发作尿路感染 30 余年。慢性肾炎 20 余年。1997 年夏肾穿刺结果：局灶系膜增生性肾小球肾炎。2012 年 2 月外感后发现血肌酐 300μmol/L，之后血肌酐逐渐升高，2014 年 2 月 9 日血肌酐为 857μmol/L。

2014 年 4 月 3 日为求中医药治疗至我处初诊。查血肌酐 857μmol/L，血红蛋白 80g/L。症见：乏力伴呕恶纳呆，大便干，双目干涩，双下肢轻度水肿，舌淡边有齿痕，苔白微腻，脉沉弱。中医辨证：脾胃虚弱，湿浊中阻。治以健脾和胃，化湿降浊，兼以通腑。予香砂六君子汤加减：

处方： 木香、砂仁、陈皮、白术、当归、谷精草各 10g，生黄芪、鸡内金、菊花、苏梗各 12g，茯苓、金银花各 20g，火麻仁、冬瓜皮各 30g，制大黄 3g，姜半夏 5g，太子参 15g。每日 1 剂，水煎服。

同年 5 月 7 日复诊，患者呕恶纳呆明显减轻，大便日 1 次，舌红，苔黄腻，脉细数。查血生化：肌酐 570μmol/L，尿酸 436.2 μmol/L，血红蛋白 90g/L。因患者诉口苦、尿频，于上方加黄连 3g，蒲公英 15g。

点评： 本例患者呕恶纳呆，舌苔白腻，为寒湿中阻，脾胃气虚证。治疗以香砂六君子汤加减化裁而取效。香砂六君子汤载于《古今名医方论》卷一，本方特点重在理气补气，和胃降逆。方中补气之品一般选用党参，若气虚较盛，可加西洋参或东北人参；若中寒不明显，应改用太子参。亦可在方中加用生黄芪或炙黄芪。

验案 3　肾病综合征

福建某女，8 岁。患者因全身水肿 2 个月于 2005 年年末来我处就诊。患者于 2005 年秋出现全身水肿，至外院诊治疗效不佳遂来我处就诊。当时症见全身重度水肿尿少，尿量 680ml/d，伴胸腔积液、腹水，神疲乏力难以站立，呕恶纳呆，易感冒，舌淡红，苔白腻，脉沉弱。查 24 小时尿蛋白定量 8g，血浆白蛋白 21.9g/L，总胆固醇 10.75mmol/L，甘油三酯 3.59mmol/L。中医辨证：脾肾气虚，水湿内停。拟健脾和胃利水法，处方香砂六君子汤合五皮饮加减。

处方：茯苓、冬瓜皮各 30g，太子参、金银花、芡实各 20g，桑白皮、大腹皮各 15g，川牛膝、怀牛膝、鸡内金各 12g，生黄芪、广木香、砂仁、陈皮、紫苏梗、白术、竹茹各 10g，西洋参（另煎兑入）、姜半夏各 5g，20 剂。每日 1 剂，水煎服。

配合经验食疗方黄芪鲤鱼汤：生黄芪、芡实、茯苓各 20g，赤小豆、薏苡仁、冬瓜皮各 30g，砂仁 10g，每周 3 剂。

患者服药后尿量增加为 1200ml/d，水肿消退，但仍感乏力、纳差，尿蛋白未见明显减少，因其家人着急，遂予泼尼松 45mg/d 顿服，并配合上述中药加减服用。1 个月后复查 24 小时尿蛋白定量 4.8g，嘱坚持服用 3 个月，之后多次复查 24 小时尿蛋白定量均＞4.5g。鉴于激素疗效欠佳，逐步撤减至停用，单纯坚持服用香砂六君子汤加减，健脾升清兼以摄精重点治疗蛋白尿。

2007 年年初复诊无不适，查 24 小时尿蛋白定量 0.29g，血浆白蛋白 41.3g/L，总胆固醇 4.33mmol/L，甘油三酯 1.75mmol/L，临床治愈，治疗过程中未出现痤疮、潮热等副作用。随访至今患者正常上学，体质增强，平素甚少感冒，尿检一直阴性。

点评：本病例为儿童的肾病综合征。初起时患者全身重度水肿，同时有呕恶纳呆的脾胃症状，予香砂六君子汤合五皮饮，并配合经验食疗方黄芪鲤鱼汤。未用利尿药而达到了尿增肿退的初步效果。鉴于患者家属急于想控制蛋白尿，遂用激素治疗 3 个月，尿蛋白未转阴，24 小时尿蛋白定量仍大于 4.5g，继之逐渐撤减及撤停激素，遂以香砂六君子汤加减化裁调治，取得了完全缓解的效果，随访至今未复发。

笔者在肾病综合征的治疗中，常配合应用经验食疗方黄芪鲤鱼汤。方选血肉有情之品鲤鱼（或鲫鱼）利水健脾，黄芪补气升阳，赤小豆活血利水，李时珍谓:"赤小豆和鲤鱼、鲫鱼、黄雌鸡煮食,并能利水消肿"。生姜温阳散水、和胃降逆,砂仁醒胃化浊。本方气味俱全,配有血肉有情之品,扶助正气,机体水液代谢的自调能力复常,则水肿不易复发。笔者常以本方治疗脾肾气阴两虚以气虚为主,水湿内停者。

验案 4　膜性肾病

北京某女,63 岁。2012 年 1 月患者自觉神疲乏力、下肢水肿明显,尿量亦明显减少,查尿蛋白(++++),红细胞 12~14 个 / 高倍视野,血浆白蛋白 24.9g/L,24 小时尿蛋白定量 4.43g,血肌酐及血压正常。同年 3 月至北京某医院肾穿刺结果为膜性肾病 I 期。予泼尼松 40mg/d 及免疫抑制剂口服,未见疗效,且水肿逐渐加重,体重增加 15kg。予补充蛋白扩容利尿,效果均不佳,故行血液透析脱水,之后体重下降 20kg,水肿好转。激素规律减量。

2013 年 3 月 25 日,患者因重度水肿就诊我处,查血浆白蛋白 16.1g/L,24 小时尿蛋白定量 6.545g,尿量 400ml,血红蛋白 85g/L。泼尼松口服 10mg/d。症见:全身重度水肿,乏力明显,纳食差,腹胀,恶心,时有呕吐,尿量少,夜眠差,大便量少,舌质淡苔白,脉滑。中医辨证:脾胃不和,水湿内停。拟健脾和胃利水法,予香砂六君子汤合五皮饮加减。

处方:木香、砂仁、生白术、陈皮、苏梗各 10g,太子参、茯苓、大腹皮、金银花各 20g,姜半夏 6g,桑白皮 15g,冬瓜皮、薏苡仁、车前子(布包)各 30g,当归、天麻各 12g,黄连 5g。每日 1 剂,水煎服。

并配合经验食疗方黄芪鲤鱼汤:生黄芪、赤小豆、冬瓜皮、薏苡仁、芡实 30 各 30g,砂仁、当归各 10g,茯苓 20g。上述药物用纱布包好,选活鲤鱼或活鲫鱼 250g,加葱姜少许同煎,不入盐,文火炖 30 分钟后,弃去药包,吃鱼喝汤,每周 1 剂。并嘱患者逐渐撤停激素。

服药 3 个月后,患者水肿好转,仍有乏力,查 24 小时尿蛋白定量 5.95g,血浆白蛋白 24g/L,血红蛋白 90g/L。此时激素已撤减完,在上方基础上加用黄芪 15g,葶苈子 12g,猪苓 6g,丹参 30g,三七粉(冲入)3g,川怀牛膝各 20g。

2013 年 8 月患者水肿基本消退,尿量增多,查 24 小时尿蛋白定量 3.648g。嘱守上方治疗,此后多次复诊,水肿消退,各方面已如常人。

2014 年 4 月 21 日复查 24 小时尿蛋白定量 1.926g,血浆白蛋白 35g/L,血脂正常,尿量 1800ml。同年 10 月 10 日复查 24 小时尿蛋白定量 0.93g,血浆白蛋白 37.1g/L。

2015 年 4 月 13 日查 24 小时尿蛋白定量 0.86g。同年 7 月 6 日复查 24 小时尿蛋白定量 0.7g，血浆白蛋白 42.8g/L。现继续随诊我处。

点评： 本例为膜性肾病患者，在使用激素、免疫抑制剂和扩容利尿后均无效，且水肿加重，并在外院进行血液透析脱水。初诊时水肿较重，尿量 400ml/d，并伴恶心、呕吐、纳差、腹胀等脾胃症状，治疗以香砂六君子汤合五皮饮，配合经验食疗方黄芪鲤鱼汤。脾气得健，可运化水湿，亦可升清以摄蛋白尿。该病例在西医多种方法联用效果不佳的情况下，单纯中医药治疗，取得了满意疗效。

参苓白术散《太平惠民和剂局方》

【药物组成】 人参、茯苓、白术、山药、扁豆、莲子肉、薏苡仁、砂仁、桔梗、甘草、陈皮、大枣。

【功效】 健脾养阴，渗湿止泻。

【方解】 本方在四君子汤健脾益气的基础上，加扁豆、山药、莲子肉等健脾养阴之品，再加薏苡仁、白术健脾渗湿止泻。方中的陈皮、砂仁芳香理气和胃。莲子肉还兼有涩肠止泻的作用。桔梗可载药上行，使本方可兼顾益肺。诸药合用，可益气健脾，渗湿止泻。

【主症】 倦怠乏力，饮食不消，便溏或腹泻，蛋白尿或血尿，可伴轻度水肿，舌淡苔薄白边有齿痕，脉沉细无力。

【辨证要点】 对于慢性肾脏病患者，平素便溏或有慢性腹泻病史者，笔者常选用本方进行调治。同时加用车前子、冬瓜皮。

【运用经验】

参苓白术散是脾的气阴双补之剂，并兼能渗湿止泻。基于"利小便以实大便"之说，为了加强渗湿止泻的作用，笔者常加车前子、冬瓜皮各 30g。

对于 IgA 肾病血尿平素易腹泻者主要选用本方加止尿血的药物，如小蓟、三七粉、仙鹤草等。对于肾病综合征水肿突出的患者，临床表现有腹泻的症状者，也以本方为主方，再合五皮饮进行调治。对于慢性肾脏病的蛋白尿，患者以乏力、便溏为主症者，也常选参苓白术散加黄芪 30g，芡实 20g，金樱子 20g，桑螵蛸 10g。慢性肾衰竭的患者，一般多见大便干结，但也有少数患者大便溏薄或者腹泻，属于尿毒症性肠炎的表现，此时应选择参苓白术散调治。只要临床辨证准确，该方用后效如桴鼓。

【验案】

验案 1　IgA 肾病

北京某男，32 岁。2008 年年中饮食不洁后出现腹泻、呕恶，伴发热恶寒，第 2 天即出现肉眼血尿，经肾穿刺诊断为轻中度系膜增生性 IgA 肾病。2008 年 9 月来我处初诊，症见：神倦乏力，腰酸痛，便溏，手足不温，眠稍差，舌淡红苔薄白，脉沉细无力。检查：尿红细胞 30~40 个 / 高倍视野，24 小时尿蛋白定量为 0.66g，血肌酐 123.7μmol/L，血压正常。该患者平素亦易腹泻。

中医辨证为脾气虚，血不归经。方用参苓白术散加味：党参、生黄芪、莲子、仙鹤草、金樱子、川续断各 15g，小蓟、茯苓、薏苡仁、芡实、菟丝子各 20g，炒白术、白扁豆各 12g，陈皮、当归、防风各 10g，砂仁 6g，三七粉 3g 冲入。

2008 年 10 月复诊，症状均减轻，尿红细胞 15~20 个 / 高倍视野，24 小时尿蛋白定量 0.13g。2008 年 12 月检查尿红细胞 0~3 个 / 高倍视野，24 小时尿蛋白定量 0.06g，血肌酐 83.2μmol/L。之后一直以上方加减化裁调治，随访至今，病情稳定，尿检阴性，肾功能正常。

点评：本例 IgA 肾病以大量血尿为主，且血尿的加重与腹泻密切相关。中医证候为脾虚血不归经，以参苓白术散健脾止泻止血而取得显著效果。对于 IgA 肾病血尿辨证属脾虚血不归经者，笔者在本方的基础上加止血药标本兼顾。

验案 2 不典型膜性肾病

吉林某女，42 岁。2006 年年中发现双下肢水肿及蛋白尿，2006 年秋做肾穿刺诊为"不典型膜性肾病"。用激素治疗后无效，遂求治于中医，2008 年 6 月初来我处就诊。主症：乏力汗出，尿少水肿，大便溏薄，每日 3 次，面色淡白，形体肥胖，纳可，舌淡胖嫩，边有齿痕，苔薄白，脉沉细无力。检查：血肌酐 176mmol/L，血浆白蛋白 27.8g/L，总胆固醇 6.2mmol/L，24 小时尿蛋白定量 5.76g。

西医诊断：不典型膜性肾病、肾病综合征、肾功能不全。中医辨证为脾虚水停，拟健脾利水法，方用参苓白术散加减。

处方：党参、紫苏叶各 15g，茯苓、莲子、生黄芪、炒薏苡仁、金银花、冬瓜皮、车前子（包煎）各 30g，白术、苍术、陈皮、荷叶、当归、砂仁各 10g，萆薢、芡实各 20g，防风 6g。守方治疗 3 个月后患者已不水肿，大便调，纳增神振，复查血肌酐 86μmol/L，血浆白蛋白 42.3g/L，总胆固醇 4.2mmol/L，24 小时尿蛋白定量 0.16g。随访至今病情无反复。

点评：本例为不典型膜性肾病伴肾功能不全，西药治疗无效。该患者形体肥胖，大便溏薄，舌边齿痕，其脾虚兼痰湿偏盛。选参苓白术散加减健脾渗湿利水，方中苍、白术同用，健脾燥湿并行不悖。白术的功效主要通过健脾而运湿，苍术的功效主要是通过燥湿而健脾。

通过上述治疗后，患者不仅水肿消退，蛋白尿转阴，同时肾功能亦恢复正常。

验案 3　慢性肾衰竭

北京某女，63 岁。患者 2013 年底在外院行心脏二尖瓣手术，术后出现急性心衰，经抢救治疗后病情缓解，检查血肌酐升高 800μmol/L，做血液灌流 7 天后改为每周 2 次血液透析，出院时血肌酐 300μmol/L，患者自行停止透析。

2014 年 4 月 8 日为求中医药治疗至我处初诊。当时外院查血肌酐 180μmol/L，血红蛋白 90g/L，服用降压药控制血压。症见：双下肢中度可凹性水肿，小便量可，乏力腰酸，大便溏薄，眠差，纳可，舌淡暗边有齿痕，苔薄白水滑，脉沉弱。中医辨证为脾气亏虚，血瘀水停证。拟益气健脾，活血利水法。予参苓白术散合补阳还五汤加减。

处方：太子参、白术、山药、板蓝根、夜交藤各 15g，茯苓、生薏苡仁、冬瓜皮、车前子（包煎）30g，陈皮、桃仁、地龙各 10g，当归尾、酸枣仁、赤芍各 12g，川牛膝、怀牛膝、丹参、芡实、巴戟天各 20g，红花 6g，砂仁 5g，生黄芪 40g。水煎服，日一剂。并嘱患者清淡饮食。

患者坚持中医药治疗，笔者一直予上方加减化裁。患者症状逐渐减轻，血肌酐逐渐下降，血红蛋白逐渐上升。2016 年 3 月 10 日复查血肌酐 120μmol/L，同年 6 月 17 日复查血肌酐 86μmol/L，血红蛋白 129g/L，水肿完全消退，余无不适。患者目前仍定期至门诊复诊，巩固疗效。

点评：本例为慢性肾衰竭透析患者，就诊前患者自行停止透析。根据初诊时的患者的临床表现，属于关格病虚损期，其中医辨证为脾气亏虚，血瘀水停。以参苓白术散合补阳还五汤化裁治疗。患者血肌酐逐渐恢复正常，取得了显著的效果。患者说是中医药挽救了她的生命，摆脱了透析。

苏叶黄连汤《温热经纬》

【**药物组成**】苏叶、黄连。

【**功效**】清化湿热。

【**方解**】苏叶系芳化理气醒脾之品，黄连以清胃热止呕见长，合而用之，共奏清热化湿、和胃止呕之功。

【**主症**】恶心呕吐，食欲不振，口苦或口黏，大便秘结或黏腻不爽，舌淡或红，苔黄腻，脉滑数。

【辨证要点】恶心呕吐，口苦口黏，舌苔黄腻。

【运用经验】

1. 主要用于慢性肾衰竭湿热中阻证。

2. 常常苏叶、苏梗同用各 10g，黄连 3~10g，若大便干结可加大黄适量以通腑降浊。遇呕恶频作、药难受纳者，可浓煎频频呷服。

黄连温胆汤 《六因条变》

【药物组成】黄连、竹茹、法半夏（或姜半夏）、陈皮、生姜、茯苓、甘草。

【功效】清化湿热，和胃止呕。

【方解】方中以二陈汤为基础燥湿化痰，理气和中，增黄连、竹茹清胃止呕，全方共成清化痰热、和胃止呕之剂。

【主症】呕恶频频，纳呆食少，面色萎黄，神疲乏力，口苦口黏，大便干结，舌苔黄腻，脉沉滑数无力。

【辨证要点】呕恶频频，口苦口黏，舌苔黄腻。

【运用经验】

1. 笔者常用于慢性肾衰竭关格期湿热中阻证，方中的黄连 3~10g，若大便干结者加制大黄 12~20g、麻子仁 30g。

2. 伴心悸气短、乏力较甚者，与生脉饮合方，方中的参可用太子参 15~30g，气虚甚者用西洋参 5~10g 另煎兑入。

3. 常与苏叶黄连汤合方，以增芳香化湿止呕之功，苏叶、苏梗同用各 10g。

【验案】

验案 1　慢性肾衰竭关格期

陕西某男，24 岁。2014 年 12 月患者因恶心呕吐至当地医院检查发现血肌酐升高至 320μmol/L，血压升高，用降压药控制血压。

2015 年 12 月 12 日患者为求中医药治疗至我处初诊。当时外院查血肌酐 282μmol/L，血红蛋白 108g/L，24 小时尿蛋白定量 1.25g。症见：乏力腰酸，头晕，恶心呕吐，尿频尿急，纳食不馨，眠可，大便调。舌淡苔黄腻，脉沉弱。中医辨证：湿热内蕴，气阴两虚。拟清热化湿，益气养阴法。予黄连温胆汤化裁。

处方：黄连 6g，陈皮、苏梗、太子参、丹皮各 10g，姜半夏、佩兰各 5g，竹茹、天麻、杭菊花、枳壳、金银花、茯苓、川牛膝、怀牛膝各 12g，冬葵子、蒲公英、车前草、丹参、杜仲各 15g，芡实、续断各 20g。每日 1 剂，水煎服。

并嘱患者清淡饮食。

患者坚持在我处中医药治疗，笔者一直运用上方加减化裁。患者血肌酐逐渐下降，2016 年 1 月 15 日复查血肌酐 243μmol/L，2 月 28 日复查血肌酐 237μmol/L，4 月 13 日复查血肌酐 196.4μmol/L，6 月 5 日复查血肌酐 190.5μmol/L，血红蛋白 110g/L，24 小时尿蛋白定量 0.8g。7 月 19 日复查血肌酐 173.9μmol/L。患者诸症减轻，病情好转。

点评：该例青年患者初诊时处于慢性肾衰竭中期，虽然血肌酐指标 282μmol/L，但是有恶心呕吐、舌苔黄腻的表现，故从中医临床分期来看，属于关格期。故选用了黄连温胆汤清化湿热。药后血肌酐逐渐下降，疗效较好。

验案 2　慢性肾衰竭关格期

河北某男，农民，39 岁。2010 年 5 月患者劳累后出现咳嗽、喘憋，并发现高血压（180~190/90mmHg），当地医院查血肌酐 800μmol/L，诊断为慢性肾衰竭，每周 2 次血液透析治疗。

患者因经济压力大而不愿长期透析，而于 2010 年 9 月 8 日至我处首诊要求中医药治疗。当时初诊时，因刚做完血液透析，血肌酐 318μmol/L，尿素 22.7mmol/L，血红蛋白 89g/L。症见：面色萎黄，乏力恶心，双下肢轻度水肿，大便干结，舌质暗，苔黄腻，脉沉弱。中医辨证：湿热内蕴，兼以气血两虚。治以清热化湿，益气补血。予黄连温胆汤加减。

处方：黄连、陈皮各 10g，枳壳、竹茹、当归各 12g，茯苓、冬瓜皮、全瓜蒌、丹参、生黄芪各 30g，金银花、太子参、麻子仁各 20g，冬葵子各 15g，姜半夏 6g。每日 1 剂，水煎服。

患者其后 3 年半一直坚持服用上述中药，之后未再进行血液透析，且身体无明显不适，从事正常工作。

2014 年 2 月 18 日来京复诊，查血肌酐 113μmol/L，尿酸 470μmol/L，血红蛋白 120g/L。用降压药控制血压为 120~130/80mmHg。患者腰略酸，纳可，眠安，二便调。舌质淡红，苔白微腻，脉滑略数。原方去冬瓜皮，姜半夏由 6g 减至 3g，加巴戟天 15g，川牛膝、怀牛膝各 20g，益母草 15g。随访至今，肾功能正常。

点评：本例患者就诊时以恶心为主症，察其舌苔黄腻，为关格期湿热内蕴证。鉴于其面色萎黄、乏力，是气血两虚的表现，故在黄连温胆汤清化湿热的基础上，加太子参、生黄芪、当归益气养血。该患者因经济条件有限，来京复诊次数不多，在当地长期守方治疗，取得了摆脱透析的显著效果。

验案 3 慢性肾衰竭关格期

北京郊县某男，24 岁，1995 年 1 月底发现面色萎黄，神疲乏力，恶心呕吐，尿量多，每日 4000ml 左右。查血肌酐 700μmol/L，血红蛋白 62g/L。

1995 年春节邀余会诊，诊为"尿毒症"。建议到外院行肾穿刺，并据患者呕恶，大便干，苔黑燥，脉细数，拟 7 剂黄连温胆汤加大黄以通腑降浊，药后黑苔退，大便通，诸症略减轻，经某医院肾穿刺示："慢性间质性肾炎"，建议血液透析，但患者拒绝，遂出院至我处继续服用中药，每 2 周诊治 1 次。主要依据辨证结果，以黄连温胆汤合生脉饮，或以参芪地黄汤加黄连、竹茹、制大黄调治半年，查血肌酐降至正常范围内，血红蛋白升至 120g/L。之后坚持服药 1 年而停药，随访至今肾功能正常，结婚后育有 1 子，并一直坚持正常工作。

点评： 本例患者初诊时，以呕恶频频、大便干、苔黑燥为主症，故用清化湿热通腑法急调脾胃，继以益气养阴、扶正固本法以善后，取得了显著效果，从未用过促红素，也未透析。长期随访指标正常，实属不易。事实说明中医药治疗慢性肾衰竭有一定的疗效。这也要感谢患者对中医药治疗的信心和长期坚持中医药治疗的毅力。

验案 4 慢性肾衰竭关格期

山东某男，31 岁，患者 2008 年初在当地行主动脉夹层动脉瘤手术后发现血肌酐升高及血压高。

为求中医药治疗，2011 年 3 月 15 日来我处初诊，当时血肌酐为 600μmol/L，血压 170/100mmHg，血红蛋白 109g/L。症见：乏力，咽痛易感冒，恶心，纳差，口苦，舌淡，苔黄腻，脉沉滑。中医辨证：湿热中阻，脾胃不和。拟清热化湿法，予黄连温胆汤加减。

处方： 黄连、陈皮各 10g，姜半夏 6g，茯苓、冬葵子、川续断、金银花、板蓝根、生石膏、天麻各 20g，太子参、佩兰、当归、麻子仁、生黄芪各 15g，竹茹、枳壳、牛蒡子、黄芩各 12g，丹参 30g，生甘草 6g。每日 1 剂，水煎服。

治疗期间一直以上方调整化裁。2011 年 11 月血肌酐降为 445.6μmol/L，血红蛋白 117g/L，诸症明显减轻，每日仍坚持工作。

患者一直坚持中医药治疗，2015 年 6 月复查血肌酐 320μmol/L，血红蛋白 115g/L。

点评： 本例为关格病关格期湿热中阻证患者，选用黄连温胆汤合生脉饮加通腑药物，取得了较好的疗效。

橘皮竹茹汤 《金匮要略》

【药物组成】橘皮、竹茹、生姜、人参、大枣、甘草。

【功效】益气清热，和胃降逆。

【方解】橘皮、生姜理气和胃降逆，竹茹清胃止呕，人参、大枣、甘草益气补虚。共奏益气清热、和胃降逆之功。

【主症】呕恶纳呆，虚烦不安，少气，口干渴，少苔，脉虚数。

【辨证要点】呕恶，少气，脉虚数。

【运用经验】适宜于慢性肾脏病患者有轻度呕恶之症，辨证属胃虚挟热、和降失司者。本方药力较平和，补中益气与清胃理气降逆并进，疗效可靠。

旋覆代赭汤 《伤寒论》

【药物组成】旋覆花、代赭石、法半夏（或姜半夏）、人参、生姜、大枣、甘草。

【功效】消痞除噫。

【方解】旋覆花消痰下气散结，代赭石重镇降逆，半夏、生姜辛温而散，涤痰散饮，开心下之痞结。人参、大枣、甘草补脾胃之虚。诸药配合，除痰下气，而消痞除噫。

【主症】呃逆或呕恶，胃脘痞硬，痰多，苔白滑，脉濡。

【辨证要点】呃逆或呕恶，痰多，苔白滑。

【运用经验】适宜于慢性肾衰竭患者之呕恶或呃逆，证属脾胃气虚，兼挟痰湿者。

半夏泻心汤 《伤寒论》

【药物组成】半夏、黄连、黄芩、甘草、干姜、人参、大枣。

【功效】辛开苦降，寒热同调，降逆消痞。

【方解】半夏辛开消痞，苦降止呕。干姜温中散寒，芩、连苦寒泄热，参、枣、草补益中气，全方辛开苦降，寒热同调，补益中气，降逆消痞。

【主症】心下痞满，恶心呕吐，乏力，大便秘结或肠鸣下利，舌淡，苔腻，脉濡。

【辨证要点】心下痞满，恶心呕吐，苔腻。

【运用经验】半夏泻心汤主要适宜于慢性肾衰竭关格期患者，临床表现主要为呕恶、心下痞，其病机属于中气虚弱、寒热互结、升降失常所致。方中的半夏，痰多者选法半夏，呕恶甚者选用姜半夏，剂量为5~9g。黄连一般为3~6g。

人参易为太子参 12~15g。

小半夏汤 《金匮要略》

【药物组成】半夏、生姜。

【功效】温胃降逆止呕。

【方解】半夏味苦，降逆止呕，生姜温中散寒止呕，二药共奏温中散寒，降逆止呕之功。

【主症】呕吐清水涎沫，舌质淡，苔白滑，脉弦滑。

【辨证要点】呕吐清水涎沫，口不渴。

【运用经验】适宜于慢性肾脏病患者见胃寒呕吐之症，常作为配伍运用。半夏应用姜半夏 3~9g，鲜生姜 10~15g。

四、利水渗湿剂

导水茯苓汤 《奇效良方》

【药物组成】赤茯苓、麦冬、泽泻、白术、桑白皮、紫苏、槟榔、木瓜、大腹皮、陈皮、砂仁、木香、灯心草。

【功效】行气利水。

【方解】方中重用赤茯苓利水消肿，泽泻、木瓜渗湿祛风，桑白皮、大腹皮、槟榔行气利水，白术健脾运湿，砂仁、木香、陈皮温中行气，麦冬益阴，灯心草为引子。本方中行气与利水并进，行气之中又重在宣降肺气及疏理脾气，俾肺得清肃，脾能健运，则水湿自去。诸药共奏行气利水之功。

【主症】脘腹胀满，尿少水肿，甚或喘满不能平卧，饮食不下，舌淡红，苔薄白而水滑，脉濡或沉涩。

【辨证要点】除水肿尿少之外，伴见胸闷或脘腹胀满。

【运用经验】肾性水肿属于气滞水停证适宜本方，加冬瓜皮、车前子（包煎）各 30g 以增利水消肿之功。若喘满者再加葶苈子 10g 以泻肺利水。

五皮饮 《华氏中藏经》

【药物组成】茯苓皮、桑白皮、生姜皮、陈皮、大腹皮。

【功效】行气利水。

【方解】茯苓皮利水渗湿，兼以健脾助运化，生姜皮散水饮，桑白皮肃降肺气以通调水道，大腹皮行气利水消肿，陈皮理气调中。五皮共用，共奏行气健脾，利水消肿之功，为治疗皮水的代表方剂。

【主症】眼睑及颜面水肿，脘腹胀满，尿少，舌苔白，脉浮或沉濡。

【辨证要点】在水肿、尿少的同时，见眼睑或颜面浮肿，或有脘腹胀满之症。

【运用经验】

1. 临床应用时，笔者常以冬瓜皮易生姜皮，用量为 30g。如无茯苓皮，则用茯苓 30g。

2. 本方单用较少，一般根据临床证候灵活化裁。若水肿以面部为甚，或伴风邪者可与越婢汤合用。脾虚者加白术、生黄芪；若腰以下肿甚加车前子、川牛膝、怀牛膝。

3. 证属脾胃不和水停者，可与香砂六君子汤合用。若血瘀水停者，可与当归芍药散合用。若气阴两虚水停者，可与参芪地黄汤合用。

五皮饮看似平淡无奇，但临床利水消肿效如桴鼓。

越婢加术汤 《金匮要略》

【药物组成】麻黄、生石膏、白术、生姜、甘草、大枣。

【功效】宣肺利水。

【方解】麻黄配生姜发汗宣肺而行水，石膏辛凉清透郁热，白术健脾除湿，甘草、大枣补中益气，使邪气而正不伤。诸药合用，表里同治，解表散热，健脾利水。

【主症】眼睑及颜面水肿，无汗，小便不利，来势迅速，多伴有表证。若伴恶风寒，肢体疼痛，咳嗽痰白，舌苔薄白，脉浮紧者，则为风寒犯肺，因风致水；若伴见恶风发热，咽痛，咳嗽痰黄，舌苔薄黄，脉浮数者，则为风热犯肺，因风致水。

【辨证要点】表证，无汗，水肿尿少为其辨证要点。

【运用经验】越婢加术汤出自《金匮要略·水气》篇，主要治疗皮水。笔者在临床上对于肾性水肿伴肺气不宣者选用本方，麻黄用量一般为 5~10g。

大橘皮汤 《奇效良方》

【药物组成】橘皮、滑石、赤茯苓、木香、槟榔、猪苓、泽泻、白术、肉桂、甘草、生姜。

【功效】清利湿热。

【方解】方中五苓散化气利水，橘皮、木香、槟榔导气利水，滑石渗湿，甘草调和诸药。本方行气利水，兼以清热利湿，二者相辅相成。其中滑石用量最大，可用至 30g，重在清利湿热。

【主症】水肿尿少，脘腹胀满，怕热口渴，大便偏干，舌偏红苔黄腻，脉滑数。

【辨证要点】水肿尿少，大便偏干，苔黄腻，脉滑数

【运用经验】肾性水肿，证属湿热内蕴者可选用本方，我常加冬瓜皮30g以增利水之功。如大便干结者，可加制大黄、麻子仁。

猪苓汤《伤寒论》

【药物组成】阿胶、猪苓、茯苓、泽泻、滑石。

【功效】育阴利水。

【方解】猪苓、泽泻甘淡利水，滑石清热利湿，阿胶滋阴清热，全方共奏滋阴利水之功。服药后能使水去热消，阴复而烦渴除。

【主症】尿少水肿，五心烦热，心烦不寐，口干舌燥，腰酸耳鸣，舌红苔少而干，脉细滑数。

【辨证要点】尿少水肿，心烦不寐，舌红苔少而干。

【运用经验】猪苓汤为育阴利水的代表方剂。肾性水肿证属湿热蕴结而兼阴伤的患者可选用本方。方中猪苓用量一般为15g，过用则有伤阴之弊。为增利水之力，常加车前子（包煎）、冬瓜皮各30g。

防己黄芪汤《金匮要略》

【药物组成】汉防己、黄芪、白术、甘草、生姜、大枣。

【功效】益气健脾利水。

【方解】黄芪益气兼以利水，汉防己利水渗湿，白术、甘草培土胜湿，生姜、大枣调和营卫。诸方合用，共奏益气健脾利水之功。

【主症】汗出恶风，小便不利，身肿而重，舌淡苔白水滑，脉沉弱。

【辨证要点】尿少水肿兼神疲乏力，脉弱。

【运用经验】肾性水肿证属气虚水停者可用本方。为增强本方的利水消肿作用，笔者常于方中加车前子、冬瓜皮。方中的黄芪以生者为佳，量以15~20g为宜，以免壅中而碍于利水。

五苓散《伤寒论》

【药物组成】茯苓、猪苓、泽泻、桂枝、白术。

【功效】通阳化气，利水消肿。

【方解】桂枝通阳化气，白术健脾运湿，泽泻、茯苓、猪苓利水渗湿。五药

合用，共奏通阳化气，利水消肿之功。

【主症】尿少、水肿，可伴见轻度表风寒证，舌淡苔薄白水滑，脉濡或滑。

【辨证要点】尿少、水肿。

【运用经验】

1. 由于本方具有通阳利水的作用，所以肾性水肿由膀胱气化不利引起者，可选用本方。临床上常与五皮饮合方。

2. 由表风寒证引起水肿者，是因为太阳经气不利，循经内传入腑，致使膀胱气化失职，从而形成太阳经腑同病。方中桂枝即可表散风寒，又可通阳利水，表里同治。茯苓、猪苓、泽泻、白术又能健脾利湿消肿。

春泽汤《医方集解》

【药物组成】人参、猪苓、茯苓、泽泻、白术、桂枝。

【功效】益气通阳，利水渗湿。

【方解】本方在五苓散通阳化气利水的基础上，又增人参以益气。本方益气与化气利水并进，气味平和，无壅中之弊，药后常使尿量增加，而水肿消退。本方名为"春泽"，盖取古诗："春水满四泽"之义。由于本方益气与化气利水并进，方能恢复正常的水液代谢，正如《素问·经脉别论篇》所云："饮食入胃，游溢精气，上输于脾，脾气散经，上归于肺，通调水道，下输膀胱，水精四布，五经并行。"对于水肿兼有口渴的患者，其机制是"有所停，必有所缺"。通过本方利小便使水邪排出，继之正常的津液得以敷布，故渴必自止。

【主症】尿少水肿，乏力口渴，舌淡边有齿痕，苔薄白而水滑，脉沉濡。

【辨证要点】尿少水肿。

【运用经验】肾性水肿兼有气虚证者可选用本方。方中人参一般选用太子参或党参。

苓桂术甘汤《伤寒论》

【药物组成】茯苓、桂枝、白术、甘草。

【功效】温阳、蠲饮、利水。

【方解】方中以桂枝温振心阳且降逆平冲，茯苓健脾利水，白术健脾运湿，甘草益气温中，共奏温阳、蠲饮、利水之功。

【主症】胸闷气短，心悸目眩，舌苔白滑，脉弦滑。

【辨证要点】胸闷气短，心悸目眩。

【运用经验】尿毒症患者见心包炎或心力衰竭证属水气凌心者，临床表现常见头晕目眩，心悸，胸闷气短，或有咳喘，或自觉有气上冲于胸。其中医病机为心阳衰微，寒饮水气乘虚上凌于心所致。本方常与生脉散合用，因气虚较重，故选用西洋参或东北人参。若水肿尿少，常与五皮饮合用。

实脾饮 《济生方》

【药物组成】干姜、制附片、茯苓、白术、大腹皮、草果仁、厚朴、木香、木瓜、甘草。

【功效】温阳健脾，行气利水。

【方解】方中以干姜、制附片、草果扶阳抑阴，以白术、甘草、生姜、大枣健脾补虚，以茯苓、厚朴、木香、木瓜、大腹皮行气以利水。因土实则水治，故方取名为实脾饮。

【主症】尿少水肿，以下半身水肿明显，手足不温，胸腹胀满，大便溏薄，舌苔白而厚腻，脉沉迟。

【辨证要点】面色㿠白，手足不温，便溏食少，口不渴，舌淡胖苔水滑，脉沉迟。

【运用经验】本方为温阳实脾利水的代表方剂，肾性水肿属脾阳虚水停者可选用本方。

五、解表剂

银翘散 《温病条辨》

【药物组成】金银花、连翘、薄荷、竹叶、生甘草、荆芥穗、淡豆豉、牛蒡子、桔梗、芦根。

【功效】辛凉透表，清热解毒。

【方解】金银花、连翘疏散风热，兼以清热解毒。桔梗宣肺利咽，薄荷助银翘辛凉解表，兼清利头目。荆芥穗辛温，淡豆豉辛微温，两药助银翘疏表发汗。竹叶清上焦之热，牛蒡子利咽喉，芦根清热生津，生甘草调和诸药。诸药相伍，共奏辛凉解表、清热解毒之功。

【主症】发热，微恶风寒，无汗或汗出不畅，头痛口渴，咳嗽咽痛，舌边尖红，苔薄白，脉浮数。

【辨证要点】发热，微恶风寒，咳嗽咽痛，舌边尖红，苔薄白，脉浮数。
【运用经验】

1.慢性肾脏病见风热表证者，急则治其标，用本方疏散。如有汗、咽痛者，宜去淡豆豉、荆芥，以防助热。

2. 咽喉肿痛甚者，可加野菊花、玄参、牛蒡子，热甚者加黄芩、生石膏。

本方宜轻煎，一般沸后 15 分钟即可，取其轻清疏表之意。风热重证可一日服两剂药。

桑菊饮《温病条辨》

【药物组成】桑叶，黄菊花，杏仁，连翘，薄荷，桔梗，甘草，芦根。

【功效】疏风散热，宣肺止咳。

【方解】桑叶清透肺络之热，黄菊花清散上焦风热，薄荷助桑、菊疏散上焦风热，桔梗、杏仁一升一降，宣降肺气以止咳，连翘清透膈上之热，芦根清热生津止渴，甘草调和诸药。诸药配伍，疏风散热，宣肺止咳。

【主症】咳嗽、发热不甚、脉浮数。

【辨证要点】咳嗽微热。

【运用经验】慢性肾脏病见风热表证较轻者，则选用本方。若痰多，可加瓜蒌皮、浙贝母。若热甚可加知母、生石膏。若大便干结者，加制大黄 5~20g。

桂枝汤《伤寒论》

【药物组成】桂枝、白芍、甘草、生姜、大枣。

【功效】解肌发表，调和营卫。

【方解】桂枝解肌发表，表散风寒，白芍益阴敛阳，二药调和营卫相须为用。生姜助桂枝发表，且温胃止呕。大枣益气健脾。姜、枣还能升腾脾胃生发之气以助解表。甘草益气和中，且调和诸药。

【主症】风寒表虚证。恶风汗出，头痛发热，鼻鸣干呕不渴，舌淡红苔薄白，脉浮缓或浮弱。

【辨证要点】恶风汗出。

【运用经验】桂枝汤原为太阳中风表虚证而设，笔者在临床上广泛运用于慢性肾脏病患者气虚而又有外感风寒表证，常在桂枝汤中加入党参。若伴有心悸气短者，常与生脉饮合方应用。桂枝汤解肌发汗，表散风寒，较为平和。

人参败毒散《小儿药证直诀》

【药物组成】人参、羌活、独活、柴胡、川芎、前胡、茯苓、桔梗、薄荷、枳壳、生姜、甘草。

【功效】益气扶正解表。

【方解】羌活、独活辛温发散，通治一身上下之风寒湿邪。川芎祛风行血，柴胡苦平，助羌活、独活透邪外出。枳壳宽胸，桔梗开肺，前胡祛痰，茯苓渗湿，甘草调和诸药，兼以益气和中。薄荷、生姜发散风寒，配以小剂量人参补气以鼓邪外出，而使一身风寒湿皆去。本方原为小儿而设，后推广应用于年老、产后、大病后尚未复原，以及素体虚弱而感风寒湿邪见表寒证者，往往多效。正如喻嘉言所说："盖人受外感之邪，必先汗以驱之，惟元气旺者，外邪始乘药势以出，若素弱之人，药虽外行，气从中馁，轻者半出不出，重者反随元气缩入，发热无休矣。所以虚弱之体，必用人参三五七分入表药中，少助元气以为驱邪之主，使邪气得药一涌而出，全非补养衰弱之义也。"本方为益气解表的代表方剂，何以"败毒"为名？《医方考》云："培其正气，败其邪毒。"即扶正祛邪之义。

【主症】气虚之人外感风寒湿邪。恶寒发热，肢体酸楚疼痛，无汗，舌胖大，边有齿痕，脉浮虚。

【辨证要点】恶寒发热，肢体酸楚疼痛，无汗，脉浮虚。

【运用经验】本方适宜于慢性肾脏病患者平素正气虚弱而新感风寒湿邪者。气虚甚者，方中的人参用量为5~10g。一般可用党参10~20g。

参苏饮《太平惠民和剂局方》

【药物组成】人参、紫苏叶、葛根、前胡、法半夏、茯苓、枳壳、橘红、桔梗、甘草、木香、生姜。

【功效】益气解表，祛痰止咳。

【方解】方中以紫苏叶、葛根、前胡疏散风寒，半夏、橘红、枳壳、桔梗、木香理气化痰，茯苓渗湿，人参益气鼓邪外出，姜、枣调和营卫。

【主症】外感风寒，内有痰饮，恶寒发热，头痛鼻塞，咳嗽痰多，胸膈满闷，苔白脉浮。

【辨证要点】恶寒发热，咳嗽痰多。

【运用经验】

参苏饮为益气解表、理气化痰之剂，笔者常用于慢性肾脏病患者气虚感寒，夹有痰湿阻滞。

参苏饮与人参败毒散同为益气解表之剂，人参败毒散重在疏导经络以表散邪滞，参苏饮偏于宣肺理气以化痰湿，临证当细为分辨。

玉屏风散《世医得效方》

【药物组成】黄芪、白术、防风。

【功效】益气固表祛邪。

【方解】方中黄芪、白术、防风用量之比为3∶1∶1，重用黄芪益气固表止汗为君，配以白术补气健脾为臣，佐以防风走表而散风邪，全方共奏益气固表祛邪之功。黄芪得防风，固表而不致留邪，防风得黄芪，祛邪而不伤正，有补中寓疏，散中寓补之意。本方亦体现了中医学"治未病"的精神。

【主症】乏力易感冒，自汗，舌淡边有齿痕，苔薄白而润，脉虚弱或脉浮虚。

【辨证要点】乏力易感冒，自汗。

【运用经验】玉屏风散为补中兼疏之剂，笔者主要用于慢性肾脏病患者肺脾气虚，表疏自汗，易感风寒者，常常收效满意。

四妙勇安汤 《验方新编》

【药物组成】金银花，玄参，当归，甘草。

【功效】清热解毒，活血止痛。

【方解】在《验方新编》中金银花、玄参各90g，当归60g，甘草30g，其药量的比例为3∶2∶1。金银花性味甘寒，最善清热解毒疗疮，前人称之谓"疮疡圣药"。玄参，味苦咸寒，泻火解毒，清热滋阴。金银花、玄参在方中剂量最大，说明其清热解毒之力较大。当归养血活血，化瘀止痛。生甘草清热解毒，并调和诸药。

【主症】膝关节及下肢红肿热痛。苔黄，脉数。

【辨证要点】膝关节及下肢红肿热痛。

【运用经验】

1. 对于膝关节以下的湿热瘀阻的疼痛症用本方有较好效果，可在上方基础上加白芍30~60g，以增强缓急止痛的作用。

2. 对于高尿酸血症引起的痛风性关节炎，可用四妙勇安汤加威灵仙20g，秦艽15g，川牛膝、怀牛膝各15g。

六、其他方剂

五味消毒饮 《医宗金鉴》

【药物组成】金银花、野菊花、蒲公英、紫背天葵、紫花地丁。

【功效】清热解毒。

【方解】以上5味药均有清热解毒的作用，集于一方则清热解毒之力较甚。

【主症】面部红肿，胸背痤疮，咽喉肿痛，常发疮疖，大便干燥。舌红苔黄，脉滑数。

【辨证要点】胸背痤疮，咽喉肿痛，常发疮疖。

【运用经验】

1. 慢性肾脏病患者服用激素一段时间后，常有面部红肿，胸背痤疮等库欣综合征的副作用，笔者常在辨证论治的基础上，加用本方以清热解毒。

2. 对于慢性肾脏病患者平素易发咽喉肿痛及疮疖者，也常运用本方清热解毒。

【验案】

验案　不典型膜性肾病

北京某男，29 岁。患者 2013 年 11 月无明显诱因出现双下肢水肿，检查发现尿蛋白，24 小时尿蛋白最多 6g，血浆白蛋白 18g/L，至北京某医院行肾穿刺结果为：不典型膜性肾病。予激素及环孢素 A 治疗，尿蛋白可转阴，水肿消退。

患者因害怕激素等西药的副作用而转求中医药治疗，要求撤停激素等西药，遂于 2014 年 9 月初至我处首诊。当时口服泼尼松 20mg/d、环孢素 150mg/d，查尿蛋白阴性，血浆白蛋白、血肌酐及血压正常。症见：乏力头晕，手足心热，心悸自汗，口干，皮肤痤疮，纳眠可，二便调。舌淡苔薄黄，脉细数而弱。中医辨证：心肾气阴两虚，偏于阴虚，兼挟热毒。拟益气养阴，清热解毒法。予生脉饮合经验方参芪知芩地黄汤合五味消毒饮化裁。

处方： 太子参、麦冬、半边莲、川牛膝、淡竹叶各 12g，生黄芪、金银花、茯苓、丹参各 20g，知母、黄芩、生地、山药、泽泻、浮小麦、紫花地丁、板蓝根、怀牛膝、天麻、白芍各 15g，五味子、山茱萸、丹皮、连翘各 10g，生石膏 30g。水煎服，日一剂。并嘱患者逐渐撤减激素，停用环孢素 A。

患者坚持复诊，按笔者要求撤减激素，笔者一直予上方加减化裁治疗。至 2015 年 8 月激素完全撤停，已无不适，随访至今，病情一直未反复。

点评： 本例为不典型膜性肾病患者，使用激素加免疫抑制剂后有效，但患者因不愿长期使用激素，而求治我处要求撤停激素，使用中医药治疗。根据患者临床表现，辨证为心肾气阴两虚，偏于阴虚，兼挟热毒。选用参芪知芩地黄汤合五味消毒饮化裁。坚持治疗近一年，患者顺利地撤完激素，尿蛋白一直阴性，病情未反复。

血府逐瘀汤《医林改错》

【**药物组成**】当归、桃仁、红花、枳壳、赤芍、柴胡、川芎、桔梗、怀牛膝、甘草。

【**功效**】养血活血。

【**方解**】方中选用当归，意在养血补血。赤芍、川芎、桃仁、红花具有活血化瘀的作用，柴胡、桔梗、枳壳疏肝理气宽胸，怀牛膝补肾强壮腰膝，且能引血下行。全方共奏养血活血之功。

【**主症**】胸闷胸痛、痛如针刺而有定处，唇暗或两目黯黑，妇女月经后期，或量少色黑有块，或痛经。舌质暗，或舌有瘀斑、瘀点，脉涩。

【**辨证要点**】胸闷胸痛、唇暗或两目黯黑，舌质暗，或舌有瘀斑。

【**运用经验**】慢性肾脏病患者见有瘀血内阻者，均可选用本方。我在临床运用中，常用当归尾 12~15g，补血兼以和血，川牛膝、怀牛膝各 12~20g 同用，以增活血之力。如有神疲乏力者，加太子参、生黄芪各 15g。

【**验案**】

验案 紫癜性肾炎

内蒙古某女，28 岁。患者 2004 年初发现皮肤紫癜和尿检异常，当地用激素治疗有效而自行停用激素。2009 年因劳累后病情反复，出现蛋白尿。

2009 年 3 月 1 日患者为求中医药治疗至我处初诊。当时 24 小时尿蛋白定量 0.58g，尿红细胞 25 个/高倍视野。血压及肾功能正常。症见：皮肤无紫癜，纳差恶心，乏力痰多，有痛经史，舌质淡苔薄黄腻，脉细数无力。中医辨证为湿热中阻。拟清化湿热法，予黄连温胆汤化裁。

处方：黄连 6g，竹茹、枳壳、鸡内金、佩兰各 12g，陈皮、法夏、苏梗各 10g，茯苓、生黄芪、瓜蒌皮各 15g，小蓟 30g，芡实 20g。水煎服，日一剂。

同年 4 月 1 日复诊，患者诉药后恶心纳差症状已消失，适值经期，痛经较重，同时伴有乏力头晕、大便干、数日一行，并稍有尿频。中医辨证为气阴两虚，兼有瘀热。遂改拟益气养阴，清热化瘀法，予血府逐瘀汤加减。

处方：桃仁、竹叶各 12g，生地黄、当归尾、路路通、黄芩、草决明各 15g，天麻、制大黄、银柴胡、芡实、生黄芪、赤、白芍、川怀牛膝各 20g，益母草、麻子仁、小蓟各 30g，红花 10g。水煎服，日一剂。

同年 9 月 23 日复诊：患者自觉手麻，便秘，仍大便数日一行，舌质偏红苔薄黄，尿蛋白转阴，尿红细胞 3~5 个/高倍视野。仍守方加减化裁。

处方：桃仁、竹叶各 12g，生地黄、当归尾、草决明、黄芩各 15g，益母草、麻子仁、小蓟各 30g，生黄芪、赤芍、白芍、天麻、制大黄、银柴胡、芡实、川牛膝、怀牛膝各 20g，红花 10g。水煎服，日一剂。

服药 1 月后，患者复查尿蛋白及尿红细胞均转阴。随访至今病情稳定。

点评：本例紫癜性肾炎表现为少量蛋白尿伴镜下血尿，初诊时中医辨证为气虚兼湿热内蕴，予黄连温胆汤加减清化湿热，湿热之症消失。鉴于患者有痛经史，且复诊时出现了明显的痛经，故改拟血府逐瘀汤加益气之品益气活血，坚持中医药治疗半年，获得了尿检转阴，且上述诸症亦缓解的良好效果。本例患者虽然尿检轻度异常，但临床症状复杂而多变，"法随证立"，在治疗的过程中，运用了清化湿热及活血化瘀法而取效，也说明了中医治疗的动态性，这也是中医的优势之一。

小蓟饮子《丹溪心法》

【**药物组成**】小蓟、藕节、蒲黄、生地、当归、栀子、滑石、淡竹叶、通草、甘草。

【**功效**】清热通淋，凉血止血。

【**方解**】方中以小蓟、生地、蒲黄、藕节凉血止血；通草、竹叶导热从小便而出；栀子清利三焦；滑石清利湿热；当归引血归经；甘草调和诸药。

【**主症**】尿中带血，血色鲜红，尿频、急、涩、热、痛，身热烦渴，舌红脉数。

【**辨证要点**】尿中带血（肉眼血尿或镜下血尿），或伴尿急、尿热、尿痛。舌红脉数。

【**运用经验**】

1. 肾炎血尿证属热迫血下行者，可选用本方。

2. 慢性尿路感染有血尿者，属中医热淋、血淋的范畴，可选用本方。

3. 伴大便干结者，加制大黄、麻子仁。血尿甚者，加仙鹤草、三七粉。伴蛋白尿者，加芡实、金樱子、桑螵蛸。

逍遥散《太平惠民和剂局方》

【**药物组成**】当归、白芍、柴胡、茯苓、白术、甘草、生姜、薄荷。

【**功效**】养血柔肝，疏肝健脾。

【**方解**】当归、白芍养血柔肝，是血虚肝郁之要药。白术、茯苓健脾、运湿。柴胡疏肝解郁。炙甘草、生姜益气温中，薄荷辛凉，可散郁火。全方共奏养血柔肝，疏肝健脾之功。

【主症】情志抑郁，两胁疼痛，头晕目眩，口燥咽干，神疲食少，或月经不调，乳房胀痛，脉弦而虚者。

【辨证要点】情志抑郁，两胁疼痛，可伴月经不调。

【运用经验】

1. 慢性肾脏病女性患者，常伴有血虚肝郁证，我在临床上，常选用本方，并辅以情志疏导。

2. 若伴有心烦、失眠、多梦者加炒枣仁、天麻、灵芝。若两胁胀痛明显者，加郁金、香附。若痛经明显者，加桃仁、红花、益母草、川牛膝。

3. 常用于治疗更年期综合征。

【验案】

验案　更年期综合征

山西某女，44 岁。患者平素心情压抑，2014 年 5 月起月经不调，易烦躁、汗出，近 2 个月来出现失眠，9 月曾在当地医院检查，诊断为更年期综合征。曾使用中成药不缓解。

为求中医药调治于 2014 年 11 月 3 日至我处首诊，当时症见：月经先后无定期，量少，烦躁易怒，时而情绪低落，失眠多梦，乏力头晕，自汗心悸，纳食可，二便调。舌红苔薄黄，脉细数。中医辨证：肝郁化火，伤阴耗气，心神不宁。治法：疏肝清火，益气养阴，养心安神。予丹栀逍遥散合生脉饮加减。

处方：太子参、菊花各 12g，麦冬、五味子、郁金、丹皮、生甘草、薄荷各 10g，天麻、白芍、茯苓、酸枣仁、茯神各 20g，浮小麦 30g，当归 6g，柴胡 3g，夜交藤 15g。水煎服，日 1 剂。并辅以情绪疏导。

患者坚持服用上方 1 个月，复诊时诉心烦较前减轻，情绪亦较前好转夜间可睡 5 小时，多梦亦减轻，要求继续服用本方。效不更方，原方再进 60 剂。2015 年 2 月复诊，患者诸症均已消失。

点评：该患者临床表现为更年期综合征，因长期心情压抑，郁久化火，故可见烦躁、情绪低落。失眠为心肾不交所致。故予丹栀逍遥散柔肝、清肝、疏肝，加天麻、菊花平肝潜阳，再加生脉饮、浮小麦、夜交藤、酸枣仁养心安神、止汗。

独活寄生汤 《备急千金要方》

【药物组成】独活、桑寄生、秦艽、防风、细辛、川芎、当归、熟地黄、白芍、桂枝、茯苓、杜仲、牛膝、人参、炙甘草。

【功效】祛风除湿，益气养血，活血止痛。

【方解】方中独活辛苦微温，善治伏风，且性善下行，长于治疗腰部以下的风寒湿痹。秦艽为风药中之润剂，可疏风通络止痛。桂枝温经散寒，通利血脉。防风祛风胜湿。桑寄生、怀牛膝、杜仲补益肝肾而强壮腰膝。当归、熟地、川芎、白芍为四物汤，可养血活血。人参、茯苓、甘草益气健脾，且白芍与甘草相合，可缓急止痛。本方标本兼顾，并寓有"治风先治血，血行风自灭"之义。

【主症】腰膝酸软疼痛，可伴屈伸不利或麻木不仁。遇风寒湿邪则腰痛加重。手足不温，不渴。舌淡苔薄白，脉细弱。

【辨证要点】腰膝酸软疼痛，遇风寒湿邪加重。

【运用经验】

1. 因方中细辛属于马兜铃酸类药物，为了避免肾损害不选用细辛。方中的人参一般用太子参或党参。多以生地易熟地。为了增加补肾活血之力，常川牛膝、怀牛膝同用。临床上，笔者常在上方基础上加鹿角胶 6~10g 烊化入药，该药为血肉有情之品，有补肾、强壮腰膝的良好效果。

2. 对于慢性腰痛常选用本方治疗。

【验案】

验案　慢性腰痛

北京某女，50 岁。患者半年前无诱因出现腰痛，时轻时重，迁延不愈。

2014 年 8 月 11 日为求中医药治疗至我处首诊。当时症见：腰背酸重疼痛，劳累尤甚，遇阴雨天则明显加重，纳食可，夜眠安，大便干，两日一行，舌淡红，苔薄黄，脉沉弦。血尿检无异常。中医诊断：风湿腰痛。治以益肾活血，祛风除湿，兼以通腑为法，予独活寄生汤加减。

处方：独活、防风、当归、桂枝、炙甘草各10g，桑寄生、秦艽、生地、巴戟天15g，白芍、茯苓、杜仲、川牛膝、怀牛膝各20g，太子参15g，火麻仁30g，制大黄5g，川芎6g。水煎服，日 1 剂。

2 周后复诊，腰痛已明显减轻，大便亦通畅。效不更方，原方再进14 剂以善后，巩固疗效。

点评：患者腰痛性质为酸痛、沉重，劳累尤甚，遇阴雨天加重，结合舌脉，此为内有肾虚，外有风寒湿痹阻腰府，故予独活寄生汤加减。因患者大便干，故在上方基础上加火麻仁、熟大黄润肠通便。药后患者腰痛明显好转。

杏仁滑石汤 《温病条辨》

【药物组成】杏仁、滑石、橘红、黄连、郁金、通草、厚朴、半夏。

【**功效**】理气化湿，清热利湿。

【**方解**】杏仁、橘红、厚朴、半夏理气化痰燥湿，滑石、通草清利湿热，黄连清热燥湿，郁金疏理肝气。全方斡旋三焦，共奏理气化湿，清热利湿之功。

【**主症**】湿热弥漫三焦，胸脘痞闷，潮热呕恶，纳呆，小便不利。舌苔黄腻，脉滑数。

【**辨证要点**】胸脘痞闷，潮热呕恶，小便不利。

【**运用经验**】对于慢性肾脏病中医辨证属于湿热内蕴，且湿热并重者可选用本方。

【**验案**】

验案　慢性肾衰竭

黑龙江某男，46 岁。因"慢性肾炎高血压型、慢性肾衰竭、肾性贫血"于 1983 年 2 月 28 日入院治疗。

入院时患者头晕头痛，精神疲惫，腰酸乏力，恶心呕吐，纳食不香，口黏发甜，口气秽臭，口干不欲饮，大便黏滞不爽，溺短灼痛，下肢微肿。唇干，舌胖苔黄腻，中有裂纹，脉弦滑稍数。血压 200/140mmHg，血红蛋白 52g/L，尿素氮 47.12mmol/L，血肌酐 1025μmol/L。

鉴于病情危笃，住院期间在口服中药汤剂的同时，并配合血液透析、纠正酸碱平衡及输少量新鲜血液。虽然每次血透后尿素氮有所下降，但上升速度很快，而且患者自觉症状亦无明显改善。

3 月 17 日尿量减少为 450ml，3 月 24 日患者出现身热烦躁，咳吐黄痰。白细胞总数 $14.7×10^9$/L，中性 80%，淋巴 18%，酸性 2%，体温 37.4℃。右肺可闻及散在的湿性啰音，用氨基苄青霉素静脉滴注 1 周，未能控制。4 月 1 日尿量续减，患者极度烦躁，时有谵语，喉中痰鸣，甚或循衣摸床。苔仍黄腻。此乃湿热久郁不解，酿蒸痰浊，蒙蔽心包之证，遂予菖蒲郁金汤清热化湿，豁痰开窍。处方：石菖蒲、郁金、栀子、竹叶、丹皮、连翘、菊花、牛蒡子各 10g，滑石 15g，生姜 3g，玉枢丹 2 支。服药 2 剂，烦躁消失，神识复常。然余症同前，咳吐黄痰，为湿热之邪阻于上焦，波及心肺之象。口黏发甜，口干不欲饮，呕恶纳呆，乃湿热中阻之症。大便黏滞，溺短灼痛，因湿热遏阻下焦，分清泌浊失职所致。苔黄腻，脉滑数亦为湿热内蕴之象。综观证候，系湿热交争，弥漫三焦。治当宣畅三焦，清利湿热。拟杏仁滑石汤加味。处方：杏仁、黄芩、法半夏、橘红、郁金各 10g，车前子（包煎）、滑石、茯苓各 30g，象贝母、全瓜蒌各 15g，黄连 3g。进药 4 剂后，上述症状明显改善，患者纳增便调，夜能睡 4~6 个小时，精神转振，腻苔渐退，肺部啰音明显减少。复查：白细胞总数 $7.8 \times 10^9/L$，中性 64%，淋巴 32%，酸性 4%。后又调治 3 个月，于 1983 年 8 月 20 日好转出院。

点评： 关格病因肾气衰败气化无权，必致水湿内停。湿郁日久，易于化热，而成湿热。所以湿热之邪不仅见于肾病的早期和中期，在肾病的终末阶段亦不失为主要的病邪之一。辨治湿热，首当辨湿与热孰重孰轻，并与病变的部位结合起来，治疗才能有所遵循。本案湿热交蒸，弥漫三焦，甚至蒙蔽心包，是为重症。先予菖蒲郁金汤豁痰开窍，以安心君，继以杏仁滑石汤清利三焦，俾三焦湿热之邪得以分解，而使疾病转危为安。倘若一味扶正补虚，而置湿热之邪而不顾，势必增湿助热，以致病深不解。

葶苈大枣泻肺汤 《金匮要略》

【**药物组成**】葶苈子、大枣。

【**功效**】泻肺消水。

【**方解**】方中葶苈子泻肺气而消水，大枣健脾护正。

【**主症**】咳喘，胸满闷，不得平卧，周身水肿，舌淡边有齿痕，苔薄白，而水滑或白腻，脉细弱或弦而无力。

【**辨证要点**】胸闷喘息，周身水肿。

【**运用经验**】笔者对于肾性水肿证属水湿上凌心肺者常选用本方，可与生脉饮、苓桂术甘汤、五皮饮合方治疗。

【**验案**】

验案 1 慢性肾衰竭伴心包炎

北京郊区某女，35 岁。1982 年 5 月 10 日入院。该患者有慢性肾炎 10 年，入院前 4 天因外感发热而致尿量减少，每日约 300ml，大便干结，3~4 日一行，伴胸闷憋气，难以平卧，心慌气短，呕恶频频，纳食不香。

入院时查：患者精神萎靡，面色萎黄，语音低微，口中溺臭，舌淡润，边有齿痕，苔薄白，右脉弦细，左脉细弱。体温正常，尿素氮 51.4mmol/L，血红蛋白 38g/L，X 线胸片示"尿毒症性心包炎"，心脏各部位均可闻及广泛、明显、粗糙的心包摩擦音。诊为：尿毒症，肾性贫血，尿毒症性心包炎。中医辨证为肾气衰败，气化无权，水湿上凌心肺。

住院期间，因患者经济条件有限，未行输血及血液透析，仅予中药治疗。针对其水凌心肺的病机重心，主要采用温阳蠲饮行水之法，拟苓桂术甘汤合葶苈大枣泻肺汤加味治之。处方：东北人参（另煎兑入）、苏梗各 10g，茯苓、桂枝、白术各 15g，葶苈子 12g，泽泻 20g，炙甘草 6g，大枣 5 枚。水煎服，日 1 剂。

药进 6 剂，尿量逐渐增至每日 1000ml 以上，随之心悸、气憋、呕恶诸症亦顿然见轻，患者能平卧。复查 X 线胸片，心影较前明显缩小，同时心包摩擦音也消失，尿素氮降至 23.2mmol/L，血红蛋白升至 59g/L。继之以生脉饮合苓桂术甘汤，以益气养阴与化饮兼顾，诸症续有好转，患者神振纳佳，眠安便调，尿量每日 1500ml 左右，调治 3 个多月，病情明显好转，于 1982 年 8 月 20 日出院。

点评：本病例属关格期水凌心肺证，患者有尿毒症性心包炎。水凌心肺是关格病晚期的一个突出的临床表现。本案经过温阳化饮、降浊之剂，饮邪得蠲，心阳重振，患者得以转危为安。

葶苈大枣泻肺汤具有开泄肺气之功，一般认为葶苈力猛伤正，主张宜于肺气壅盛之实证。笔者曾多次投用本品，收效颇佳，并未发现不良反应。本案将葶苈大枣泻肺汤合于苓桂术甘汤中运用，不仅泻肺以除满，而且通过泻肺亦可通调水道以利蠲饮。苓桂术甘汤出自于《金匮要略》，为温阳蠲饮之剂，现代医学认为本方有强心利尿作用。

该患者病情危重，经过中医药治疗后，取得了明显疗效。

验案 2　膜性肾病

山东某男，80 岁。患者于 2008 年 7 月带状疱疹未予治疗后出现阴囊水肿。同年 10 月出现四肢及腹部水肿，肾穿刺结果为 II 期膜性肾病，予利尿药治疗无效，未用激素及免疫抑制剂。近 1 周来患者出现胸闷气短，全身水肿。既往慢性支气管炎 50 余年，2010 年 2 月出现阵发呼吸喘促加重，喉间痰鸣。

为求中医药治疗于 2010 年 2 月下旬住入我科，因病情较重 3 月 3 日邀余会诊。查体：精神不佳，营养较差，扶入病房。血压 145/85mmHg。心率 98 次/min，双肺干湿罗音，腹部膨隆脐突出，移动性浊音阳性，四肢重度可凹性水肿。查血生化：血浆白蛋白 21.4g/L，24 小时尿蛋白定量:4.55g，肾功能正常。症见：胸闷气短，呼吸急促，活动后加重，夜间不能平卧，咳嗽痰多，四肢及腹部水肿，小便量少 24 小时尿量约 600ml，手足凉，纳眠差，舌质淡，苔白，脉沉细。中医辨证：水湿上凌心肺。治法拟泻肺通阳利水。以葶苈大枣泻肺汤、生脉饮、五苓散、五皮饮合方化裁。

处方：葶苈子、冬瓜皮、桑白皮、茯苓、生黄芪、丹参、车前子（包煎）

各30g，大腹皮、黄芩、太子参、川牛膝、怀牛膝各15g，陈皮、杏仁、白术、麦冬、五味子、大枣各10g，泽泻、芡实、金樱子各20g，桂枝6g。水煎服，日1剂。

并配合经验食疗方黄芪鲤鱼汤：赤小豆、薏苡仁、冬瓜皮、生黄芪、车前子各30g，芡实20g，白术12g，砂仁10g。上药用纱布包，加葱姜，不入盐，与鲤鱼或鲫鱼250g一尾同煎半小时，弃去药包，吃鱼喝汤，每周2~3次。

2010年3月17日查房复诊：该患者未用利尿药，中医药治疗后尿量逐渐增加，每日约1500ml以上，水肿减退，根据患者仍有轻中度水肿，咳嗽少痰，能平卧，胸闷缓解，纳食欠佳，脘腹胀满，大便溏，舌淡红，苔薄白，脉沉细数。遂改拟健脾行气利水法。予香砂六君子汤加减。

处方：砂仁、川贝各6g，广木香、陈皮、法半夏各10g，白术、黄芩各12g，党参、瓜蒌皮、川牛膝、怀牛膝各15g，茯苓、冬瓜皮、丹参、车前子（包煎）各30g，芡实20g。水煎服，日1剂。

同年3月29日查房：患者病情明显好转，尿量1500ml以上，水肿基本消退，乏力，偶咳，纳食可，舌淡红，苔薄白，脉沉细数。查血浆白蛋白29.8g/L，24小时尿蛋白定量：3.12g。笔者在上方的基础上去车前子、冬瓜皮、瓜蒌皮，加生黄芪30g，当归15g以善后调理。患者于4月5日好转出院。

点评：该患者膜性肾病伴有心衰、胸腹水及肺部感染。急则治标，先以泻肺补心、通阳利水为法，予葶苈大枣泻肺汤泻肺消水、生脉饮补心之气阴、五苓散、五皮饮通阳行气利水。药后病情明显减轻，尿量明显增加，之后以香砂六君子汤加减善后调理。

黄连阿胶汤《伤寒论》

【**药物组成**】黄连、黄芩、阿胶、白芍、鸡子黄。

【**功效**】滋阴清热，交通心肾，安神。

【**方解**】方中黄连清心除烦，黄芩助黄连清上焦之热。阿胶、白芍滋阴养血，鸡子黄养血安神，全方共奏清热滋阴，交通心肾，从而达到宁心安神的效果。

【**主症**】心烦、失眠，舌红苔黄，脉细数。

【**辨证要点**】失眠伴心烦。

【**运用经验**】笔者常用本方治疗阴虚内热、心肾不交的失眠症，效果较好。方中的鸡子黄即为鸡蛋黄，每剂药需用1个。另外，煎汤药宜在临睡前1小时服用，此时加入鸡子黄1个，用时弃蛋清，将鸡子黄搅碎之后用60℃的汤药冲入既可。方中的阿胶不应煎，宜用热汤药烊化之后服用。

麻杏五皮饮

【药物组成】麻黄、杏仁、陈皮、茯苓皮、桑白皮、生姜皮、大腹皮。

【功效】宣肺利水。

【方解】方中麻黄宣肺解表散寒、杏仁降肺止咳，五皮饮可行气利水。全方共奏提壶揭盖，宣肺利水之功。

【主症】眼睑及颜面水肿，兼有风寒表证，如恶风寒，无汗，肢体疼痛，咳嗽痰白，舌苔薄白，脉浮紧者。

【辨证要点】眼睑及颜面水肿，兼有风寒表证。

【运用经验】本方适用于肾性水肿初期，见眼睑及颜面水肿兼有风寒表证，中医学所谓的"开鬼门""提壶揭盖"法，即宣肺利水法。方中的麻黄用量一般为 6~12g，可加冬瓜皮、车前子各 30g 以增淡渗利湿之功。

第六篇　常用药物及运用经验

一、补益药

人　参

人参，甘、微苦，微温。入脾、肺、心经。

【功效】大补元气，益气生血。

【临床应用】

（1）益气补虚：慢性肾衰竭病程缠绵，久病必虚。临床表现为神疲嗜睡、乏力身倦，少气懒言，舌淡胖、边有齿痕，脉虚弱等气虚之症者，笔者首选人参作为益气补虚之用。若属气阴两虚，多用参芪地黄汤以图缓功，每收良效。如伴有心悸、怔忡、气短、脉虚数或结代诸等心气虚症，可用人参配伍麦冬、五味子，即生脉散。人参微温兼有生津之功，为温润之品，对气阴两虚者尤宜。

（2）益气生血：肾衰竭患者常现血虚征象，如面色萎黄无华、唇甲苍白、心悸气短、头目眩晕、舌淡脉细等，当以补血为治。李东垣谓："仲景以人参为补血者，益血不自生，须得生阳气之药乃生，阳生则阴长，血乃旺矣。若阴虚单补血，血无由而生，无阳故也。"因而笔者常伍人参益气生血，且宜常服以图缓效。笔者20世纪80年代曾治一慢性肾衰竭女性患者，入院时血红蛋白4.9g，属重度贫血。给予红参每日10g水煎服，并配用麦味地黄汤日1剂，治疗41天后复查血红蛋白升至8.7g。病情缓解出院时嘱其续服红参，之后病情尚属稳定。

（3）固脱救急：大补元气，可挽救气脱危证。当尿毒症终末期患者猝然出现虚脱、汗出、脉微欲绝之症时，可予独参汤，用人参15~30g煎汤顿服以固脱救急。

（4）益气解表："卫气出于下焦"，肾气衰惫必致卫虚不固，极易罹患外感而现表证。而表证又可使肾炎血尿加重。此时一味发汗治疗表证，不但气虚鼓动无力，不能作汗达邪，而且强发其汗必更伤阳气。所以凡遇气虚感受风寒之证，当益气以滋汗源，以利鼓邪外出而邪去正安。益气不为补虚，实为祛邪之用。常用方如人参败毒散、荆防败毒散、参苏饮等，皆以人参配入疏散风寒之剂中运用。以冀益气达邪。正如《本草经疏》所云："邪气之所以久留而不去者，无他，真气虚则不能敌，故留连而不解也。兹得补而真元充实，则邪自不能容。"

（5）益气摄精："气虚固摄"，蛋白尿患者伴有气虚之证时，不可一味固涩治标，应益气补虚治本以摄精。

（6）益气止血："气能摄血"，血尿患者伴见气虚之证时，不可一味止血，即"见血休止血"之义。应益气补虚以固本止血。

【用法用量】人参为名贵药材，为免于浪费起见，一般另煎兑入汤药中服用，用量6~12g；救脱时可用至15~30g。

【现代研究】

近年来对人参的研究较多，与肾病有关者主要有：①刺激造血器官，升高周围血液的红细胞和血红蛋白水平，从而改善贫血状况；②促使血清抗体产生，提高免疫功能，从而阻断肾脏病变的继续恶化，有利于组织的修复；③提高尿中肌酐的排泄量；④抗休克，对血压有双向调节作用；⑤有强壮、抗衰老的作用；⑥能提高血清钙，显示其在药理上与抗惊厥药有协同作用。

太子参

太子参，又名孩儿参。味甘、性平。入心、脾、肺经。

【功效】补气生津。

【临床应用】

据《本草从新》《纲目拾遗》等书记载，其原指五加科植物人参之小者。但现在商品则普遍用石竹科植物异叶假繁缕的块根，其补气之力虽较平和，然兼有生津之功。对慢性肾衰竭患者中医辨证属气阴两虚，而以阴虚为主者，可选太子参益气与养阴兼顾，则无刚燥伤阴之弊，确是一味好用的益气药。

【用法用量】入煎剂，用量一般为10~30g。

【现代研究】

太子参具有强壮作用，能提高小鼠耐疲劳、耐缺氧、耐饥渴能力，延长存活时间；太子参对淋巴细胞增殖有明显的刺激作用。

党 参

党参，甘，平。入脾、肺经。

【功效】益气健脾。

【临床应用】

党参是较常用的益气健脾之品，其益气之力虽不如人参之峻，但因其价格便宜，故常为人参的代用品。

（1）益气补虚：脾气虚系慢性肾脏病患者的主要病机之一，其临床表现为神疲乏力、纳差便溏等症，可以党参配伍白术、茯苓、炙甘草、山药、陈皮、砂仁等健脾理气之品，如四君子汤、参苓白术散等；也可与养阴药同用，组成益气养阴方剂，方如大补元煎、参芪地黄汤等。

（2）益气补血："脾为气血生化之源""气旺血生"，因此在治疗血虚或气血两虚证时，常以党参等益气健脾药与补血药同用，方如归脾汤、八珍汤。

（3）益气摄精："脾主升清"是指水谷精微等营养物质吸收并上输于心肺头目，通过心肺的作用化生气血，以营养全身。《素问·经脉别论》："饮入于胃，游溢精气，上输于脾，脾气散精，上归于肺。"若脾不升清，精气下泄，则可见蛋白尿等症。因此在治疗蛋白尿患者伴见一派脾虚之象时，应益气健脾以摄精。党参为首选之药，方如参苓白术散、补中益气汤、归脾汤、参芪地黄汤等。

（4）益气摄血：脾统血是指脾气健旺，能统摄血液循脉道运行。倘若脾气虚弱，脾不统血，可致血尿等诸出血证。辨证要点为血尿的同时伴见一派脾虚之象。此时应益气健脾以摄血。党参为首选之药，方如参苓白术散、补中益气汤、归脾汤、参芪地黄汤等。

《本草正义》誉党参为"健脾运而不燥，滋胃阴而不湿，润肺而不犯寒凉，养血而不偏滋腻，鼓舞清阳，振动中气，而无刚燥之弊"。笔者在临床上观察到部分患者重用久用党参，常出现咽干、口燥、喉痛诸症，说明党参仍有刚燥的一面。因而对兼有阴虚之证者，在党参的剂量与配伍上尤当斟酌。

党参与人参同为益气之品，党参较人参力弱。人参大补元气，治气虚重证。但一般气虚证用党参则较为经济。

【用法用量】入煎剂，用量为 10~30g。

【现代研究】

本品能提高网状内皮细胞的吞噬功能，兴奋神经系统，增强机体抵抗力；又能使红细胞及血红蛋白增加，可用于缺铁性贫血、营养不良性贫血；能扩张周围血管及抑制肾上腺素而呈降压作用。

西洋参

西洋参因主产于美国和加拿大而得名，我国近年亦有栽培。其性味苦、甘、凉。入肺、胃经。

【**功效**】益气养阴，生津。

【**临床应用**】

本品性凉，长于益气养阴，而无助火之弊。故慢性肾脏病患者凡气阴两虚偏于阴虚证者宜用本品。气阴两虚证临床有 3 种情况：①气虚、阴虚并重。②气阴两虚，偏于气虚。③气阴两虚，偏于阴虚。在选择益气养阴药物及用量方面均应恰如其分才能取得良效。笔者对气阴两虚，偏于阴虚及气虚、阴虚并重者，常选用西洋参，因其性凉益气养阴两者兼顾，且力量亦不逊，用后无伤阴、助火之虞。

【**用法用量**】3~10g，另煎兑服。

【**现代研究**】

西洋参对大脑有镇静作用。由于其所含皂苷主要是人参二醇，而人参三醇含量很少，故其作用与人参相似而有些不同。如人参三醇主要兴奋中枢神经系统、心脏，扩张血管；人参二醇主要为抑制，对代谢的作用较明显。两者都有抗应激、促进蛋白质合成等作用。

黄　芪

黄芪，甘、微温。入脾、肺经。

【**功效**】补气升阳，固表止汗，利水消肿。

【**临床应用**】

（1）益气升阳：虽然古代医家对黄芪有诸如"补药之长""补气之最"等过誉之辞，但是黄芪在临床上确系一味力宏、使用面广的重要补气药物，不仅补气，兼能升阳。《素问·至真要大论》曰："劳者温之""不足补之"，本品甘温补气，对血尿患者见气虚之证，常与人参或党参同用，其益气作用更强。对某些蛋白尿迁延不愈，证属脾虚气弱、升清无权者，笔者常重用本品，并伍以摄精之品，可以取得一定的疗效。

（2）利水消肿：肾性水肿患者同时伴有气虚之象时，临床可见水肿尿少、乏力神疲、气短懒言、舌淡胖嫩边有齿痕、脉弱无力等，笔者常选用黄芪配伍五皮饮或当归芍药散，取黄芪益气利水之功。

（3）益气固表：部分慢性肾脏病患者有表虚自汗，且易感外邪的表现。我常用玉屏风散，重用黄芪，辅以白术，少佐防风，补散兼施，药后可以达到实表以御风寒，从而减少感冒，即中医学的"治未病"之义。

（4）益气生血：黄芪益气生血，取"气旺血生""阳生阴长"之义，常与补血药同用以治血虚证，如当归补血汤、归脾汤。若血尿属气虚以致血不归经者，可用黄芪配伍党参，并在补气的基础上酌加止尿血的药物，标本兼顾，疗效颇佳。

（4）益气摄血："气能摄血"，若肾性血尿属于脾气虚弱，血不归经者，可用黄芪等补气药，并酌加止尿血的药物，标本兼顾，疗效颇佳。此即中医学的"见血休止血"之义。

【用法用量】黄芪有生用、炙用之别，由于慢性肾脏病患者气阴两虚证居多，所以常用生黄芪益气配伍养阴药而无伤阴之虞。对于气虚而有手足不温或怕冷的患者，补气宜用炙黄芪，取其性温而守中。入煎剂，一般用量为10~30g，气虚重症可用40g。

【现代研究】

（1）利尿作用：人体试验证明，黄芪有中等利尿作用，可增加尿量和氧化物的排泄。临床剂量（0.2g/kg）即可增加尿量 64%，排钠量增加 14.5%。动物实验也证实其利尿作用，但与剂量有关，如大鼠皮下注射 0.5g（生药）/kg，可有利尿作用。

（2）对实验性肾炎的作用：每日给大鼠喂黄芪粉 4~5g，连续 3 日后给大鼠注射兔抗鼠血清，造成肾毒血清性肾炎，3 日后做尿蛋白测定，结果表明，黄芪能显著减轻尿中蛋白的量，病理观察亦证明黄芪组肾脏病变减轻。

（3）对免疫功能的作用：黄芪煎剂能增加小鼠网状内皮的吞噬功能；黄芪可提高患者白细胞诱生干扰素的能力；正常人服用黄芪全草干浸膏片后，IgM、IgE 显著增加，易感冒患者服用黄芪后可明显提高鼻分泌液中 IgA、IgG 的含量，说明黄芪有促进体液免疫的作用。

白　术

白术，苦、甘、温。入脾、胃经。

【功效】补脾益气，健运脾湿。

【临床应用】

（1）补脾益气：黄宫绣谓"白术为脾脏补气第一要药"。本品甘香而温，能补脾益气以助运化，对脾胃虚弱所致的少食腹满、泄泻等症，有健脾止泻、增进食欲的功效。四君子汤、参苓白术散、归脾汤、补中益气汤等常用的补脾方剂，均配有白术。

（2）健脾运湿：肾性水肿病机属脾之转输不利，制水无权者，可选用白术健脾运湿而退肿，如通阳利水的五苓散、温阳行水的实脾饮等方剂皆配有白术。

（3）益气健脾止血：在 IgA 肾病血尿患者中，有一部分证候属于脾气亏虚、统血无权者，其辨证要点为血尿伴腹泻、纳少、乏力。现代医学认为此血尿与肠炎相关。中医以益气健脾止血的方法治疗每获良效。常用参苓白术散、以炒白术为佳。药后不仅能止腹泻，且血尿亦随之消失。

白术与苍术同为健脾燥湿之品，但白术偏于守，健脾益气之力优于苍术；苍术性燥，偏于升散，燥湿之力大于白术。白术与人参、党参相较，人参、党参重在益气补虚，而白术则偏于健脾助运。

【用法用量】入煎剂，用量为 10~15g。

【现代研究】

白术有促进胃肠分泌的作用；有明显而持久的利尿作用，且能促进电解质特别是钠的排除，其利尿作用可能是由于抑制肾小管重吸收功能所致。

山　药

山药，味甘、性平。入脾、肺、肾经。

【功效】健脾益气，兼养脾阴。

【临床应用】

（1）健脾益气：慢性肾脏病患者，临床见神疲乏力，纳差便溏，舌淡胖边有齿痕、脉虚等脾气虚证时，宜用参苓白术散，方中选用了山药健脾益气。

（2）脾肾气阴两补：山药甘平多汁，益气之中兼能滋养肺、肾之阴。故对慢性肾脏病表现为肺肾或脾肾气阴两虚者用之甚宜，方如参芪地黄汤。

山药与白术同为健脾益气药，山药偏润而兼有养阴作用，白术偏燥而具运湿之功，同中有异，当权衡选用。历代医家有将山药归入补脾阴药类。

【用法用量】入煎剂，用量为 15~30g。

【现代研究】

（1）山药具有刺激小肠运动、促进肠道内容物排空作用，并能拮抗离体回肠强直性收缩，增强小肠吸收功能。

（2）山药能增加小鼠脾脏重量，增强机体免疫功能。

（3）山药具有较好的延缓衰老作用。

当　归

当归，味甘、辛，性温。入肝、脾、心经。

【功效】补血活血，润肠通便。

【临床应用】

当归味甘而重，功专补血；气清而辛又能行血。故古人誉之为"血中圣药"。慢性肾脏病患者多有面色萎黄、唇爪无华、头晕心悸、舌淡脉细等血虚见证，且久病入络，易致脉络瘀滞。本品补血活血，静中有动，故可常配伍使用，单纯血虚者可配伍熟地黄、白芍、川芎等，方如四物汤；气血两虚者可用八珍汤，即四物汤合四君子汤。徐灵胎谓："当归香气入脾"，能舒醒脾气，于脾胃亦有所裨益。此外当归能养血润肠以通便，故血虚便秘者用之最宜。

当归尾长于活血，当归身长于补血，全当归补血活血。临床根据病情需要选用。

【用法用量】 入煎剂，用量为 10~15g。

【现代研究】

动物实验表明，当归注射液可降低麻醉犬血压，扩张冠脉、脑及外周血管，减少心肌耗氧量。对清醒高血压犬，使其血压短暂上升后随之较持久降压。其有效成分阿魏酸钠对实验性血栓形成有明显的抑制作用。当归煎剂有促进非特异性免疫功能作用。此外当归还有镇痛、镇静、抗炎、降低血管渗透性等作用。

白 芍

白芍，味酸、苦，性微寒，入肝、脾经。

【功效】 养血敛阴，柔肝泻肝平肝，缓急止痛。

【临床应用】

（1）养血敛阴：慢性肾脏病患者常有不同程度的肝肾阴血亏虚的表现，可选白芍、当归、生地黄等滋阴养血。当归与白芍同为养血之品，当归性温而性动，白芍酸寒而性静，合用则动中有静，补而不守，寒温适中，相得益彰。

（2）柔肝泻肝平肝：部分慢性肾脏病者由于持续性高血压不能控制时，患者常见头晕、头目胀痛、耳鸣，甚则肌肉抽动，舌红苔少而干、脉弦等，此为肝肾阴亏，木失涵养，肝阳上亢，虚风内动。笔者常重用白芍，并伍以当归、川芎、天麻、杭菊花，生龙骨、生牡蛎等，意在柔肝平肝。

（3）缓急止痛：白芍配甘草为芍药甘草汤，具有缓急止痛的效果，临床上笔者对于肾绞痛及尿路感染时的小腹胀痛均选用芍药甘草汤，此时白芍用量可用到 60~90g。再者对于血管紧张性头疼也常用芍药甘草汤。

芍药之名初载《本经》，从陶弘景开始，分为赤、白两种。白芍偏于养血益阴，赤芍偏于行血散瘀。若需补散兼施，则可将两者同用。

【用法用量】 入煎剂，用量为 15~90g。

【现代研究】

本品有镇静、镇痛、解热、抗炎及抗惊厥作用；对胃肠及子宫平滑肌有解痉作用；能调节机体免疫系统；对肝脏有保护作用，对胃液分泌有抑制作用；可抑制血小板聚集和血栓的形成；有耐缺氧、耐高温、滋补、强壮作用。

附：赤芍

赤芍味苦，性微寒，入肝经。具凉血止血、活血利水之功。对于血热的出血症，本品常与牡丹皮、炒栀子、小蓟等同用凉血止血。对于女性水肿患者，其经行不畅时水肿加重，且伴有腹痛，舌暗等瘀血之征。此乃"血能病水"之机转。据《本草经疏》载："赤者利小便散血"，《本草正义》谓："赤芍行滞破血……利小便，去水气"，笔者常以本品配伍当归、川芎、茯苓、泽泻、白术，即当归芍药散。活血与利水并进，相辅相成，药后多肿消痛止。

对于糖尿病肾病及膜性肾病因血瘀水停者，我喜用当归芍药散活血利水，方中就选用了赤芍15~20g。

阿　胶

阿胶，味甘，性平，入肺、肝、肾经。

【功效】补血兼能止血。

【临床应用】

阿胶为血肉有情之品乃补血要药，临床上多以本品与熟地黄、当归、白芍等同用治疗血虚证。本品能养血止血，对血虚出血证，与甘草相伍，其效益彰。此外，肾脏病患者出现的虚烦不眠，属肾阴亏虚、水火失济、心肾不交者，阿胶与黄连同用，有交通心肾、水火既济之效，方如黄连阿胶汤。

【用法用量】烊化入药，用量为10~15g。

【现代研究】

阿胶有加速血液中红细胞和血红蛋白生成的作用，能改善动物体内钙的平衡，促进钙的吸收，有助于血清中钙的存留，有预防进行性肌营养障碍的作用。

生地黄

生地黄又名干地黄，味甘微苦，性寒，入心、肝、肾经。

【功效】滋阴补肾，凉血止血。

【临床应用】

（1）滋阴补肾：《素问·阴阳应象大论》曰："精不足者，补之以味。"生地黄性寒而味厚，在滋阴补肾的同时兼具清热之功，故对阴虚有热者，用生地黄较熟地黄更为适宜。可以本品与山药、山茱萸、牡丹皮、泽泻、茯苓配伍运用，即六味地黄汤。

（2）凉血止血：肾脏病患者由于湿热蕴于下焦热伤血络，临床可见尿血之症。若兼尿频、尿急、尿痛则为血淋。此时多用小蓟饮子化裁治疗，该方重用生地黄凉血止血，并伍以其他利水通淋之品。尿毒症晚期出现的出血倾向，如因水亏火亢热迫血妄行者可重用生地黄配犀角（现可用水牛角代之），牡丹皮、赤芍，即犀角地黄汤。

（3）清营护阴：慢性肾衰竭终末期患者，肾病及心，热扰神明而出现心烦躁扰，身热夜甚，时有谵语甚或神昏，舌绛而干、脉细数等危证时，笔者常选用清营汤以清营泄热凉血护阴，方中亦重用本品。

【用法用量】入煎剂，用量为15~45g。

【现代研究】

生地黄有强心利尿及降血糖作用。生地黄增加心脏排血量、冠脉血流量和心肌营养性血流量；地黄水煎浸膏剂或醇浸剂对麻醉犬均有降压作用；麻醉犬静脉注射地黄膏2.5ml，使单位时间内尿量增加。六味地黄复方对肾性高血压大鼠有明显的降低血压、改善肾功能、减少病死率作用，其乙醇提取物能缩短兔凝血时间而有止血作用。

熟地黄

熟地黄是将生地黄（干地黄）加酒反复蒸晒而成。味甘，性微温。入肝、肾经。

【功效】滋阴补肾。

【临床应用】

《珍珠囊》谓熟地黄"主补血气，滋肾水，益真阴"，故凡阴血亏虚之证，皆可作为配伍之用。

熟地黄与生地黄皆为滋阴补肾养血之品，但熟地黄补而兼温，生地黄补而兼清，临床可酌情选用。此外，二药皆有滋腻碍胃之弊，加之虚人脾胃多弱，故用时宜配砂仁或陈皮，以防腻膈之虞。

【用法用量】入煎剂，用量为15~30g。

何首乌

何首乌，苦、甘、涩、微温。入肝、心、肾经。

【功效】制首乌补肝肾，益精血；生首乌通便，解毒。

【临床应用】

制首乌主要用于慢性肾脏病阴血不足、肝肾亏损诸证，常与熟地黄、枸杞子、菟丝子等为伍；肾性高血压如属水不涵木、肝阳上亢者，可以本品与桑寄生、女贞子、生龙骨、生牡蛎等同用，具有滋阴潜阳且降压之效。生首乌有通便、解毒的作用，便秘者可以选用。

【用法用量】入煎剂，用量为 10~15g。

【现代研究】

本品能使动物血糖先升高后降低，能降低胆固醇，阻止胆固醇在肝内沉积，缓解动脉粥样硬化的形成。生首乌能促进肠管蠕动而有缓泻作用。

枸杞子

枸杞子，味甘、性平。入肝、肾经。

【功效】滋补肝肾，益精明目。

【临床应用】

（1）补益肝肾：李时珍谓"枸杞子生精益气，乃平补之药"。对肾脏病属气阴两虚证，可以本品与人参、熟地黄、山茱萸、山药、杜仲、当归、炙甘草等为伍，即大补元煎。如证属肝肾亏损、阴血不足者，常以本品配何首乌、当归、女贞子等。

（2）益精明目：肝肾乙癸同源，精血互生互化，而目为肝窍，得血能视。慢性肾脏病患者因肝肾亏损，精血不充，目失所养，临床常见视物昏花、目涩羞明之症。可以本品配伍杭菊花、生地黄、山茱萸、山药、牡丹皮、茯苓、泽泻等，即杞菊地黄丸。

【用法用量】入煎剂，用量为 10~15g。

【现代研究】

枸杞子有降低血糖作用；对特异性、非特异性免疫功能均有增强作用，还有免疫调节作用；对造血功能有促进作用；有一定降压作用。宁夏枸杞子能增强小鼠网状内皮系统的吞噬能力。

女贞子

女贞子，味甘、苦，性平。入肝、肾经。

【功效】滋补肝肾。

【临床应用】

女贞子为平补肝肾之品，滋补之力虽不如生熟二地，但其优点为养阴而不滋腻无碍脾胃。对于阴虚兼有脾胃虚弱的肾脏病患者，笔者常以本品与旱莲草同用，即二至丸作为养阴之用。《本草新编》："女贞子缓则有功，而速则寡效。故用之速实不能取胜于一时，而用之缓，实能延生于永久。"故临床运用本品宜久服。

【用法用量】入煎剂，用量为 10~20g。

【现代研究】

女贞子能促进白细胞的吞噬功能；有强心利尿作用；增加冠状动脉流量，抑制心肌收缩力；能降低家兔血清胆固醇，对冠状动脉粥样斑块有消退作用。

旱莲草

旱莲草，味甘、酸，性寒。入肝、肾经。

【功效】养阴益肾，凉血止血。

【临床应用】

（1）补益肾阴：本品滋补肝肾而不腻，临床上常与女贞子相须为用，即二至丸。如肝阳上亢者，可配以龙、牡、龟、鳖等药，以收滋阴潜阳之效。

（2）凉血止血：本品酸寒入肝，兼有凉血止血之功。对于慢性肾脏病患者出现的尿血、便血、衄血等出血证，中医辨证为阴虚生内热，迫血妄行者，旱莲草养阴与凉血兼顾，可以配入养阴凉血止血方剂中运用。

【用法用量】入煎剂，用量为 10~20g。

【现代研究】

旱莲草因富含鞣质，能收敛止血；旱莲草对免疫系统有双向调节作用。

续　断

续断，味苦，性微温。入肝、肾经。

【功效】补肝肾，强腰膝，利血脉。

【临床应用】

补肝肾，强腰膝：腰膝酸痛为慢性肾脏病患者的常见症状。腰为肾之府，肾虚精亏腰失充养则酸痛。本品补益肝肾，重在强健腰膝，缪仲淳称其为"理腰肾之要药"。本品兼能疏通血脉，故对于肾虚腰痛者，笔者常以本品合杜仲配入补益肝肾之剂中运用。

续断与杜仲同为强健腰膝之品，杜仲偏于气分，续断偏于血分。

【用法用量】入煎剂，用量为 10~15g。

【现代研究】

经动物试验证明续断有抗维生素 E 缺乏症的作用；此外对痈疡有排脓、止血、镇痛、促进组织再生的作用。

杜　仲

杜仲，味甘、微辛，性温。入肝、肾经。

【功效】补肝肾，强腰膝。

【临床应用】

补肝肾，强腰膝：肝藏血而主筋，肾藏精而主骨，肾脏病病程迁延，日久则肝肾俱虚，筋骨失其充养，常见腰膝酸痛。可以本品与续断或牛膝同用。正如《本草汇言》记载："凡下焦之虚，非杜仲不补；下焦之湿，非杜仲不利；足胫之酸，非杜仲不去；腰膝之痛，非杜仲不除。"

杜仲与牛膝同为强健腰膝之品，牛膝主下部血分，杜仲主下部气分，常相须而用。

【用法用量】入煎剂，用量为 10~12g。

【现代研究】

现代研究杜仲煎剂有良好的降低血压作用，对胆固醇硬化的家兔的降压作用比正常家兔明显。其降压作用，炒杜仲比生杜仲强，煎剂比酊剂强。醇浸液灌服可降低大鼠血清总胆固醇。杜仲各种制剂对动物有利尿作用；大剂量煎剂对动物有镇静和镇痛作用。

牛　膝

牛膝，味苦、酸，性平。入肝、肾经。

【功效】活血化瘀，引血下行，补益肝肾，强健腰膝。

【临床应用】

（1）活血化瘀：慢性肾脏病病程迁延，"久病入络"，常伴有血瘀证，此时可配伍本品，如血府逐瘀汤。

（2）引血下行：当慢性肾脏病伴有肾性高血压时，往往以头晕、头胀痛为主症，若辨证属肝肾阴虚，肝阳上亢者，可以本品与天麻、杭菊花、钩藤、当归、生地黄等养阴平肝药同用，牛膝引血下行，则气火自潜。药后不仅症状减轻，且血压日趋下降。

肾脏病患者，伴发口舌生疮，牙龈肿痛时，若辨其病机为肾阴亏虚、虚火上炎者，笔者常以本品配伍生石膏、知母、生地黄、天冬诸滋阴降火之品，即玉女煎而收功。李濒湖曾推崇本品主治喉痹、口舌齿痛，其理即在于滋阴补肾、导热下泄。

（3）肾虚腰失充养而致腰膝酸痛：本品补益肝肾，强健腰膝，又兼通利血脉。常与杜仲、续断等药同用治疗肾虚腰痛。

牛膝有川牛膝、怀牛膝两种，川牛膝长于活血化瘀，怀牛膝长于补肝肾，强腰膝。川牛膝、怀牛膝同用，则有补通兼顾之功。

【用法用量】入煎剂，用量为 10~20g。

现代研究：

（1）心血管的作用：麻醉犬、猫、兔静脉注射煎剂或醇提取液均有短暂的降压作用，血压下降时伴有呼吸兴奋，降压作用主要与组胺释放有关，此外对心脏抑制、外周血管扩张有一定作用。

（2）利尿作用：对麻醉兔及犬静脉注射煎剂或醇提取液均有轻度利尿作用。

麦 冬

麦冬，味甘、微苦，性微寒。入心、肺、胃经。

【功效】养阴生津，润肺利咽。

【临床应用】

（1）养阴生津：慢性肾脏病患者，当病变波及于心，则出现心悸、气短、胸闷、汗出、脉弱等心之气阴两虚证，笔者常以麦冬配伍人参、五味子，即生脉散，作为心虚病证的专方，其用法可入煎剂，也可以生脉注射液作静脉推注或静脉滴注之用。如同时还有脾肾气阴两虚，亦可在参芪地黄汤中伍用麦冬、五味子等，以并补三脏气阴之虚。

（2）润肺利咽：咽喉疼痛，甚或红肿，不仅系肾衰竭加重的诱因之一，且常为肾脏病患者的伴发症状。因而积极治疗咽喉疾患确属关键的一环。咽干喉痛之病机有肾阴匮乏失其充养及热毒上壅之分，对阴虚失养者笔者以本品与玄参、桔梗、生甘草同用，名玄麦甘桔汤，可入煎剂，亦可泡水代茶常服。若为热毒上壅，则重用金银花、野菊花，再伍以麦冬、胖大海、桔梗、玄参，为笔者的经验方，即银菊玄麦海桔汤。笔者曾治一慢性肾炎血尿男性患者，其平素频发咽痛，每次发生此症必用青霉素肌内注射方能控制。住院 1 周咽痛又作，查扁桃体Ⅱ度肿大，笔者即予经验方银菊玄麦海桔汤 4 剂，药后咽痛消失。为避免上症复发，笔者嘱患者以上方泡水代茶常服，坚持 2 个月余，血尿减轻，病情日渐好转而出院。

【用法用量】多入煎剂，用量为 10~15g。

【现代研究】

麦冬的水及醇提取物对四氧嘧啶性糖尿病兔喂服有降血糖作用，并促使胰岛细胞恢复；麦冬粉在体外对白色葡萄球菌、大肠埃希菌等有某些抗菌作用。

天　冬

天冬，味甘、苦，性大寒。入肺、肾经。

【功效】养阴清热，润燥生津。

【临床应用】

本品清润之力较强，入肺、肾二经，慢性肾脏病患者表现为肺肾阴虚、虚火上扰者多伍用本品。天冬常与麦冬相须而用，以增清润之力。本品上清肺热，益水之源；下养肾阴，滋水之燥，故有生津止渴之效。糖尿病合并肾病，表现为肺肾阴虚者，用天冬尤宜。

【用法用量】入煎剂，用量为6~12g。

【现代研究】

天冬有降低胆固醇、血糖的作用。

龟　甲

龟甲，味咸、甘，性平。入肾、心、肝经。

【功效】滋阴潜阳，益肾健骨。

【临床应用】

龟甲滋阴而潜阳，有滋阴息风之功。慢性肾脏病患者凡见肝肾阴亏、肝阳上亢之证，临床表现为腰膝酸软、头目眩晕、脑胀作痛、舌质干红、脉细数等，可以本品配生地黄、白芍、牡蛎等；如兼下焦湿热可加黄柏、知母；虚风内动者可加鸡子黄、阿胶、鳖甲等，方如大定风珠。

【用法用量】入煎剂，宜先煎，用量为10~30g。

【现代研究】

龟甲具有防止环磷酰胺所致的巨细胞减少的作用，对环磷酰胺所致毒性反应和副作用有一定的缓解作用。

鳖　甲

鳖甲，味咸，性平。入肝、脾、肾经。

【功效】滋阴潜阳，兼能散结。

【临床应用】

鳖甲既能滋阴，又能潜纳浮阳，故对阴虚阳亢之证用之较宜。慢性肾炎患者多有肾阴亏损，如水不涵木，或肝火偏盛，易致肝阳上亢，表现为血压偏高、眩晕头胀、口舌干燥、腰膝酸软，甚则盗汗、遗精等症；可以本品配伍生牡蛎、白芍、阿胶等以滋阴潜阳。对于慢性肾脏病患者，素有阴虚之证，而又反复感染外邪，表现低热缠绵，夜热早凉，脉细弱等，可以本品配伍青蒿、生地黄、知母、牡丹皮等滋阴透表清热药同用，方如青蒿鳖甲汤。

【用法用量】入煎剂，宜先煎，用量为 10~30g。

【现代研究】

鳖多糖对小鼠进行灌胃能明显提高小鼠耐缺氧能力和抗冷冻作用，有抗疲劳作用；能显著提高小鼠空斑形成细胞的溶血能力，促进溶血素抗体生成；并增强小鼠迟发型超敏反应。此外本品能抑制结缔组织的增生；并具有增加血浆蛋白的作用，有谓可用于肝病所致的贫血。

鹿角胶

鹿角胶，味甘、咸，性温。入肝、肾经。

【功效】补督脉，生精髓，强筋骨。

【临床应用】

温肾生精，强壮腰膝：鹿角胶为血肉有情之品，以温润补肾见长，为强壮筋骨之良药。慢性肾脏病患者若见腰膝酸软冷痛时，用鹿角胶则效如桴鼓。笔者 1976 年大地震时，因露宿地震棚感受风寒，以致腰痛如折，遂单用本品适量蒸服月余而愈。因亲历效验，故临床上遇腰膝酸痛者，喜用鹿角胶治之。虽然《本经逢原》说："鹿角胶益阳补肾，强精活血，总不出通督脉补命门之用，但效力稍缓，不如茸之力峻耳。"然而鹿角胶温润而不燥，长于强壮腰膝。

【用法用量】不入煎剂，宜烊化入药，用量为 10~20g。

【现代研究】

本品对人体的淋巴母细胞转化有促进作用，效果较大肠菌脂多糖强；能促进周围血液中的红细胞，白细胞，血小板的量增加；促进钙的吸收和体内的潴留，使血中钙略有增高，钙能降低毛细血管通透性，使渗出减少，有消炎、消肿和抗过敏作用。

淫羊藿

淫羊藿，别名仙灵脾。味辛，性温。入肝、肾经。

【功效】补肾壮阳，强筋健骨，祛风除湿。

【临床应用】

淫羊藿为温补肾阳之品，且具祛风除湿之效，因此对痹证属肾阳虚证者，可伍以本品治疗。淫羊藿又有兴阳振痿之功，某些肾脏病并发阳痿的病人也可用本品治疗。此外本品有降血压的作用，肾性高血压证属阴阳失调者，可与仙茅相须为用名二仙汤。

【用法用量】入煎剂，用量为 10~15g。

【现代研究】

本品煎剂或醇提取物对动物有降血压作用。它能增加冠状动脉血流量，但心肌耗氧量也增加。甲醇提取物有中枢性镇咳作用，对大鼠蛋清性关节炎有"消炎"作用。

仙　茅

仙茅，味辛，性温。入肾经。

【功效】温肾阳，祛寒湿。

【临床应用】

本品温肾祛湿之效同淫羊藿，在临床上多相须为用，方如二仙汤。慢性肾脏病表现为肾阳虚，症见畏寒肢冷、腰膝冷痛、阳痿不举、脉沉迟等，可与白术、干姜、补骨脂等组方治疗。

【用法用量】入煎剂，用量为 3~10g。

【现代研究】

本品对性腺功能有强壮作用，可振奋精神，促进消化，增进食欲。

巴戟天

巴戟天，味辛、甘，性微温。入肾经。

【功效】补肾壮阳，强筋骨。

【临床应用】

补肝肾，强筋骨：巴戟天为温补之品，对于腰膝冷痛、手足不温、舌淡苔薄白、脉沉迟的肾脏病患者尤为适宜。《本草正义》谓："巴戟天隆冬不凋，味辛气温，专入肾家，为鼓舞阳气之用。温养肾元，则邪气自除，起阳痿，强筋骨，益精，治小腹阴中相引痛，皆温肾散寒之效。"

【用法用量】入煎剂，用量为 12~20g。

【现代研究】

动物实验研究本品有增加体重及抗疲劳作用；具有抑制小鼠胸腺萎缩及增加其血中白细胞数的功能；对皮质酮分泌促进作用；此外具有降压、抗炎等作用。

肉苁蓉

肉苁蓉，别名淡大芸。味甘、咸，性温。入肾、大肠经。

【功效】补肾益精，润肠通便。

【临床应用】

肉苁蓉性较温柔，《本草汇言》言其为"养命门，滋肾气，补精血之药……此乃平补之剂，温而不热，补而不峻，暖而不燥，故有从容之名"。笔者对慢性肾脏病属阴阳两虚证者，常于方中伍用本品，而无温燥之弊。

再者本品有润肠通便之功，因而大便偏干者用之更宜。

【用法用量】入煎剂，用量为 10~15g。

【现代研究】

①肉苁蓉能兴奋垂体－肾上腺皮质激素，并能提高免疫功能，增强单核巨噬细胞的吞噬能力；②有补肾助阳作用，能抗寒、抗缺氧和抗疲劳；③对内分泌系统有调节作用，对肾功能有一定的保护作用；④有促进排便作用，能够改善肠肌功能，并有一定的保肝作用；⑤有降压作用，其中的苷类有促进小鼠细胞免疫功能的作用；⑥有促进生长发育作用，在体内有促进细胞免疫功能的作用。

冬虫夏草

冬虫夏草为肉座菌科昆虫的囊子菌带菌类子座的干燥虫体。因鳞翅类昆虫幼虫在冬季时蛰居土中，由杆菌寄生其中，吸取养分，以致幼虫全体分布有菌丝，幼虫因此而毙。至夏季此菌自幼虫头部抽出子座就为草，故名冬虫夏草。为名贵中药，主产四川、云南、西藏等地。

冬虫夏草，味甘，性温。入肺、肾经。

【功效】甘温平补，滋肺补肾。

【临床应用】

肺与肾为金水相生之脏，冬虫夏草长于滋肺补肾。近年来广泛应用于慢性肾衰竭的治疗，经临床与实验研究，证实本品具有调节机体免疫功能及改善肾功能的良好作用。

《本草问答》誉冬虫夏草"生于冬至，盛阳气也；夏至入土，阳入阴也；其生苗者，则是阳入阴之象，至灵之品也"，然而其价格日渐昂贵，难以普及运用。近年来其人工培育的多种代用品已逐渐上市，有一定效果，可以酌情选用。

【用法用量】因价格昂贵，为免于浪费起见，不宜与他药同煎。宜用本品单蒸，单煎服，或压成粉剂冲服。用量为 0.5~2g。

【现代研究】

①冬虫夏草具有多方面的免疫作用，既不影响机体造血系统的功能，又无淋巴细胞毒性，是一种较好的免疫调节药物；②有显著的促生血作用，对血小板聚集有明显的抑制作用；③对肾毒性损伤有保护作用，有抗肾衰竭，明显减轻肾病理改变的作用。

紫河车

紫河车为胎盘经烘制干燥而成，又称人胞。味甘、咸，性温。入心、肺、肾经。本品为血肉有情之品，秉受精血结孕之余，能大补气血及益肾填精。

【功效】益气、养血、补精。

【临床应用】

本品峻补可单独应用，亦可配伍于复方中。慢性肾脏病患者见腰膝酸痛、神疲乏力、遗精阳痿等肾虚证时，均可选用本品以补益虚损、强壮腰膝、温肾固精。

【用法用量】入煎剂，一般用量为 3~10g。

【现代研究】

实验表明，紫河车有增强机体抵抗力、抗感染、激素样作用，胎盘中含有所谓尿激酶抑制物，抑制尿激酶对纤维蛋白溶酶元的活化作用。

黄　精

黄精，味甘，性平。入脾、肺经。

【功效】补脾、润肺、益肾。

【临床应用】

（1）脾气阴双补：本品益气健脾，兼以滋阴。《本草乘雅》载"黄精补土之体，充土之用……形骸躯壳，悉土所摄，轻身延年不饥。"可用于慢性肾脏病患者证属脾气阴两虚者，常配伍党参、生黄芪、炒白术、茯苓、芡实等。尤其对于肾病综合征患者的低蛋白血症有一定的疗效。

（2）滋养肺阴：可治疗肺阴虚的燥咳证，可以本品配伍沙参、麦冬、百合等。

（3）益肾填精：本品能益肾填精，延缓衰老。《景岳全书》称其"……填精髓……久服延年不饥，白发更黑，齿落更生。"临床上对于腰膝酸软，须发早白等早衰症状，有一定的疗效。常与枸杞子、何首乌等配合应用。

（4）养阴益气：黄精养阴益气而以养脾阴见长，正如《本草便读》所云：

"此药性平质润，为补养脾阴之正品。"故对气阴两虚证偏于阴虚者，临床见唇干口燥，食少便干，红少苔等症时，可用本品与麦冬、玉竹、沙参、冰糖等同用，配入复方中。

本品为腻滞之物，有痰湿者勿服。

【用法用量】多入煎剂，用量为 10~15g。

【现代研究】

（1）黄精能提高机体免疫功能和促进 DNA、RNA 及蛋白质的合成，促进淋巴细胞转化作用。

（2）有增加冠状动脉血流量、降血脂、降血压，减轻冠状动脉粥样硬化程度，改善微循环等作用。

（3）对肾上腺素引起的血糖过高有显著抑制作用。

（4）有抗疲劳、耐缺氧及抗衰老的作用。

沙 参

沙参，味甘而淡，性微寒。入肺、胃经。

【功效】养阴，清热，生津。

【临床应用】

养阴生津：肾藏精，其不仅受五脏六腑之精而藏之，而且所藏之精又为诸脏腑阴津之源泉。由于慢性肾脏病病程迁延，若肾精亏虚必然会波及肺胃，以致肺胃阴精匮乏。临床上可见干咳少痰、咽干口燥、舌苔剥脱，脉细数的表现。可以本品与麦冬、生地黄、川贝母、石斛等同用。如益胃汤、沙参麦冬饮中均配有本品。

沙参有南、北两种，北者质坚性寒而力大，南者体虚力微而兼疏。若主要用于养阴生津宜北沙参；若兼外感风热则宜南沙参。

沙参与人参相比较，沙参补阴而制阳，人参补阳而生阴，不可不知。

【用法用量】入煎剂，用量为 6~15g。

【现代研究】

动物实验表明，对小鼠应用沙参煎剂腹腔注射能明显增高末梢血中淋巴细胞和 T 细胞数，此外还有实验证明，沙参有祛痰、抗真菌、强心等作用。

石 斛

石斛，味甘，性微寒。入肺、胃、肾经。

【功效】滋阴，养胃，生津。

【临床应用】

石斛用于阴虚内热、口干燥渴以及胃阴不足、舌绛少津等症，常与麦冬、沙参、生地等品配伍。鲜者清热生津之功较佳，故凡遇热病肺胃火炽、津液已耗、舌绛干燥或舌苔变黑、口渴思饮者，可用新鲜石斛。

【用法用量】 入煎剂，应先煎。用量为 15~30g。

【现代研究】

动物实验表明，石斛碱有一定止痛退热作用，此外还有升高血糖、降低血压、减弱心脏收缩力的作用。

桑寄生

桑寄生，味苦，性平。入肝、肾经。

【功效】 补肝肾，除风湿，强筋骨。

【临床应用】

补肝肾，强筋骨：桑寄生适宜于血不养筋，肝肾不足的腰膝疼痛症。慢性肾脏病患者的腰膝疼痛，属于上述病机者可选用本品，常用方如独活寄生汤。本品在方中与独活并为君药。《日华子诸家本草》：桑寄生为"助筋骨，益血脉之良药"。

【用法用量】 入煎剂，用量为 15~30g。

【现代研究】

动物实验表明，桑寄生有降压、利尿、抗病毒等作用。

甘 草

甘草，味甘，性平。入十二经。

【功效】 益气和中，泻火解毒，缓急止痛，调和诸药。

【临床应用】

（1）益气和中：甘草味甘性平，能补脾胃不足而益中气，对于脾胃虚弱之证，常与黄芪、党参、白术、茯苓等补气健脾药配伍应用，如香砂六君汤，补中益气汤，参苓白术散等方中就选用了甘草。

（2）泻火解毒：甘草生用则能泻火解毒，故常用于疮痈肿痛，多与金银花、连翘等清热解毒药配伍；对咽喉肿痛，可与桔梗、牛蒡子等配合应用，有清热利咽的功效。

（3）缓急止痛：本品味甘，具有甘缓止痛的作用，常与白芍同用即芍药甘草汤，治疗腹中挛急痛、肾绞痛，具有立竿见影的效果。

（4）对于慢性尿路感染证属湿热下注者，笔者常应用经验方加味导赤散治疗，方中选用生甘草梢引药直达茎中，具有使药的作用。再者甘草有"国老"之称，即指甘草在方剂中具有调和诸药的作用，多为使药。

（5）甘草有生甘草与炙甘草之别，对于虚寒证宜炙甘草，对于偏热者用生甘草。

【用法用量】入煎剂，用量为3~10g。

【现代研究】

实验研究证实，甘草有镇咳，抗炎，镇静，解热，抗溃疡，抑制胃液分泌，以及糖皮质激素样等作用。

二、调理脾胃药

紫 苏

紫苏具有强烈的芳香气味，其叶名紫苏叶，其茎名紫苏梗，其种子名紫苏子。笔者常用紫苏叶与紫苏梗。味辛，性温，入肺、脾经。

【功效】和胃止呕、表散风寒。

【临床应用】

（1）和胃止呕：本品香气馥郁有芳香化湿之功，且能行气宽中，故和胃止呕效佳。对慢性肾衰竭、蛋白尿水肿患者出现的呕恶之症，笔者常将紫苏叶与紫苏梗同用配入复方之中，遇呕恶频作药难纳入之重症，可用本品与黄连煎汤呷服每收良效。和胃止呕用紫苏梗效果更佳。

（2）表散风寒：慢性肾脏病患者体虚气弱易感风寒，若挟痰浊则临床可见恶寒发热、头痛鼻塞、咳嗽痰多、胸膈满闷，笔者常用本品与人参、葛根、前胡、法半夏、茯苓、枳壳、桔梗、橘红、木香、生姜、大枣、甘草同用，即参苏饮，以冀益气解表、理气化痰。表散风寒宜用紫苏叶。

【用法用量】入煎剂，用量为6~12g。

【现代研究】

紫苏有解热镇痛作用；紫苏醛对金黄色葡萄球菌、真菌及病毒 ECHO11 株有抑制作用。

黄 连

黄连，味苦，性寒。入心、肝、胆、胃、大肠经。

【功效】清胃止呕，清心除烦。

【临床应用】

（1）清胃止呕：慢性肾衰竭当湿浊内蕴，郁而化热，可犯及中焦而致脾胃升降失常，常出现脘痞纳呆、呕恶频繁、舌苔黄腻等症；常用本品与苏叶同用煎汤呷服，即苏叶黄连汤。黄连与竹茹、陈皮、枳实、姜半夏、茯苓、生姜、甘草等同用，即黄连温胆汤。

（2）清心除烦：部分肾衰竭患者因肾阴亏虚，心火上炎，以致心肾不交，水火失济，出现心烦不寐之症。常以黄连配伍阿胶、白芍、黄芩、鸡子黄等，即黄连阿胶汤化裁，宜临睡前服用。慢性肾衰竭尿毒症期，由于浊、毒、热扰神明，可出神昏谵语、烦躁不安、身热夜甚诸症，可以黄连与水牛角、丹参、玄参、连翘、生地黄、麦冬、金银花、竹叶、黄连等同用，以清心凉营，方名清营汤。

（3）解毒止血：对肾衰竭伴发皮肤疮毒者，可以黄连与清热解毒药同用；又尿毒症患者的出血倾向，由于热迫血妄行者，可以本品与大黄、黄芩同用，即三黄泻心汤。

【用法用量】入煎剂，用量为 3~10g。

【现代研究】

（1）黄连具有很广的抗菌范围，对痢疾杆菌、伤寒杆菌、大肠埃希菌、白喉杆菌、百日咳杆菌、绿脓杆菌、结核杆菌、葡萄球菌、脑膜炎双球菌、肺炎双球菌等均有抑制作用；此外，对钩端螺旋体、阿米巴原虫、各种流感病毒及各种致病皮肤真菌有抑制作用。

（2）黄连的有效成分小檗碱可使胃、肠平滑肌兴奋，高浓度解痉作用。

（3）小檗碱在体内、体外均可加强白细胞的吞噬能力，有扩张末梢血管、降压及缓慢的解热作用。

佩 兰

佩兰，味辛，性平。入脾、胃经。

【功效】芳化湿浊。

【临床应用】

芳化湿浊，醒脾和胃：慢性肾衰竭患者常因湿浊之邪困阻脾胃而现呕恶纳呆、口中黏腻之症，笔者常将佩兰配入调理脾胃复方中运用，患者多服药后呕止纳增口中和。

【用法用量】入煎剂，3~10g。鲜品加倍。

【现代研究】

实验证明，佩兰所含挥发油对流感病毒有抑制作用。

白豆蔻

白豆蔻，味辛，性温。入脾、胃经。

【功效】理气化湿止呕。

【临床应用】

理气化湿止呕：慢性肾衰竭患者，常常因脾胃虚寒、湿浊蕴阻中焦，脾胃升降失常，表现为胸闷痞满、胃口不开、温温欲吐，舌淡苔白浊腻，可以本品合藿香、姜半夏、陈皮、生姜等，芳化和中止呕。

【用法用量】入煎剂，用量为3~10g，宜后下。

【现代研究】

白豆蔻为芳香性祛风健胃药，能促进胃液分泌，增强肠管蠕动，制止肠内异常发酵，驱除胃肠内积气，并有止呕作用。

砂 仁

砂仁，味辛，性温。入脾、胃、肾经。

【功效】芳香行气，醒脾和胃止呕。

【临床应用】

芳香行气，醒脾和胃止呕：本品芳香行气，醒脾和胃止呕，凡脾胃虚弱，湿浊上泛而见纳呆、呕恶之症，皆宜选用本品，如香砂六君子汤。又本品与莱菔子同用，即消胀散，用于湿浊中阻，脘腹胀满者有一定的效果。

【用法用量】入煎剂，用量为3~10g，宜后下。

【现代研究】

本品水煎剂能使兔离体小肠紧张性降低，这种舒张效应可被乙酰胆碱所拮抗，有研究者认为有拮抗乙酰胆碱的收缩效应。

陈 皮

陈皮，味辛、苦，性温。入肺、脾经。

【功效】理气和胃止呕，燥湿化痰。

【临床应用】

（1）理气和胃止呕：本品以理气和胃止呕见长，常用于慢性肾脏病患者中焦气滞出现的恶心呕吐，腹胀食少之症。如挟虚热者，以本品与竹茹、人参、生姜、大枣同用，即橘皮竹茹汤。若偏于寒湿中阻者，则宜选用香砂六君子汤，该方中就有陈皮。

（2）燥湿化痰：本品味苦能燥，常用于痰饮呕恶证，可以本品与半夏、茯苓、甘草同用，即二陈汤。如痰湿化热，舌苔黄腻者，可在二陈汤的基础上，加入黄连、枳壳、竹茹，及黄连温胆汤。

【用法用量】入煎剂，用量为6~12g。

【现代研究】

橘皮所含的挥发油对消化道有缓和的刺激性，可促使胃肠排出积气。其煎剂能使兔离体小肠紧张性降低。能刺激呼吸道黏膜，使分泌液增多，有祛痰作用。

竹　茹

竹茹，味甘，性微寒。入肺、胃经。

【功效】清热化痰止呕。

【临床应用】

清热化痰止呕：《本经逢源》谓本品为"清胃府之热，为虚烦、烦渴、胃虚呕逆之要药"，笔者对慢性肾脏病患者因湿热中阻引起的呕恶、烦渴、纳少、苔黄腻、脉滑数等症，常与黄连、法半夏、陈皮、茯苓等同用，方如黄连温胆汤。若呕恶属胃虚有热所致，则用本品与陈皮、党参、生姜、大枣、甘草组方治疗，方如橘皮竹茹汤。

【用法用量】入煎剂，用量为6~12g。

【现代研究】

竹茹具有抗菌作用，竹茹粉在平皿上对白色葡萄球菌、枯草杆菌、大肠埃希菌及伤寒杆菌等有较强的抗菌作用。

鸡内金

鸡内金，味甘，性平。入脾、胃、小肠、膀胱经。

【功效】健胃消食，通淋化石。

【临床应用】

（1）健脾消食：适宜于慢性肾脏病患者伴见纳差、食欲不振等症，常将鸡内金参入香砂六君子汤、参苓白术散等方中应用。

（2）通淋化石：笔者治疗尿路结石常以本品配海金沙、金钱草、石韦、川牛膝、怀牛膝、王不留行、生黄芪、制大黄、车前草、小蓟、白芍、生甘草梢、炒栀子合用，即经验方三金排石汤。治疗尿路结石时笔者常重用鸡内金，用量为20g。

【用法用量】入煎剂，3~20g。

【现代研究】

鸡内金粉末可使胃液的分泌量增加，使胃运动增强。

生　姜

生姜，味辛，性微温。入肺、脾、胃经。

【功效】温胃止呕，发汗解表。

【临床应用】

温胃止呕：生姜止呕效捷，凡脾胃虚寒、胃失和降引起的恶心呕吐，可与姜半夏同用，为小半夏汤；与吴茱萸、党参、大枣同用，即吴茱萸汤。

再者有些止呕药亦多用姜汁炮制，以增强止呕的作用，如姜竹茹、姜半夏等。

【用法用量】入煎剂，用量为3~10g。

【现代研究】

动物实验表明，口服生姜煎液可促进胃酸及胃液的分泌，增强脂肪酶的作用；浸膏及姜辣素有镇吐的作用；生姜还有祛风的作用，可促进胃肠的蠕动。

半　夏

半夏，味辛，性温。入脾、胃经。

【功效】降逆止呕，燥湿化痰。

【临床应用】

（1）降逆止呕：本品降逆止呕力颇著，因其性温，故对慢性肾衰竭关格期患者证属寒湿中阻致呕者，以及肾病综合征证属湿困脾土、胃失和降者均可应用。如香砂六君子汤和小半夏汤中就选用了本品，应以姜半夏为宜。若证属湿热中阻致呕者，则当以半夏配黄连、竹茹方为合拍，方如黄连温胆汤。

（2）燥湿化痰除痞：本品味辛能开，味苦能降，性燥。故有燥湿化痰除痞之功。对慢性肾脏病患者因寒热中阻，升降失常，上下不能交泰而致心下痞者，常选用本品与黄芩、黄连、干姜、大枣、党参、甘草同用，即半夏泻心汤。

【用法用量】宜炮制后入煎剂。若降逆止呕，宜用姜半夏；燥湿化痰，宜用法半夏。用量为6~9g。

【现代研究】

半夏有镇咳及中枢性镇吐作用。

旋覆花

旋覆花，味辛、苦、咸，性微温。入肺、脾、胃经。

【功效】降气消痰止呕。

【临床应用】

降气消痰止呕：用于脾胃虚寒，兼有痰湿之呕恶证，配合代赭石、法半夏、生姜、人参、甘草、大枣等药，即旋覆代赭汤。清·喻昌在《寓意草》医案中，遇关格之病，每以旋赭法取效。

【用法用量】入煎剂，宜包煎，用量为 3~10g。

【现代研究】

旋覆花中的绿原酸和咖啡酸口服，可增加人胃中盐酸的分泌量。绿原酸还能显著增加大鼠、小鼠小肠的蠕动，提高平滑肌张力；还能增进大鼠的胆汁分泌。以旋覆花为主药的顺导冲剂灌胃能抑制大鼠胃溃疡的形成，减少胃液和胃酸的分泌，降低胃液酸度，有较好的抗溃疡作用。

三、涩精药

山茱萸

山茱萸用时宜去净核，故又名山茱萸或枣皮。味酸而苦涩，性微温。入肝、肾经。

【功效】补益肝肾，涩精。

【临床应用】

（1）补益肝肾：对肝肾阴虚而见腰膝酸软、头目眩晕等症，本品可作为配伍之用，如六味地黄丸。

（2）涩精：蛋白尿的中医病机多为肾虚致封藏失司，摄纳无权。山茱萸味酸而涩，具涩精之功，可以本品配入补益肝肾之剂中运用。

【用法用量】入煎剂，用量为 10~15g。

【现代研究参考】

动物实验表明，山茱萸有利尿、降压、改善糖尿病兴奋交感神经的作用。

芡　实

芡实，味甘、涩，性平。入脾、肾经。

【功效】固肾涩精。

【临床应用】

固肾涩精：脾主升清，肾主藏精，蛋白尿患者由于脾肾亏虚，固摄无权，以致精微物质下泄而出现蛋白尿长期不愈。笔者从健脾固肾方面调治常可收效，可用芡实与金樱子、菟丝子、沙苑子、怀山药、白术、党参等同用。

【用法用量】入煎剂，用量为 10~30g。

【现代研究】

芡实能明显消除慢性肾炎所致的蛋白尿。

金樱子

金樱子，味酸，性平。入肾、膀胱、大肠经。

【功效】收涩固精。

【临床应用】

涩精：本品味酸收敛，功专固涩，常与芡实相须而用，即水陆二仙丹，并配伍健脾固肾之品，用于因脾肾亏虚而致的蛋白尿长期不愈及夜尿频数之证。

【用法用量】入煎剂，用量为 10~30g。

【现代研究】

（1）金樱子有对抗实验性动脉粥样硬化的作用。

（2）金樱子含有多种鞣质，有助于局部创面愈合，保护局部免受刺激，有收敛、止汗作用。

（3）金樱子能提高衰老大鼠、小鼠羟脯胺酸含量及谷胱甘肽过氧化酶的活性，因而具有抗衰老的作用。

莲 子

莲子，味甘、涩，性平。入脾、肾、心经。

【功效】补脾止泻，益肾固精，养心。

【临床应用】

（1）健脾止泻，益肾固精：用于慢性肾脏病患者脾虚久泻，既可补益脾肾而固精，又可涩肠止泻，常与党参、山药、白术等同用，如参苓白术散。

（2）养心益肾：用于慢性肾脏病患者伴有口干发热、虚烦、心悸、失眠、溲热者，本品能益肾养心，交通心肾，可与茯苓、黄芪、太子参、黄芩、麦冬、地骨皮、车前子同用，即清心莲子饮，该方加炒酸枣仁可增安神之力。

【用法用量】入煎剂，用量为 10~15g。

【现代研究】

（1）莲子的有效成分对血流动力学有抑制作用，能够抑制心肌收缩力，减慢心率，扩张冠状动脉，松弛血管，降低血压，并有抗心律失常、抗心肌缺血的作用。

（2）莲子的生物碱有抗自由基作用。

（3）莲子有抗衰老、延长寿命的作用。

菟丝子

菟丝子，味辛、甘，性平。入肝、肾经。

【功效】补肝肾，益精血，固精缩尿。

【临床应用】

本品性平，既能补阳，又能益阴，《本草正义》指出其"善滋阴液，而又敷布阳和"，同时菟丝子又有固肾摄精之效，对于蛋白尿属肾气不固、精微下泄者常常配用。

【用法用量】入煎剂，用量为 10~15g。

【现代研究】

菟丝子具有增强免疫的作用，能增强体液免疫、细胞免疫及网状内皮系统吞噬能力。

沙苑子

沙苑子又名沙苑蒺藜，味甘，性温。入肝、肾经。

【功效】补益肝肾，固精。

【临床应用】

补益肝肾而涩精：沙苑子长于补涩兼顾，对于蛋白尿长期不愈者，可配用本品涩精。

【用法用量】入煎剂，用量为 10~15g。

【现代研究】

（1）沙苑子具有提高机体的细胞特异性和非特异性免疫力的作用。

（2）沙苑子有降低血清胆固醇、甘油三酯、谷丙转氨酶的作用。

（3）沙苑子有降低血压、减慢心率的作用。

益智仁

益智仁，味辛，性温。入脾、肾经。

【功效】温脾肾，摄涎唾，固精缩尿。

【临床应用】

益智仁摄涎唾，可配伍党参、白术、陈皮等补脾健胃药同用。本品又有固精缩尿之力，慢性肾脏病出现夜尿频多者，宜用本品配合山药、乌药、桑螵蛸等，方名缩泉丸。

【用法用量】入煎剂，用量为3~10g。

【现代研究】

益智仁可保钠排钾，具有利尿作用。

桑螵蛸

桑螵蛸，味甘、咸，性平。入肝、肾经。

【功效】补肾壮阳、固精缩尿。

【临床应用】

慢性肾脏病患者出现蛋白尿以及阳痿、遗精等肾阳虚证时，可在补肾益精的方中伍用本品。蛋白尿患者若出现夜尿频多及心神恍惚、失眠健忘等症，证属心肾两虚者，常以本品配伍龙骨、龟甲、当归、人参、石菖蒲、茯神、远志，方名桑螵蛸散。正如《本草分经》载其："益精气，固肾，治虚损、遗浊、阴痿。通淋，缩小便。"

【用法用量】入煎剂，用量为3~10g。

【现代研究】

桑螵蛸所含的磷脂是红细胞及其他细胞膜的主要原料、并能促进红细胞发育；桑螵蛸所含的磷脂具有减轻动脉粥样硬化作用；桑螵蛸有抗缺氧、耐疲劳的作用；桑螵蛸有抗利尿、增加阳虚小鼠的体温和敛汗的作用。

四、凉血止血药

大　蓟

大蓟，味甘、苦，性凉。入肝、心经。

【功效】凉血止血。

【临床应用】

慢性肾脏病患者出现血尿时，常于复方中加入本品以凉血止血。

【用法用量】入煎剂，用量为10~30g。

【现代研究】

止血作用：大蓟的抗纤溶作用，能增加全血及血浆黏度，有一定的止血作用。

小　蓟

小蓟，味甘，性凉。入心、肝经。

【功效】凉血止血

【临床应用】

本品凉血止血，可配入复方中用于肾炎血尿的患者。如小蓟饮子。

【用法用量】入煎剂，用量为 10~30g。

【现代研究】

小蓟有止血的作用，止血的有效成分是绿原酸和咖啡因。小蓟有明显的促凝作用，可缩短出血时间。

侧柏叶

侧柏叶，味苦、涩，性微寒。入肺、肝、大肠经。

【功效】凉血止血。

【临床应用】

慢性肾脏病患者出现血尿或有出血倾向时，可选用本品凉血止血。

【用法用量】入煎剂，用量为 10~15g。

【现代研究】

侧柏叶煎剂能明显缩短动物出血及凝血时间，具有一定的止血作用。

地　榆

地榆，味苦、酸，性微寒。入肝、胃、大肠经。

【功效】凉血止血。

【临床应用】

凉血止血：地榆长于治疗下焦之血热出血，尤以治疗大便下血为优，故慢性肾脏病伴有便血者可选用本品。此外，慢性肾脏病患者伴有血尿或出血倾向时，亦可选用本品。

【用法用量】入煎剂，用量为 10~20g。

【现代研究】

（1）止血作用：家兔口服地榆炭煎剂后，凝血时间明显缩短；小鼠腹腔注射可使出血时间缩短，蛙后肢灌流实验可见血管收缩。

（2）抗菌作用：地榆在试管内对金黄色葡萄球菌、乙型溶血性链球菌、肺炎球菌、脑膜炎球菌与白喉杆菌、痢疾杆菌、大肠埃希菌、伤寒杆菌、副伤寒杆菌、铜绿假单胞菌等，以及人型结核杆菌都有抑制作用。对于某些真菌也有不同程度的抑制作用。

白茅根

白茅根以鲜者为佳，味甘，性寒。入肺、胃经。

【功效】清热利尿，凉血止血。

【临床应用】

（1）凉血止血：《本草求原》谓："白茅根，和上下之阳，清脾胃伏热，生肺津以凉血，为热血妄行上下诸失血之要药。"笔者对热迫血妄行之尿血、衄血等，常以白茅根配伍丹皮、栀子、小蓟等应用每每收效。

（2）清热利尿：本品兼能清热利尿，对急性肾炎湿热壅阻而现的水肿、尿少、尿血等症，笔者常以白茅根作为主要的配伍药物之一。药后往往尿多、肿消、血止。

【用法用量】入煎剂，用量鲜者不拘多少，干者 15~30g。

【现代研究】

现代研究提示本品能显著缩短出血和凝血时间，其水煎剂和水浸剂有利尿作用，以给药 5~10 天时作用明显；对肺炎球菌、卡他球菌、流感杆菌、金黄色葡萄球菌及福氏、宋氏痢疾杆菌等有抑制作用，有一定的抗 HBV 病毒能力。

牡丹皮

牡丹皮，味辛、苦，性微寒。入肝、心、肾经。

【功效】凉血止血，兼以散瘀。

【临床应用】

凉血止血：宜于热证出血，其辨证要点为发病多急骤，血色鲜红，身热烦渴，舌红脉数。牡丹皮的特点是在凉血止血的同时兼能散瘀，如此则血止而不留瘀弊。可与栀子、赤芍、生地黄、小蓟等配伍应用。

【用法用量】入煎剂，用量为 6~15g。

【现代研究】

现代研究提示本品所含的牡丹酚及其以外的糖苷类均有抗炎作用；牡丹皮的甲醇提取物有抑制血小板作用；牡丹酚有镇静、降温、解热、镇痛、解痉等中枢抑制作用既抗动脉粥样硬化、利尿、抗溃疡、促进动物子宫内膜充血等作用；牡丹皮能显著降低心输出量；其乙醇提取物、水煎液能增加冠脉血流量；牡丹皮水煎剂及牡丹酚和除去牡丹酚的水煎液均有降低血压的作用；所含牡丹酚及芍药苷、本甲酰化芍药苷等，均有抗血小板凝聚作用；牡丹皮水煎剂对痢疾杆菌、伤寒杆菌等多种致病菌及致病性皮肤真菌均有抑制作用。

三 七

三七主产于云南、广西。味甘、微苦，性温。入肝、胃经。

【功效】止血散瘀。

【临床应用】

止血散瘀：三七为止血要药，且有散瘀之功。适用于人体内外各部分的出现和金创折跌、瘀滞疼痛等症。三七为通用止血药。可用于各种原因引起的尿血，《医学衷中参西录》中的化血丹就配用本品治疗二便下血。笔者治疗 IgA 血尿的经验方益气滋肾汤中就选用了三七粉。然而对于兼有痛经及月经量少的肾炎血尿患者，在经期应停用三七粉。待经期过后，为了治疗血尿可续用三七粉。

【用法用量】不入煎剂，宜为末冲服。用量为 3~6g。

【现代研究】

本品能够缩短出血和凝血时间，具有抗血小板聚集及溶栓作用；能够促进多功能造血干细胞的增殖，具有造血作用；能够降低血压、减慢心率，对各种药物诱发的心律失常均有保护作用；能够降低心肌耗氧量和氧利用率，扩张脑血管，增强脑血管流量；能够提高体液免疫功能，具有镇静、抗炎、抗衰老等作用；能够明显治疗大鼠胃黏膜的萎缩性病变，并能逆转腺上皮的不典型增生和肠上皮化生，具有预防肿瘤的作用。

仙鹤草

仙鹤草，味苦，性凉。入肝、脾、肺经。

【功效】凉血、止血。

【临床应用】

止血：本品适用于身体各部的出血症，可谓通用的止血药。可用于各种原因引起的尿血。

【用法用量】入煎剂，10~15g。

【现代研究】

仙鹤草醇浸膏能收缩周围血管，有明显的促凝血作用；仙鹤草素能加强心肌收缩，使心率减慢；仙鹤草中的主要成分仙鹤草酚对猪肉绦虫、囊尾蚴幼虫、莫氏绦虫和短壳绦虫均有确切的抑杀作用，对疟原虫和阴道滴虫有抑制和杀灭作用；尚有抗菌消炎、抗肿瘤、镇痛等作用。

炒蒲黄

炒蒲黄，味甘，性平。入肝、心包经。

【功效】生用行血散瘀，炒用止血。

【临床应用】

止血：炒蒲黄为通用的止血药，适用于各种出血症，如《药性本草》说本品：
"治痢血、鼻衄、吐血、泻血……止女子崩中。"因而尿血可配伍炒蒲黄。

【用法用量】宜布包入煎，用量为6~15g。

【现代研究】

本品水浸液、煎剂或50%乙醇浸液均有促进凝血作用，且作用显著而持久；
蒲黄多种制剂能够降低血压、减轻心脏负荷，增加冠脉血流量，改善微循环，
提高机体耐缺氧能力，减轻袭击缺血性病变；对离体子宫有兴奋性作用，可使
离体肠蠕动增强；能够降低血液胆固醇和甘油三酯等酯质含量，改变血脂成分；
此外，蒲黄还具有抗炎、利胆、利尿、镇痛、平喘及抗缺血再灌注损伤等作用。

藕　节

藕节为睡莲科多年生草本植物莲的地下茎藕之节。味涩，性平。入肝、肺、
胃经。

【功效】收涩止血。

【临床应用】

收涩止血：《本经逢源》谓："藕节之谓大涩，能止骤脱诸血"，因而收涩
止血是其所长，同时兼能化瘀，俾止血而不留瘀。可用于治疗尿血，如《济生
方》小蓟饮子即配用本品。

【用法用量】入煎剂，生用或炒炭用，用量为10~15g，鲜者用量不拘。

【现代研究】

本品能缩短凝血时间。

生石膏

生石膏，味辛、甘，性大寒。入肺、胃经。

【功效】清热泻火，除烦止渴。

【临床应用】

（1）清热泻火：

①本品清泻肺热作用较强，用于慢性肾脏病患者因肺热所致的咳喘、发热等症，常与麻黄、杏仁同用，如麻杏石甘汤。

②因热而汗出不止者，常选用生石膏以清热止汗。

③本品清胃火，常与生地黄、知母、牛膝等配伍如玉女煎，常用于慢性肾脏病患者伴有口舌生疮、牙龈肿痛者。

（2）除烦止渴：慢性肾脏病患者有口干渴之症时，可在方剂中加入生石膏以清热生津止渴。

（3）清热化斑：根据中医学"斑发于阳明"的理论，对于紫癜性肾炎皮肤紫癜严重及反复发作者，常重用生石膏30~60g，控制紫癜的效果显著。

【用法用量】入汤剂，宜先煎，用量为15~60g。

【现代研究】

生石膏可抑制发热时过度兴奋的体温调节中枢，有强而快的退热作用，有一定的镇静、镇定作用，能降低血管的通透性，增强吞噬细胞的功能，有一定消炎作用。

知　母

知母，味苦、甘，性寒。入肺、胃、肾经。

【功效】清热泻火，滋阴润燥。

【临床应用】

（1）用于气分热盛证，症见高热烦躁、口渴欲饮、脉洪大等，常与生石膏相须为用，方如白虎汤。

（2）用于肾病综合征使用激素后出现的精神亢奋、失眠、皮肤痤疮等阴虚火旺症状，如经验方知芩地黄汤中就选用了知母。

【用法用量】入煎剂，用量为6~15g。

【现代研究】

知母煎剂有解热、祛痰及利尿作用，其水浸提取物有降低血糖作用，可保护肾上腺皮质免受外源性皮质激素的抑制，影响血中肾上腺皮质激素含量变化。

栀　子

栀子，味苦，性寒。入心、肝、肺、胃经。

【功效】泻火除烦，清热利湿，凉血止血。

【临床应用】

（1）泻火除烦：凡一切由于火热所致的头痛、目赤、咽喉痛、口舌生疮、火毒疔疖、大便干结、小便黄赤等症，皆可以本品清热泻火，常与黄连、黄芩、生石膏、生大黄同用。

（2）清利湿热：用于慢性肾脏病患者湿热阻滞三焦，小便不利等症。栀子可通行三焦，常与清利湿热之品同用，导热从小便而出。

（3）凉血止血：用于肾炎血尿的患者，常配合牡丹皮、小蓟等治疗。

【用法用量】入煎剂，用量为 5~12g，治血尿宜炒用。

【现代研究】

栀子对金黄色葡萄球菌、溶血性链球菌、脑膜炎双球菌、卡他球菌、钩端螺旋体及多种皮肤真菌有抑制及杀灭作用，能抑制体温中枢而有退热作用，其煎剂及醇提取物有降血压作用。

黄 芩

黄芩，味苦，性寒。入肺、胆、胃、大肠经。

【功效】清热泻火，炒炭兼能止血。

【临床应用】

（1）清热泻火：黄芩长于清肺热及胆热，临床上遇肺热咳喘证可取用黄芩。治少阳伤寒的小柴胡汤中就配用黄芩清泄少阳胆热。

（2）泻火止血：治疗肾炎血尿，可用黄芩炭，或配伍生地黄、白茅根、三七等药。治疗紫癜性肾炎皮肤紫癜者，可在方中加入本品以凉血消斑。

【用法用量】入煎剂，用量为 10~15g。止血则炒炭入药。

【现代研究】

（1）对伤寒杆菌、痢疾杆菌、铜绿假单孢菌、百日咳杆菌、葡萄球菌、溶血性链球菌、肺炎双球菌、流感病毒、皮肤真菌等有抑制作用。

（2）动物实验证明，黄芩有解热、镇静、降压、利尿、利胆解痉等作用。

黄 柏

黄柏，味苦，性寒。入肾、膀胱、大肠经。

【功效】清热燥湿，凉血止血。

【临床应用】

（1）清热燥湿：本品为治疗下焦湿热之要药，对于慢性肾脏病患者伴见的湿热蕴结下焦，本品常配合知母、生地黄、山茱萸、茯苓、泽泻、牡丹皮等应用，即知柏地黄汤。若湿热蕴结膀胱，气化不利，出现水肿、尿频、尿急、尿痛等症，可配合滑石、车前子、栀子等清利湿热药同用。如湿热下注，出现足膝肿痛，常配合苍术、牛膝、即三妙丸。

（2）泻相火：黄柏长于清泄相火，对慢性肾脏病患者出现阴虚火旺者，以本品配合龟甲、知母、熟地黄、猪脊髓等组方治疗，方如大补阴丸。

（3）泻火解毒：黄柏具有清热燥湿、泻火解毒之功，可用于疮疡肿毒、湿疹等。

【用法用量】入煎剂，用量为 10~15g。

【现代研究】

（1）黄柏抗菌效力与黄连类似，对某些皮肤真菌也有抑制作用。

（2）黄柏对血小板有保护作用，外用可促进皮下渗血的吸收。

（3）黄柏有利胆、利尿、扩张血管、降血压及退热作用；黄柏酮有降低血糖的作用。

淡竹叶

淡竹叶，味甘、淡，性寒。入心、肺、胃经。

【功效】清热除烦，利湿。

【临床应用】

清热除烦：外感风热、邪在肺卫者，以本品配合金银花、连翘、薄荷等解表药，清肺卫之药，方如银翘散。此外，可用于心火上炎所致的烦躁咳嗽、口舌生疮、小便淋涩疼痛等症，常配合生地黄、甘草等，方如导赤散。

【用法用量】入煎剂，用量为 6~12g。

【现代研究】

本品有利尿作用，并能增加尿中氯化物的排出。对实验性发热有解热作用。

附：禾本科植物空竹、苦竹、淡竹等多种竹子的叶，称为竹叶，其功效、主治与淡竹叶相同。

五、利水渗湿药

茯　苓

茯苓，甘、淡，平。入心、脾、膀胱经。

【功效】利水渗湿，健脾补中。

【临床应用】

（1）利水消肿：慢性肾脏病蛋白尿患者可表现不同程度的水肿，比如晨起眼睑水肿，四肢轻、中、高度水肿，甚或现胸腔积液、腹水。茯苓甘淡性平，能利水渗湿消肿。如通阳利水的五苓散,行气利水的导水茯苓汤、五皮饮,均以本品为主要药物。

(2)健脾利湿:茯苓味甘健脾,凡脾胃虚弱、水湿困脾之证,皆可选用本品,方如四君子汤、参苓白术散等。

茯苓皮长于利水消肿,白茯苓长于健脾运湿,赤茯苓长于清利湿热,茯神长于安神宁心。

茯苓与猪苓同为利水之品,且常同用。两者之别为猪苓利水之力大于茯苓,且有伤阴之弊,茯苓力较平和,兼有健脾补益之功。

【用法用量】入煎剂,用量为 12~30g。

【现代研究】

(1)利尿作用:茯苓有缓慢而持久的利尿作用,能促进钠、氯、钾等电解质的排出。

(2)镇静作用:茯神煎剂腹腔注射,能明显降低小鼠的自发活动,并能对抗咖啡因所致的小鼠过度兴奋。茯苓煎剂小鼠腹腔注射对戊巴比妥钠的麻醉作用有明显的协同作用。

(3)其他:含有茯苓煎剂的复方(党参、白术、茯苓)有促进细胞免疫与体液免疫的作用;茯苓有降低血糖的作用。

猪 苓

猪苓,甘、淡,平,入肾、膀胱经。

【功效】利水渗湿。

【临床应用】

本品利水渗湿之力大于茯苓,凡水肿、尿少诸症常以本品作为配伍之用,如五苓散、猪苓汤等。唯本品利尿伤阴,故不宜过用,当中病即止。如《本草备要》所云:"行水利窍,与茯苓同而不补,耗津液,多服损肾昏目。"

【用法用量】入煎剂,用量为 9~15g。

【现代研究】

猪苓有较强的利尿作用,能促进钠、氯、钾等电解质的排出。有学者推测其机制是抑制了肾小管对电解质和水的重吸收。

泽 泻

泽泻,甘、淡,寒。入肾、膀胱经。

【功效】利水渗湿

【临床应用】

（1）本品气味俱薄，淡渗利湿，性寒而兼能泄肾与膀胱之火，且无伤阴之虞。临床常以本品与茯苓、猪苓、车前子等同用，用于肾性水肿。

（2）由于痰湿中阻、清阳不升引起的眩晕，常以本品与白术合用，即《金匮要略》的泽泻汤，健脾利湿以升清阳每获良效。

【用法用量】入煎剂，用量为 10~15g。

【现代研究】

（1）利尿作用：正常人和动物实验均证明泽泻有显著的利尿作用。

（2）泽泻有降低血清胆固醇，抗动脉粥样硬化的作用，有抗脂肪肝的作用，并有轻度降低血糖的作用。

车前子

车前子，甘，寒。入肾、小肠、肺、肝经。

【功效】利水消肿。

【临床应用】

（1）利水消肿：《本草汇言》归纳车前子的特点为"能散、能利、能清"。本品利水而兼宣散肺气。遇水肿常以本品与猪苓、茯苓、泽泻等利水渗湿药配伍应用。如因感受外邪、肺气失宣而导致的风水水肿尿少症，则在不同方剂中加入本品更加适宜。

（2）清利湿热：车前子甘寒滑利，且清热，为清利下焦湿热常用药。如属下焦湿热，小便淋涩疼痛者，可用本品与萹蓄、栀子、大黄、滑石等配伍，以清化湿热，利水通淋，方如八正散，但方中的木通应易为通草。

《本草备要》指出："凡利水之剂多损于目，唯此能解肝与肠之热，湿热退而目清矣。"说明本品利水而无伤阴之弊。

【用法用量】宜布包入煎剂，用量为 15~30g。

【现代研究】

利尿作用：有学者认为车前子及全草均有显著的利尿作用，同时亦能增加尿素、氯化物、尿酸等的排泄量。

附：车前草

车前草，甘，寒。入肝、肾、肺、小肠经。

【功效】清热利湿。

【临床应用】

车前草功同车前子，而更长于清热，故常治疗湿热淋证，车前草较车前子更为常用。《名医别录》谓其"止血……治小便赤"，《本草从新》说车前草"凉血去热"。

笔者对于慢性尿路感染或尿道综合征证属下焦湿热内蕴者，常选用经验方加味导赤汤取效，该方中就用了本品。

【用法用量】入煎剂，用量为 10~20g。

【现代研究】

车前草有抑制痢疾杆菌、伤寒杆菌、大肠埃希菌等作用，其水浸液尚有抗皮肤真菌的作用。

冬瓜皮

冬瓜皮，甘，微寒。入脾、肺经。

【功效】利水消肿。

【临床应用】

本品利水消肿，主要用于慢性肾脏病患者水肿尿少之证。笔者常用五皮饮（陈皮、桑白皮、生姜皮、大腹皮、茯苓皮）再加冬瓜皮 30g，该方长于宣肺行气利水，药虽平和，但收效甚佳。

【用法用量】入煎剂，用量为 15~30g。

大腹皮

大腹皮，辛，微温。入脾、胃、大肠、小肠经。

【功效】行气利水。

【临床应用】

气与水的关系甚为密切，气行则水行，气滞则水停。水肿患者日久易致气滞，反过来又加重水肿，终致恶性循环。其辨证要点为水肿伴有脘腹胀满之症，当行气利水为法，方为合拍。笔者常用五皮饮或导水茯苓汤，此两方中皆配有大腹皮，行气与利水并进，收效甚捷。

有的医者认为，大腹皮利水之力在诸利尿药中为最，当重用之。可供临床参考。

【用法用量】入煎剂，用量为 20~30g。

汉防己

汉防己,大苦、辛,寒。入肺、膀胱经。

【功效】利水消肿。

【临床应用】

汉防己味苦、辛,性寒而长于下行,为利水消肿之要药。《金匮要略》中治风水表虚证的防己黄芪汤、治皮水的防己茯苓汤、攻逐水饮的己椒苈黄丸皆以本品为主要药物。肾性水肿患者,可选用本品以利水消肿。

【用法用量】入煎剂,用量为 10~20g。

【现代研究】

汉防己(10g/kg)灌胃,能明显增加大鼠排尿量。

赤小豆

赤小豆,甘、酸,平。入心、小肠经。

【功效】活血利水。

【临床应用】

赤小豆性善下行,通利水道,使水湿下泄而消肿。对肾性水肿以下肢为著者,既可以用赤小豆煮烂单服,亦可配入诸利湿剂中运用。此外由于血与水的关系甚为密切,水能病血,血亦能病水,水湿与血瘀互阻。赤小豆长于活血利水,李时珍曾指出:"赤小豆和鲤鱼、鲫鱼、黄雌鸡煮食,并能利水消肿。"笔者对肾性水肿者,在药治的同时常配经验食疗方,主要选用赤小豆、黄芪、生姜与鲤鱼或鲫鱼炖服,不仅可增强利水之力,且疗效巩固。

【用法用量】入煎剂,用量为 20~45g。

石　韦

石韦,苦、甘,凉。入肺、膀胱经。

【功效】清热利水通淋。

【临床应用】

对于慢性肾脏病患者伴有血淋、石淋、热淋的临床表现时,常用石韦配合滑石、瞿麦、萹蓄、海金沙等,清热通淋、止血排石。

【用法用量】入煎剂,用量为 10~30g。

【现代研究】

石韦煎剂在体外对金黄色葡萄球菌及变形杆菌有抑制作用。

滑 石

滑石，甘，寒。入胃、膀胱经。

【功效】清利湿热。

【临床应用】

湿热之邪常贯穿在慢性肾脏病患者的整个病程中。如湿热蕴结膀胱、下窍不利而导致水肿，或尿急、尿频、尿痛，均可用滑石配伍清热利湿之品组方治疗。代表方如黄芩滑石汤、八正散（注：方中木通应改为通草）。

【用法用量】入煎剂，用量为 10~15g。

【现代研究】

实验研究表明，滑石对多种致病杆菌、球菌均有抑制作用。

薏苡仁

薏苡仁，甘、淡，微寒。入脾、胃、肺、肾、肝经。

【功效】利水渗湿，健脾止泻。

【临床应用】

（1）利水渗湿而健脾：本品为淡渗利湿之品，味甘健脾，常用于脾虚湿困，症见下肢水肿、小便不利、食少便溏等，可以本品配合茯苓、猪苓、泽泻、车前子等组方治疗。本品力较平和，宜重用方可奏效。

（2）清利湿热：慢性肾脏病患者由于长期脾虚湿困，遇长夏之季易为湿热所困，内湿与外湿相合，湿热胶着难解。临床表现为午后发热，身热不扬，身重肢困，胸腹痞满，纳呆便溏，舌苔厚腻，或水肿尿少等。可用三仁汤开上、畅中、导下而祛湿清热，方中薏苡仁能疏导下焦，使湿热之邪有所出路。

【用法用量】入煎剂，用量为 15~30g。

冬葵子

冬葵子，甘，寒。入大肠、小肠经。

【功效】利水通淋，兼以润肠。

【临床应用】

（1）本品性寒滑利，前人谓之能"达诸窍"。不仅利水以消肿，且兼能通便，故对肾性水肿兼大便干结者用之尤效，常与猪苓、茯苓、车前子等渗湿利水药同用。

（2）《肘后方》载关格胀满，大小便不通，可单用冬葵子水煎治疗，当蛋白尿患者肾功能不全时，若出现小便癃闭，大便秘结，可用本品作为配伍之用，取其通利二便之功。

【用法用量】入煎剂，用量为 10~20g。

通 草

通草，甘、淡，寒。入肺、胃经。

【功效】清热通淋。

【临床应用】

（1）清热通淋：为平和的清热通淋药，无伤阴之弊。对于热淋、血淋患者常选用本品。

（2）以通草易木通：由于关木通属马兜铃科藤本植物易伤肾。笔者数十年来临床上一直以通草易木通，比如导赤散、小蓟饮子、龙胆泻肝汤、八正散等方中的木通笔者就以通草代之。

通草甘寒，木通苦寒，虽通草清热通淋之力逊于木通，然而有用药安全且不伤阴之长处。

【用法用量】入煎剂，用量为 3~5g。

【现代研究】

通草有利尿作用，并能明显增加尿钾排出量，有促进乳汁分泌等作用。通草多糖具有一定调节免疫和抗氧化的作用。

六、清热利咽与解表药

金银花

金银花，甘，寒。入肺、胃、大肠经。

【功效】清热解毒，疏散风热。

【临床应用】

（1）清热解毒利咽：部分慢性肾脏病患者屡发咽喉红肿疼痛，可以选用本品，常与野菊花、连翘、牛蒡子配伍。平时还可用经验方银菊麦海桔汤（银花、野菊花、玄参、麦冬、胖大海、桔梗）泡茶饮。

对于易发皮肤疮毒者，可用本品配伍野菊花、紫花地丁、天葵子、蒲公英，即五味消毒饮以清热解毒。

（2）疏散风热：因本品轻清，故兼具疏散风热之功，对慢性肾脏病患者外感风热之邪，临床表现为发热微恶风寒，口渴咽痛，舌边尖红，脉浮数者，可用辛凉解表剂银翘散，方中即以本品为君药。

【用法用量】入煎剂，用量为 10~30g。

【现代研究】

（1）抗病原微生物作用：金银花有较广的抗菌谱，对链球菌、肺炎双球菌、葡萄球菌、痢疾杆菌、伤寒杆菌、大肠埃希菌、百日咳杆菌、白喉杆菌、铜绿假单胞菌、结核杆菌均有抑制作用。据报道其水浸剂比煎剂作用强，叶煎剂比花煎剂作用强。若与连翘合用抗菌范围还可互补。其水煎剂对流感病毒、疱疹病毒及钩端螺旋体均有抑制作用。

（2）抗炎及解热作用：本品煎剂稀释至 1∶1286 浓度仍能促进白细胞吞噬功能。本品提取液有明显的抗炎性渗出及增生作用。早期报道本品有明显解热作用。

连　翘

连翘，苦，微寒。入肺、心、胆经。

【功效】清热解毒，消痈散结。

【临床应用】

（1）本品味苦性寒，轻清上浮，清疏兼顾，常与金银花同用，如银翘散，治风热表证。

（2）本品入心，以清泻心火见长，故前人誉为"疮家要药"，且具解毒散结之力，遇慢性肾脏病患者伴发疮毒或咽喉肿痛之症，笔者常以本品与金银花、野菊花、紫花地丁、蒲公英等同用。

（3）张山雷谓："连翘为清心之品，兼通小肠，又能泄膀胱，利小水，导下焦之湿热。"对慢性肾脏病患者在病程中急性发作的水肿，可以连翘配麻黄、赤小豆等，即麻黄连翘赤小豆汤化裁，每收良效。

金银花与连翘常相须而用，金银花升散透达之力大于连翘，而连翘兼散血中郁火壅结及消痈散结。

【用法用量】入煎剂，用量为 10~20g。

【现代研究】

（1）连翘有光谱抗菌剂抗病毒作用。据称连翘酚为其抗菌的主要成分。

（2）连翘及其复方制剂均有明显的抗炎及解热作用。

桑　叶

桑叶，苦，甘，寒。入肺、肝经。

【功效】疏散风热。

【临床应用】

慢性肾脏病患者外感风热，表现为发热、头痛、咳嗽及咽喉肿痛等风热表证者，配合黄菊花、连翘、薄荷等辛凉疏表，代表方为桑菊饮。

【用法用量】 入煎剂，用量为6~12g。

【现代研究】

（1）抗菌作用：鲜桑叶煎剂对金黄色葡萄球菌、乙型溶血性链球菌、白喉杆菌和炭疽杆菌均有较强的抗菌作用，对大肠埃希菌、伤寒杆菌、痢疾杆菌、铜绿假单胞菌也有抗菌作用，还有杀灭钩端螺旋体的作用。

（2）稀释液静脉注射可出现暂时性血压下降，能促进蛋白质合成，排除体内胆固醇，降低血脂。桑菊饮能提高巨噬细胞吞噬指数，使嗜酸性细胞增多。

黄菊花

黄菊花，辛、甘、苦，微寒，入肺、肝经。

【功效】 疏散风热，平肝明目。

【临床应用】

（1）疏散风热：可用于慢性肾脏病患者外感风热证，本品质轻性寒，清透兼顾，长于疏散风热。临床上遇风热表证，常以本品伍桑叶、薄荷、连翘、桔梗、杏仁、芦根等，即桑菊饮化裁治疗。

（2）平肝：用于慢性肾脏病高血压患者，因肝肾阴虚、肝阳上亢而致的眩晕、头痛等症。本品能平肝，常与天麻、地龙、钩藤、生地黄、白芍、生龙牡等同用。

【用法用量】 入煎剂，用量为6~12g。

【现代研究】

（1）抗病原微生物作用。菊花水浸剂或煎剂，体外试验对多种致病菌以及流感病毒和钩端螺旋体均有一定抑制作用。

（2）菊花浸膏灌胃，对人工发热兔有解热作用，认为与其对中枢抑制作用有关。

（3）菊花有降压作用。菊花煎剂对离体兔心有显著扩张冠状动脉、增加冠状动脉流量的作用。

野菊花

野菊花，苦、辛，微寒。入肺、肝经。

【功效】 清热解毒。

【临床应用】

野菊花有较强的清热解毒作用，与金银花、紫花地丁、天葵子、蒲公英组成五味消毒饮，治疗热度壅盛之咽喉肿痛、口舌生疮、牙龈肿痛、皮肤疮毒诸症。

【用法用量】入煎剂，用量为 10~15g。

【现代研究】

（1）本品对葡萄球菌、链球菌、痢疾杆菌、大肠埃希菌、结核杆菌、白喉杆菌及流感病毒均有抑制作用。

（2）体外试验，本品 1∶1280 浓度煎剂有促进人体白细胞吞噬金黄色葡萄球菌的作用。

薄 荷

薄荷，辛，凉。入肝、肺经。

【功效】疏散风热，清利头目。

【临床应用】

本品疏散风热，清利头目，用于外感风热表证。可配伍金银花、连翘、荆芥、牛蒡子等，治疗慢性肾脏病患者风热感冒，表现为发热、头痛、咽喉肿痛等症，银翘散中就配入本品。

【用法用量】入煎剂，宜后下，用量为 3~10g。

【现代研究】

薄荷有抗病原微生物作用，薄荷煎剂体外试验对各种球菌均有抑制作用，薄荷脑亦有很强的杀菌作用，薄荷水煎剂 1∶20 浓度可抑制 ECHO11 株病毒。

牛蒡子

牛蒡子，辛，苦，寒。入肺、胃经。

【功效】疏散风热，解毒利咽。

【临床应用】

（1）疏散风热：用于慢性肾脏病患者外感风热之证，可以本品配合辛凉解表药合用，如银翘散。

（2）解毒利咽：用于慢性肾脏病患者热毒壅盛，表现为咽喉肿痛者。本品为喉痹要药，常配伍金银花、连翘、玄参、荆芥穗等，以解毒利咽。牛蒡子兼有通便作用，对于咽喉肿痛且便秘者尤宜。

【用法用量】入煎剂，用量为 6~15g。

【现代研究】

牛蒡子对金黄色葡萄球菌、皮肤真菌有抑制作用，有利尿，解毒作用，所含牛蒡苷有通便、治疮毒之效。

玄　参

玄参，甘、苦，寒。入肺、胃、肾经。

【功效】滋阴降火，兼能解毒。

【临床应用】

玄参性寒而多液，为清补肾经之要药。笔者治疗慢性肾脏病患者伴发的咽干喉痛之症常选用本品，其义有三：①咽干因肾阴亏损、津液难于上承所致者，玄参能滋肾阴且启肾水上行而润咽喉；②阴亏火炎灼伤咽喉而痛，本品具降火之功；③风热挟毒壅滞上焦而咽喉肿痛，玄参可清热解毒而利咽喉。清利咽喉的常用方玄麦甘桔汤、经验方银菊玄麦海桔汤均配有本品。

【用法用量】入煎剂，用量为10~20g。

【现代研究】

（1）解热及抗病原微生物作用：北玄参的乙醇提取物及所含的甲氧基肉桂酸对注射伤寒疫苗所致家兔发热有很好的退热作用。含玄参的养阴清肺汤等方剂，在体外对白喉杆菌有很高的抑菌杀菌能力，对白喉毒素也有很高的"中和"能力。玄参浸剂在体外对一些皮肤癣菌有一定抑制作用。

（2）降血压作用：玄参流浸膏对麻醉兔静脉注射，小剂量能使血压先略上升，继则下降，大剂量则直接使血压下降。玄参对蟾蜍下肢血管有扩张作用，其降压作用可能与其扩张血管功能有关。

紫花地丁

紫花地丁，苦、辛，寒。入心、肝经。

【功效】清热解毒，消痈肿。

【临床应用】

张山雷谓："地丁专为痈肿疔毒通用之药。"对慢性肾脏病患者毒热内蕴而致的口舌生疮、皮肤疮毒、咽喉肿痛诸症，或肾病综合征患者使用大量激素后出现的皮肤痤疮，均以本品配伍蒲公英、连翘、金银花、天葵子同用，方如五味消毒饮。

【用法用量】入煎剂，用量为15~30g。

【现代研究】

（1）紫花地丁有抗病原微生物作用。其煎剂对铜绿假单胞菌、大肠埃希菌、伤寒杆菌、痢疾杆菌等均有抑制作用；其醇提取物和水提取物对钩端螺旋体有抑制作用。

（2）紫花地丁有抗内毒素作用。

（3）紫花地丁有清热、消肿和消炎作用。

蒲公英

蒲公英，苦、甘，寒。入肝、胃经。

【功效】清热解毒，消痈散结。

【临床应用】

（1）蒲公英原为治乳痈专药，因其具有解毒散结之功，故常用于慢性肾脏病患者伴发的疮毒、咽喉肿痛等。对于慢性如五味消毒饮中即有蒲公英。

（2）对于慢性尿路感染，笔者常在经验方加味导赤汤基础上加蒲公英15~20g。

蒲公英与紫花地丁皆为解毒之品，紫花地丁凉血解毒之力大于蒲公英，蒲公英消痈散结之功大于紫花地丁。

【用法用量】入煎剂，用量为 15~30g。

【现代研究】

（1）本品煎剂或浸剂对金黄色葡萄球菌、溶血性链球菌、卡他双球菌的抑制作用较强，其乙醇提取物对钩端螺旋体有抑制或杀灭作用，对多种皮肤真菌及痢疾杆菌有一定抑制作用。

（2）本品煎剂在体外能显著提高人外周血淋巴细胞母细胞转化率，提示本品有激发机体免疫功能的作用。

（3）据载蒲公英有利尿、利胆及保肝作用，以及健胃和轻泻作用。

胖大海

胖大海，主产于越南及我国广东、海南岛。因其水泡之后涨大成海绵状块而得名。味甘、淡，性平。入肺、大肠经。

【功效】开肺气，清肺热及清肠通便。

【临床应用】

开肺气，清肺热而利咽：本品入肺，开肺气与清肺热兼顾；"肺与大肠相表里"，本品清肠通便亦可导热下行。因而对于肺热内蕴，肺气郁闭，大便干结之咽喉肿痛或声音嘶哑之证，有独特疗效。笔者治疗咽喉肿痛的经验方银菊玄麦海桔汤中就配有胖大海。

【用法用量】以沸水浸泡服用，用量为 2~3 枚。

【现代研究】

胖大海能促进小肠蠕动，产生缓和的泻下作用，还具有一定的降压作用。

麻　黄

麻黄，辛、微苦，温。入肺、膀胱经。

【功效】发汗解表，宣肺平喘，利水消肿。

【临床应用】

（1）用于风寒表实证：常与桂枝相须而用，如麻黄汤。

（2）用于"风水"表实证：症见眼睑或肢体水肿，尿少，恶寒发热无汗，咳嗽等。对于慢性肾脏病患者伴有水肿急性发作的病例，常与白术、生石膏、生姜、大枣、甘草等同用，方名越婢加术汤，药后不仅汗出表解，且尿量增多，水肿随之消退。

【用法用量】入煎剂，用量为 3~10g。

【现代研究】

据报道，麻黄干浸膏对实验性蛋白尿的大鼠有明显的改善作用。对大鼠血中的尿素氮、肌酐等均有显著的抑制作用，并能明显改善高磷低钙的尿毒症状态。这一研究为麻黄在肾病中的应用开辟了广阔的道路。

桂　枝

桂枝，辛、甘，温。入心、肺、膀胱经。

【功效】解肌发汗，通阳化气，温经通脉。

【临床应用】

（1）解肌发汗：对于慢性肾脏病患者外感风寒表虚证者可配白芍，如桂枝汤；对于一般风寒表证可配紫苏叶、防风、杏仁、生姜等治疗。

（2）通阳化气：对于肾性水肿中医病机属于膀胱气化不利者，可用该品配用白术、茯苓、猪苓、泽泻，即五苓散，或加用党参，即春泽汤。尿毒症水凌心肺证，可用桂枝配伍茯苓、白术、甘草，即苓桂术甘汤化裁治疗，有一定的效果。

（3）温经通脉：对于女性患者月经不调病机属于寒凝血瘀者，可选本品入药，如温经汤。

【用法用量】入煎剂，用量为 6~12g。

【现代研究】

实验提示，桂枝是五苓散中的主要利尿成分之一，同时桂枝还有强心作用。

防 风

防风，辛、甘，温，入膀胱、肝、脾经。

【功效】祛风解表，胜湿止痛。

【临床应用】

防风是风药中之润药，长于祛风胜湿止痛，而无燥伤阴津之弊。外感风寒所致的恶风寒、头痛、身痛等症，与荆芥、羌活、前胡等同用，如羌活胜湿汤。对于表虚自汗，或体虚易于感冒者，常配伍黄芪、白术，方名玉屏风散，用之有益气固表、扶正祛邪之功。

【用法用量】入煎剂，用量为 3~10g。

【现代研究】

（1）解热作用：对人工发热家兔，经口给予防风煎剂或浸剂，有明显解热作用，煎剂作用较浸剂尤佳。

（2）镇痛作用：小鼠灌服防风 50% 乙醇浸出液（蒸去乙醇），能明显提高痛域（电刺激鼠尾法），皮下注射亦有效。

荆 芥

荆芥，辛，温。入肺、肝经。

【功效】祛风解表

【临床应用】

本品轻扬，祛风解表而长于清利头目、咽喉，故对于慢性肾脏病患者风邪郁滞于上而致的头痛、目赤、咽喉肿痛等症有卓效。如银翘散中就配伍本品。

【用法用量】入煎剂，用量为 6~12g。

【现代研究】

荆芥水煎剂可增强皮肤血液循环，增加汗腺分泌，有微弱解热作用；对金黄色葡萄球菌、白喉杆菌有较强的抑菌作用，对伤寒杆菌、痢疾杆菌、绿脓杆菌和人型结核杆菌均有一定抑制作用。生品不能明显缩短出血时间，而荆芥炭则能使出血时间缩短。荆芥甲醇及醋酸乙酯提取物均有一定的镇痛作用。荆芥对醋酸引起的炎症有明显的抗炎作用，荆芥穗有明显的抗补体作用。

桔　梗

桔梗，苦，辛，入肺经。

【功效】宣肺利咽、化痰。

【临床应用】

慢性肾脏病患者伴发的咽喉肿痛之证，常用本品与玄参、麦冬、金银花、野菊花、胖大海等同用，如经验方银菊玄麦海桔汤。

桔梗兼能宣肺化痰，故对外感风寒或风热之邪以致肺气失宣，痰浊内阻者皆宜选用本品作为配伍之用。

【用法用量】入煎剂，用量为 6~10g。

【现代研究】

所含的桔梗皂苷对口腔、咽喉部位、胃黏膜的直接刺激，反射性地增加支气管黏膜分泌亢进从而使痰液稀释，易于排出；桔梗有镇咳作用，有增强抗炎和免疫作用，其抗炎强度与阿司匹林相似；水提物能增强巨噬细胞的吞噬功能，增强中性白细胞的杀菌力，提高溶菌酶活性；对应激性溃疡有预防作用。桔梗粗皂苷有镇静、镇痛、解热作用，又能降血糖、降胆固醇，松弛平滑肌。桔梗皂苷有很强的溶血作用，但口服能在消化道中分解破坏而失去溶血作用。

七、活血化瘀药

丹　参

丹参，味苦，性微寒。入心、心包经。

【功效】活血化瘀。

【临床应用】

活血化瘀：丹参是常用的活血化瘀之药。故《妇人明理论》有："一味丹参，功同四物"之说。这可从丹参祛瘀生新，以通为补这个角度去理解。然其终非补血之品，其专入血分，功在活血行血，内之达脏腑而化瘀滞，外之利关节而通脉络。因而丹参是一味重要的活血化瘀药。对慢性肾脏病有瘀血证者，常配入复方中运用。

【用法用量】入煎剂，用量为 6~30g。

【现代研究参考】

丹参能扩张冠状动脉、降压、改善血液循环、降低血中的胆固醇，能对肾衰竭起到显著的保护作用，有提高免疫功能、镇静等作用。

赤 芍

赤芍，味酸、苦，性微寒。入肝经。

【功效】活血化瘀，兼能凉血。

【临床应用】

（1）凉血止血：常与丹皮、栀子、小蓟、茜草等同用治疗血热出血诸症。

（2）活血利水：在临床上笔者观察到部分水肿的女性患者，其水肿的轻重常与月经密切相关，即经行不畅时水肿加重，且伴有腹痛，舌暗有瘀色之证。此乃"血能病水"之机转。据《本草经疏》载："赤者利小便散血"，《本草正义》谓："赤芍行滞破血……利小便，去水气"，笔者常以本品配伍当归尾、白芍、川芎、茯苓、泽泻、白术、川怀牛膝，即经验方加味当归芍药散。活血与利水并进，相辅相成。

（3）肾病综合征患者常有高凝血症。再者，若临床上见面色晦暗、舌黯有瘀斑、胸腹刺痛等血瘀诸症时，均可选用本品活血化瘀。

【用法用量】入煎剂，用量为 10~15g。

【赤芍与白芍的鉴别】

芍药之名初载于《神农本草经》，从陶弘景开始分为白芍、赤芍两种，白芍偏于养血益阴，赤芍偏于行血散瘀。若需补散兼施，则可将赤、白芍同用。

【现代研究】

（1）赤芍有解热、镇痛、镇静、解痉、抗惊厥作用。

（2）赤芍有抗病原微生物作用。赤芍对多种球菌、杆菌，某些致病性真菌及京科 –68 病毒和疱疹病毒有所抑制。

益母草

益母草，味辛，微苦，性微寒。入肝、心、膀胱经。

【功效】活血化瘀，兼能利水。

【临床应用】

（1）活血祛瘀：益母草有"行血而不伤新血，养血而不滞瘀血"的作用。为妇科良药故有"益母"之称。对慢性肾脏病有瘀血证的患者，笔者常以益母草配入复方中用之。

（2）活血利水：血不利则为水，水不利亦致血脉瘀滞，本品活血利水并进，可用于血瘀水肿的患者。

【用法用量】入煎剂，用量为 10~30g。

【现代研究】

有研究发现，蛋白尿患者血清和尿中的 FDP 含量最高，且持续不降，说明蛋白尿存在凝血过程和纤溶活性增强的倾向，使用活血中药（益母草、当归、川芎、赤芍等）能抑制已发生的免疫反应，并能促进血液循环，提高滤过率和抗凝血作用，有利于增生性病变的转化和吸收。有学者通过临床实践发现，益母草通过活血化瘀达到改善和增加肾血流量的目的，使肾小球和肾小管得到修复和再生，使纤维化逆转。

桃　仁

桃仁，味甘、苦，性平。入肝、心、大肠经。

【功效】破血逐瘀，润肠通便。

【临床应用】

（1）破血逐瘀：本品苦能泄血滞，为破血要药。前人谓"凡血滞诸症，用之立通。"临床上桃仁常与红花相须而用，如益气活血的补阳还五汤，养阴活血的血府逐瘀汤；温通活血的桂枝茯苓丸等，就都选用了桃仁。对慢性肾脏病瘀血证较重者笔者常选用桃仁。

（2）润肠通便：对血滞便秘者尤宜。

【用法用量】入煎剂，用量为 10~15g。

【现代研究】

实验提示本品所含的桃仁醇提取物有显著的抑制凝血作用。

红　花

红花，味辛，性温。入心、肝经。

【功效】活血化瘀：本品性温而气兼辛散，其活血化瘀，走而不守，迅利四达。故前人有"不宜大剂独取"之诫，故临床用之疏通活血，仅投小剂既可。笔者对慢性肾脏病瘀血证较重者常选用红花。

【鉴别】

桃仁与红花常同用以活血化瘀，二者之别在于红花治瘀血偏于散在全身无定处者，桃仁治瘀血偏于局部有形或在下腹部。

【用法用量】入煎剂，用量为 6~10g。

【现代研究】

（1）抗凝血作用：实验表明，本品对凝血过程的内在凝血酶原及凝血酶 – 纤维蛋白的反应具有显著抑制作用。

（2）红花有降低血压作用，且维持时间较长，对缺血缺氧性脑病有保护作用。

川　芎

川芎，味辛，性温。入肝、胆、心包经。

【功效】活血行气，祛风止痛。

【用法用量】

（1）活血行气：川芎为"血中之气药"，具有通达气血的功效。可治胸阳痹阻的胸痹心痛，如血府逐瘀汤中就有川芎。对于妇女月经不调，如月经后期、有血块、痛经，常选用本品气血同调，如四物汤、温经汤等方剂中就选用了川芎。

（2）祛风止痛：川芎辛温升散，能上行头目，祛风止痛，为治疗头痛的要药。

【用法用量】入煎剂，3~9g。

【现代研究】

本品能抑制到大脑活动和麻痹神经中枢，故有镇痛、镇静、镇痉等作用；能直接扩张周围血管使冠状动脉血流量和下肢血流量增加，降低血压。

泽兰叶

泽兰叶，味辛、苦，性微温。入肝、脾经。

【功效】活血利水。

【临床应用】

（1）活血利水：适宜于蛋白尿水肿证属血瘀水停者。

（2）活血调经：对女性肾脏病患者兼月经不调，如月经后期、闭经、痛经、经量少、有块、色黯等症，常以本品合入当归芍药散或桂枝茯苓丸活血调经，收效较为满意。

【用法用量】入煎剂，用量为10~15g。

【现代研究】

泽兰地瓜儿苗及毛叶泽兰全草的水浸膏有较好地改善血液流变学及微循环障碍作用。

鸡血藤

鸡血藤，味苦、微甘，性温。入肝、肾经。

【功效】活血补血。

【临床应用】

活血补血：本品活血而兼补血，祛瘀而不伤正，且能养血，常与丹参、赤芍、红花等活血祛瘀药同用。鸡血藤还长于舒筋活络，对腰膝酸痛者常与宣痹活络之品配伍应用有疏利之功。

【用法用量】 入煎剂，用量为 15~30g。

【现代研究】

水提醇沉制剂能增加实验动物股动脉血流量，降低血管阻力，对血小板聚集有明显的抑制作用；水煎剂可降低动物胆固醇，明显对抗动脉粥样硬化病变；水提物及酊剂有明显的抗炎作用，并对免疫系统有双向调节功能；酊剂有一定的镇静催眠作用；注射液或灌胃对小鼠有明显的抗早孕作用；鸡血藤尚能促进小鼠肾总磷代谢，促进小鼠子宫 24 小时总磷代谢。

八、其他中药

大　黄

大黄，苦，寒。入脾、胃、大肠、心包、肝经。

【功效】 通腑泄浊，兼能化瘀解毒。

【临床应用】

（1）通腑泄浊：大黄荡涤肠胃，走而不守，有斩关夺门之力，故号为将军。本品性寒，通导大便，峻下力猛，对慢性肾脏病患者伴有大便秘结者，宜用大黄釜底抽薪，通腑泻热。对于慢性肾衰竭患者，应用大黄可使浊毒从大便排出，药后可见血肌酐有一定程度的下降。临床运用大黄仍应根据中医证候的不同给予相应的配伍，若为脾肾阳虚腑气不通者，可与制附片、干姜、人参、甘草同用，即温脾汤。若属里热内结，可与芒硝、枳实等同用，如大承气汤、小承气汤、调胃承气汤等。若气阴两虚兼浊毒滞留者，可在参芪地黄汤中酌加大黄。

（2）化瘀解毒：大黄能泄血分热毒，慢性肾衰竭患者如见吐血、衄血、便血等出血症时，属于热毒迫血妄行者，可以本品配入复方中直折其火以止血，方如大黄黄芩黄连泻心汤。

生大黄力猛，制大黄通腑之力稍缓。

【用法用量】 入煎剂。肠胃积热、大便燥结的患者宜用生大黄，宜后下，用量为 3~20g；大便偏干而脾胃虚弱或者是年老的慢性肾脏病患者宜选用制大黄，宜同煎，用量为 3~20g。

【现代研究】

大黄可降低血尿素氮水平。刘恒志观察到用大黄 1~2 天后患者微汗出，且逐渐扩大汗出部位，汗出后一身轻快，血中尿素氮同时下降，病情减轻。从而认为汗出致营卫相通，体液能顺利循行于全身，使蓄积在全身组织中的毒物得以从汗腺或其他途径排出。

芒　硝

芒硝，咸、苦，寒，入胃、大肠经。

【功效】泻热通便，润燥软坚。

【临床应用】

本品泻热通便，尤擅长润燥软坚，适宜于慢性肾脏病患者表现为大便燥结难解者。若属阳明腑实，常以本品配伍大黄，可加强泻下作用，方如大承气汤、调胃承气汤。若属津亏液竭、大便燥结不下者，常配伍生地黄、麦冬、玄参、大黄、甘草，即增液承气汤以"增水行舟"。

【用法用量】冲服，用量为 1~6g。

【现代研究】

芒硝有泻下作用，有抗感染和消炎作用。

火麻仁

火麻仁，甘，平。入脾、胃、大肠经。

【功效】润肠通便。

【临床应用】

润肠通便：本品富含油脂，能润滑肠道，为常用的润下药，《本草分经》谓其："甘，平，滑利。缓脾润燥，滑肠，治胃热便难。"其性平兼有滋养作用，故适宜于伴有便秘的老年、体弱的蛋白尿患者。中成药麻仁润肠丸就以本品为主药，取润肠通便之缓功。

【用法用量】水煎服，用量为 10~30g。

【现代研究】

（1）火麻仁有通便作用，能刺激肠黏膜，使分泌液增多，蠕动加快，减少大肠吸收水分的时间，而起泻下作用。

（2）火麻仁有降血脂作用。

草决明

草决明，甘，平。入脾、胃、大肠经。

【功效】润肠通便，清肝明目。

【临床应用】

本品适宜于便秘伴见头晕目胀、视物昏暗的慢性肾脏病患者。

【用法用量】入煎剂，用量为 10~20g。

【现代研究】

草决明浸液有降低血压和利尿作用；草决明内含大黄素，故有缓泻作用；草决明煎液具有降低血中胆固醇作用。

金钱草

金钱草，微咸，平。入肝、胆、肾、膀胱经。

【功效】清热利水，通淋排石。

【临床应用】

清热利水，通淋排石：该药以治石淋见长，若遇血尿因结石伤及血络者，可重用本品为君药，取效尤捷。笔者经验方三金排石汤就重用本品。

【用法用量】入煎剂，用量为 15~30g。

【现代研究】

金钱草水煎液能明显促进胆汁分泌，使胆管泥沙状结石易于排出，胆管阻塞和疼痛减轻，黄疸消退。本品有抑菌作用，还有抗炎作用。对体液免疫、细胞免疫均有抑制作用，其程度与环磷酰胺相似。金钱草与环磷酰胺合用更明显抑制皮肤移植排斥反应出现的时间。

海金沙

海金沙，甘，寒。入小肠、膀胱经。

【功效】清热利水，通淋排石。

【临床应用】

清热利水，通淋排石：海金沙亦为治疗石淋之要药。《本经逢原》谓其："生于叶上，小肠、膀胱血分药也。热扰二经血分者宜之。"本品入血分，有清热通淋之功，若在石淋的基础上又因热伤血络而致的血尿，海金沙清热、通淋、排石并进，甚为适宜。笔者经验方的三金排石汤也配用本品。

【用法用量】入煎剂，用量为 15~20g。

【现代研究】

本品煎剂对金黄色葡萄球菌、绿脓杆菌、福氏痢疾杆菌、伤寒杆菌等均有抑制作用。海金沙还有利胆作用。

夏枯草

夏枯草，苦、辛，寒。入肝、胆经。

【功效】清肝泻火。

【临床应用】

清肝泻火：本品用于肝阳上亢而致头部胀痛、眩晕、耳鸣等症，配伍天麻、黄菊花、代赭石、黄芩、生牡蛎、白芍等。慢性肾脏病患者高血压，辨证为肝火内盛，肝阳上亢者可选用本品。

【用法用量】入煎剂，用量为 10~15g。

【现代研究】

（1）本品水浸出液、乙醇 – 水浸出液及 30% 乙醇浸出液，对麻醉动物有降压作用；实验证明，本品茎、叶、穗及全草均有降压作用，但穗的作用较弱。

（2）本品有一定的利尿作用和抗菌作用。

天 麻

天麻，甘，微温。入肝经。以冬麻为佳品。

【功效】平肝息风，止头晕、头痛。

【临床应用】

（1）平肝息风，止头晕、头痛：因天麻息风效捷，故古有"定风草"之名。肝风得以平息，则头晕、头痛必止。肾性高血压患者出现的头晕、头胀痛等症，若因于痰浊中阻，清阳不升所致者，可以本品配伍半夏、白术、茯苓、陈皮、甘草，即半夏白术天麻汤。若系肝肾阴虚，肝阳上亢者，可以本品与黄菊花、生地黄、白芍、地龙、石决明等同用。

（2）平肝安神：鉴于现代研究天麻有镇静催眠的作用，笔者在临床上对于失眠不寐的患者，喜用天麻配伍炒枣仁、柏子仁、灵芝等以平肝安神。

【用法用量】入煎剂，用量为 6~15g。

【现代研究】

（1）天麻对神经细胞损伤有保护作用，并有抗惊厥、镇静催眠、镇痛作用。

（2）天麻有一定的降压作用，增加外周及冠状动脉血流量，对心脏有保护作用。

（3）天麻多糖有抗氧化、清除体内自由基、延缓衰老等作用。

柴 胡

柴胡，苦、辛，微寒。入心包络、肝、三焦、胆经。

【功效】和解退热，疏肝解郁，升举阳气。

【临床应用】

（1）和解退热：柴胡能和解少阳，解热祛邪。慢性肾脏病患者临床见寒热往来、胸胁苦满、口苦咽干、脉弦等症者，可与黄芩、半夏、甘草等同用，方如小柴胡汤。

（2）慢性肾脏病正虚与邪实并存，常出现攻补两难的局面，有的学者认为可予柴胡剂和解少阳，疏通表里，通达上下，有一定的效果，方如小柴胡汤合当归芍药散，可供参考。

（3）疏肝解郁：由于慢性肾脏病病程缠绵，部分患者思想负担较重，尤其是女性患者常伴见中医的肝气郁结证，笔者常用逍遥散调治，方中就选用了柴胡。

【用法用量】入煎剂，用量为6~15g。

【现代研究】

柴胡对中枢神经系统有良好的镇静、镇痛、解热等作用；柴胡皂苷有抗炎性渗出和炎性肉芽肿作用；柴胡对体液免疫和细胞免疫均有增强作用；柴胡的活性成分治疗轻型尿毒症及由其他各种原因引起的氮质血症有效。

香　附

香附，辛、微苦、微甘、平。入肝、脾、三焦经。

【功效】疏肝解郁，调经止痛，理气调中。

【临床应用】

（1）疏肝解郁：本品主入肝经气分，芳香辛行，善散肝气之郁结，味苦疏泄以平肝气之横逆，故为疏肝解郁，行气止痛之要药。慢性肾脏病患者因忧思多虑伴见肝气郁结之胁肋胀痛，多辨证配伍本品，或与柴胡、川芎、枳壳等同用，如柴胡疏肝散。

（2）月经不调，痛经，乳房胀痛。本品辛行苦泄，善于疏理肝气，调经止痛，为妇科调经之要药。慢性肾脏病女性患者，因于肝气不遂而致月经不调、痛经、乳房胀痛，可配入本品，或与柴胡、川芎、当归、陈皮等同用。

（3）脾胃气滞腹痛。本品味辛能行而长于止痛，除善疏肝解郁之外，还能入脾经，而有宽中、消食下气等作用，故临床上也常用于慢性肾脏病患者肝气横逆犯胃，脾胃气滞证。治疗脘腹胀痛、胸膈噎塞、噫气吞酸、纳呆，可配砂仁、甘草、乌药、苏叶同用。

【用法用量】入煎剂，用量为6~9g。

【现代研究】

5％香附浸膏对实验动物离体子宫均有抑制作用，能降低其收缩力和张力；其挥发油有轻度雌激素样作用；香附水煎剂可明显增加胆汁流量，并对肝细胞功能有保护作用；其水煎剂有降低肠管紧张性和拮抗乙酰胆碱的作用；其总生物碱、苷类、黄酮类及酚类化合物的水溶液有强心、减慢心律及降低血压的作用；香附油对金黄色葡萄球菌有抑制作用，其提取物对某些真菌有抑制作用。

郁　金

郁金，辛、苦，寒。归肝、胆、心经。

【功效】清心凉血，活血行气。

【临床应用】

郁金性寒清热，味苦能降泄，入肝经血分而能凉血降气止血，可用于热结下焦，伤及血络之尿血、血淋，可与生地、小蓟等药同用，

香附与郁金均能疏肝解郁，可用于肝气郁结之证。然香附药性偏温，专入气分，善疏肝行气，调经止痛，长于治疗肝郁气滞之月经不调；而郁金药性偏寒，既入血分，又入气分，善活血止痛，行气解郁，长于治疗肝郁气滞血瘀之痛证。

【用法用量】入煎剂，用量为 6~12g。

【现代研究】

郁金有保护肝细胞、促进肝细胞再生、去脂和抑制肝细胞纤维化的作用，能对抗肝脏毒性病变。姜黄素和挥发油能促进胆汁分泌和排泄，减少尿胆原；煎剂能刺激胃酸及十二指肠液分泌。水煎剂能降低全血黏度，抑制血小板聚集，醇提物能降低血浆纤维蛋白含量。水煎剂、挥发油对多种皮肤真菌有抑制作用，郁金对多种细菌有抑制作用，尤其对革兰阴性菌的作用强于对革兰阳性菌。郁金也有一定的抗炎止痛作用。此外郁金还有抗早孕的作用。

酸枣仁

酸枣仁，味酸、甘，性平。入心、脾、肝、胆经。

【功效】养肝、宁心、安神。

【临床应用】

养肝、宁心、安神：《本草图解》曰："酸枣仁味酸性收，故其主治多在肝胆二经。肝虚则阴伤而心烦不卧，肝藏魂，卧则魂归于肝，肝不能藏魂，故目不得暝。枣仁味酸归肝，肝受养，故熟寐也。"慢性肾脏病患者伴有不寐者，可

选用炒酸枣仁养肝、宁心而安神。

【用法用量】入煎剂，安神宜炒用，用量为 15~20g。

【现代研究】

（1）酸枣仁具有镇静催眠的功效，其主要有效药理成分是枣仁皂苷和黄酮，其以增加慢波睡眠为主。

（2）近年研究还表明，酸枣仁对心血管系统和免疫有明显的调节作用，有降低肾性高血压的作用，其乙醇提取物能提高实验动物的存活率，并延长存活时间。

柏子仁

柏子仁，味辛、甘，性平。入心、肝、肾经。

【功效】养心安神，润肠通便。

【临床应用】

（1）养心安神：本品可用于慢性肾脏病患者伴血虚怔忡，或心肾不交，惊悸不眠等症。

（2）润肠通便：对于虚人、老人慢性肾脏病患者伴肠燥便秘者，可配用本品润肠通便。

【用法用量】入煎剂，用量为 10~15g。

【现代研究】

柏子仁对前脑基底核破坏的小鼠被动回避有改善作用，对损伤导致的获得障碍亦有改善倾向。

夜交藤

本品为蓼科植物何首乌的藤茎或带叶的藤茎。味甘、微苦，性平。入心、肝经。

【功效】养心安神，祛风通络，消肿。

【临床应用】

（1）养心安神：治疗神经衰弱、虚烦多梦。常与酸枣仁、柏子仁、灵芝等同用。

（2）祛风通络：①本品既有养血作用，又可通络，可治疗血虚肢体麻木酸痛。②本品善走窜，专于搜风，活络，而治风湿痹痛。③治疗风疹瘙痒。《本草纲目》曰本品治疗"风疮疥癣作痒，煎汤洗浴。"

（3）消肿：本品捣碎外敷，清热消肿，托毒生肌，用治痈疽瘰疬等证。

【用法用量】入煎剂，10~20g。外用：适量，煎水洗；或捣烂外敷。

【现代研究】

本品有镇静催眠作用，与戊巴比妥钠合用有明显的协同作用；首乌藤醇提取物能抑制实验性大鼠高脂血症；对实验性动脉粥样硬化有一定的防治作用；并能促进免疫功能。

灵 芝

灵芝，味甘，微苦涩，性平。入心、肺、肝、肾经。

【功效】补气养血，安神，止咳平喘。

【临床应用】

（1）补气养血、安神：①用于治疗气血不足、心神失养所致的心神不宁、失眠、惊悸、多梦、健忘、体倦神疲、食少等症。可与当归、白芍、酸枣仁、柏子仁、龙眼肉等同用。②可用于治疗虚劳短气、不思饮食、手足逆冷或烦躁口干等症。常与山茱萸、人参、生地等同用。

（2）止咳平喘：本品味甘能补，性平偏温，入肺经，补益肺气，温肺化痰，止咳平喘，常可治痰饮证，见形寒咳嗽、痰多气喘者，尤其对痰湿型或虚寒型疗效较好。可单用或与党参、五味子、干姜、半夏等益气敛肺、温阳化饮药同用。

【用法用量】入煎剂，6~12g。

【现代研究】

现代研究提示灵芝多糖具有免疫调节、降血糖、降血脂、抗氧化、抗衰老及抗肿瘤作用；所含的三萜类化合物能净化血液，保护肝功能；灵芝多种制剂分别具有镇静、抗惊厥、强心、抗心律失常、降压、镇咳平喘作用；此外，灵芝还具有抗凝血、抑制血小板凝集及抗过敏作用。

第七篇　肾脏病患者的调养要点

肾脏病患者除了药物治疗以外，还必须在情绪、生活、饮食等方面进行适当的调养，才能取得较好而稳定的疗效。笔者在几十年的临床实践中积累了丰富的经验。兹介绍如下。

第一节　情志调养

一、慢性肾脏病患者的心态剖析

肾脏病患者的心理状态主要表现有思想紧张，忧虑重重，情绪急躁，悲观失望这四个方面。

（1）思想紧张主要见于肾脏病初期，发现自己血肌酐升高；以及蛋白尿、血尿及血肌酐的检查结果反复波动的患者。

（2）忧虑重重是指患者思想负担重，担忧及考虑的问题较多，诸如学业的完成，恋爱婚姻可否，妊娠可否，工作事业的前途等。这主要见于青少年及中年的肾功能不全患者。

（3）情绪急躁主要见于病程缠绵，取效较慢，病情易反复的患者。

（4）悲观失望主要见于慢性肾衰竭的患者，认为自己没有出路，对治疗失去信心，对生活缺乏勇气，情绪低落。

由于肾脏病病程迁延易反复，治疗有一定的难度，确有部分患者预后不佳等特点，患者有上述的心理压力是可以理解的，也是值得同情的。然而长期的情志刺激，持续的不良情绪，不仅会影响疗效，同时也会加重病情。

二、情志调养的重要性

中医学十分强调情志与脏腑功能生理上密切相关，病理上相互影响。人身气血常需充盛，且贵在通调，其中情志舒畅，肝气条达对于气血的通调起着重要的作用。正如《素问·上古天真论》所说："精神内守，病安从来？"《儒门事亲》亦说："喜则少病，百脉舒和故也。"。反之，情志抑郁，忧虑重重则可导致肝气郁结，脾气壅滞，郁久化火伤阴或气滞血瘀等证，因而中医的病因学将七情所伤列入其中，诚如《黄帝内经》强调："百病皆生于气"。现代医学亦认为长期的情志不畅可以使机体的免疫功能低下，容易发生疾病，可见情志与健康是密切相关的。所以肾脏病患者在药物治疗的同时，应注意调养情志，这对于提高疗效，改善预后至关重要，切不可等闲视之。

三、如何调养情志

（一）正确认识疾病，减轻心理压力

肾脏病患者之所以心理压力较大，其中最主要的原因是不了解肾脏疾病的特点，许多患者初发病时最担心的是害怕会发展到尿毒症。其实肾脏疾病有多种，预后相差很大，有的预后较好，并不是都会发展到肾衰竭。因而患了肾脏疾病以后，首先应正确认识自己病情的实际情况，可请教医生或阅读一些医学科普书籍，积极配合医生进行治疗，不必盲目背上思想包袱。

即便有的患者出现了肾功能不全也不必惊慌失措，首先应了解肾功能不全已到了哪个阶段。如果是肾功能不全代偿期则是早期，仍属轻症；如果是肾功能不全失代偿期或肾衰竭期的患者，应积极治疗，中医药治疗对于这一阶段的患者，多数能达到控制病情，改善肾功能的良好效果。反之悲观消极，坐以待毙是无济于事的。如果已发展到尿毒症期，可以根据具体情况采用中西医结合的方法治疗。

由于肾脏疾病病程较长，而且易于反复，部分患者不能坚持治疗，情绪急躁，这对于提高疗效是十分不利的。凡事都有一个量变到质变的过程。治疗疾病也不例外，体质的增强，正气的回复，需要一定的时间，欲速则不达。临床上凡是能坚持治疗的患者一般多能取得良效。反之治治停停，频繁更换医生，或听信所谓"包治"的虚假广告，结果往往是事与愿违。

（二）树立战胜疾病的坚定信心

疾病对于任何人来说都是人生道路上的一次灾难，我们应当积极正视这一客观事实，但绝不能被疾病所吓倒，它也是对每一个人意志与能力的一次考验。因而肾脏病患者应树立战胜疾病的坚定信心，保持乐观豁达的良好情绪，积极配合医生进行治疗，只有这样才能取得预期的良好效果。

第二节　饮食调养

饮食是供给机体营养物质的源泉,是维持人体生长、发育的不可缺少的条件。中医学认为"人以水谷为本"就是强调饮食的重要性。人生病以后药物治疗的确重要,如能同时配合饮食调养,则有相得益彰的作用。针对慢性肾脏病患者的具体情况,本节重点介绍对肾脏病患者相关的蛋白质、盐、水的摄入量的要求,以及某些肾脏疾病的饮食宜忌等方面的内容。

一、蛋白质的摄入量

对于慢性肾衰竭的患者需要限制蛋白质的摄入量,这样可以减少血中的氮质滞留,从而减轻肾脏的负担延缓慢性肾衰竭的进程,这种方法称为低蛋白饮食疗法(LPD)。关于什么时候开始应用低蛋白饮食疗法,目前尚无定论。意大利学者通过临床对照观察研究,认为血肌酐在229~353μmol/L时,即肾功能不全早期应用效果较好;而血肌酐为450~618μmol/L时运用此法并无实际意义。日本学者认为血肌酐为221~265μmol/L时实施低蛋白饮食最适宜。

如何掌握低蛋白质的摄入量?一般主张摄入蛋白每日0.6g/kg体重,对大多数患者可以维持氮质平衡,其中要求优质蛋白应占50%~70%,而且应均匀分配在三餐以利吸收。优质蛋白宜选用动物蛋白,如鸡蛋、牛奶、瘦肉等,其中含必需氨基酸较高,而且在体内分解后产生的含氮物质较少,因为生物利用度高,营养价值高,所以称之为"优质蛋白"。植物蛋白如豆制品、玉米、面粉、大米等,因为其中含必需氨基酸较少,而含非必需氨基酸较多,生物效价低,故称为"低质蛋白",应予适当限量。

对于肾病综合征患者的蛋白质的摄入量也有一定的要求。过去存在着两种不正确的倾向,一种是不顾肾病综合征患者的低蛋白血症状况,为了追求尿蛋白暂时减少的表面现象,严格控制蛋白质的摄入量,致使血浆蛋白持续低下,患者的营养状况越来越差,抵抗力下降,易发感染,水肿反复,病情日趋加重。另一种倾向是鉴于患者低蛋白血症的情况,过分强调高蛋白饮食,而忽视了高蛋白饮食可以引起肾小球的高滤过,久之则促进肾小球硬化的不利因素。因而目前主张肾功能正常的肾病综合征患者,每日蛋白质的摄入量以1g/kg体重为宜,而且要以优质蛋白质为主。

二、盐的摄入量

盐的成分是氯化钠，其中钠离子是维持细胞外液晶体渗透压的主要成分，由此而维系细胞内外、机体内外的水液平衡。肾脏保钠的功能较好，肾小球滤液中的钠离子 99% 以上被肾小管和集合管重吸收，24 小时尿钠的排出量为 3~5g。正常人每日盐的摄入量为 10g。

如果肾脏病患者没有水肿或高血压的情况不必限盐，可与正常人一样每日进盐 10g。限制盐的摄入量主要是针对水肿和高血压的患者。因为水肿患者本身有水钠潴留，若不限盐则加重水钠潴留，必然影响利尿药的效果使水肿难以消退。如何掌握水肿患者盐的摄入量？下面介绍日本肾脏学会营养委员会关于肾病综合征添加食盐的规定意见：处于少尿水肿期，每日食盐量学龄儿童患者不超过 2g，成人患者不超过 3g。处于利尿期每日食盐量学龄儿童患者为 2~3g，成人患者为 3~5g。处于水肿消失期，每日食盐量学龄儿童患者为 3~5g，成人患者为 5~8g。处于症状稳定期每日食盐量学龄儿童为 5~7g，成人为 8~10g。值得注意的是长期限盐的患者应经常检测血钠的水平，谨防出现低钠血症。由于盐是调味品，限盐以后往往影响患者的食欲，因而有的水肿患者不遵守限盐的医嘱，自己添加有盐的食品，致使利尿效果甚微。

高血压的患者为什么也要限盐呢？因为摄入盐量过多，会增加水钠潴留，使血容量扩张继之引起血压升高。限盐以后可以减少血容量使血压下降。血压高的患者可根据自己血压的具体情况，参照上述水肿患者摄盐量的要求适当限制盐的摄入量。

三、水的摄入量

肾脏病患者如果没有尿少水肿的情况是不需要控制水的摄入量。水肿的患者主要应根据尿量及水肿的程度来掌握水的摄入量，一般而言，如果水肿明显时，除进食以外水的摄入量最好限制在 500~800ml/d 较为适宜。

患尿路感染之后。为了避免和减少细菌在尿路停留与繁殖，患者应多饮水勤排尿，以达到经常冲洗膀胱和尿道的目的。

尿路结石的患者也应大量饮水，因为尿量减少是尿路结石形成的主要原因之一，大量饮水可以冲淡尿晶体浓度，避免尿液过度浓缩，减少沉淀的机会。一般要求每日饮水 2000~3000ml，使每日尿量保持在 2000~4000ml 以上。而且尿量增多也可以促使小的结石排出，且尿液稀释后可以延缓结石增长的速度和避免手术后结石的再发。

四、紫癜性肾炎的饮食宜忌

紫癜性肾炎是一种变态反应性疾病，其过敏原有多种，食物过敏为已知的病因之一。最容易引起过敏的食物有虾、鱼、蛋等，中医认为这些食物为"发物"，即易诱发或加重疾病的意思。如果经变态反应原的检查能明确是何种食物致敏，患者应避免进食相关的过敏食物。如果检查后未能明确过敏原，也应注意在一段时间里忌食容易致敏的食物，特别是海鲜类食物。这对于减少紫癜的复发，促进肾脏早日康复是十分有利的。如果不经检查，盲目地绝对禁食各种异种蛋白，将会造成营养不良，免疫功能下降。

从中医的角度来认识，尿血、肌衄、咽喉肿痛是紫癜性肾炎常见的临床表现，机体多属阴虚内热，因而饮食宜清淡而富有营养。凡是性温热的食物应当限制，如煎炸食物，辛辣之品，羊肉、狗肉均性热，生姜、大蒜、葱等调料也宜少食。

如伴有高血压或水肿，应限制盐的摄入量。如果紫癜性肾炎患者出现肾功能不全，应限制蛋白质的摄入量。

五、痛风肾患者的饮食宜忌

痛风肾患者本身血尿酸升高，如仍过食嘌呤含量高的食物，则可使嘌呤代谢的终末产物——尿酸续增，致使血尿酸更加升高。而且含嘌呤多的肉类使尿液呈酸性，促进尿酸结石的形成。因而痛风肾患者应忌食嘌呤含量高的食物：如心、肝、肺、肾、肠、舌等内脏类食物；牛肉、猪肉、鸽肉、火腿、浓肉汁等肉类食物；鱼类之中沙丁鱼、鲱鱼、金枪鱼、带鱼；其他如虾、豆腐、扁豆、花生米、腰果、海参、紫菜、香菇、啤酒等，均应避免食用。痛风肾患者应多吃新鲜菜类、水果及富含维生素的饮食，这些食物在体内的产物是碱性的，可使尿液碱化，并有利于防治尿酸结石。

六、尿路感染、尿道综合征患者的饮食宜忌

由于尿路感染的中医病机多为下焦湿热蕴结，因而饮食宜清淡而富有营养，以免生湿助热。一般应从以下几个方面注意：

（1）因肥甘厚味易助湿生热故不宜过食。羊肉、狗肉性热助火，也应避免之。

（2）忌食辛辣及煎炸之品以防助热。

（3）多吃蔬菜及水果以保持大便通畅，如梨、香蕉、带叶的蔬菜等。西瓜、冬瓜、绿豆、赤小豆、藕等有清热利湿之功，服之则可助通利小便。

第三节　其他生活调养要点

一、积极预防和治疗感冒

感冒是肾炎、肾病血尿和（或）蛋白尿反复发作与加重的重要诱因。感冒对于肾衰竭患者也是一个极为不利的打击，它可诱发心力衰竭，同时使肾衰竭加重。肾炎、肾病、肾衰竭的患者由于抵抗力下降也极易患感冒，如此恶性循环致使肾脏疾病迁延甚或逐渐加重，因而积极预防和治疗感冒，对于肾脏病的康复和改善预后均具有十分重要的意义，决不能等闲视之。中医学常说"治未病""善治者治皮毛"，就是强调要防病于未然，要及时有效地治疗表证，使疾病免于入里加重。

肾脏病患者应保持良好的心态，避免过劳，保证充分的睡眠时间，注意大便通畅，随季节的变迁而增减衣服，平时应治疗咽炎或扁桃体炎，流感流行的季节应注意隔离感冒患者，积极提高机体抵抗力等均能预防感冒的发生。有些患者惧怕感冒常常穿得很厚，即便是夏季也是如此，这样易招致"汗出当风"，反而易于感冒。

肾脏病患者一旦感冒了应及时治疗，以便截断病程。可以先选用一些治疗感冒的中成药，如果怕冷、发热、周身不适，可以冲服感冒清热冲剂以汗出邪解。如果咽喉发紧或疼痛，可自服金莲花片或穿心莲片以清利咽喉。如果身微热伴咳嗽，可以服用桑菊感冒片，以疏风散热止咳。如果怕冷、发热伴呕恶腹泻，可以服用藿香正气水，以解表散寒、化湿和中。如果经上述治疗后未能缓解应及时就诊。

二、积极治疗咽炎及扁桃体炎

咽炎、扁桃体炎是肾炎血尿及蛋白尿反复发作的常见和重要的诱因，应积极给予防治。中医认为咽喉是肺胃的门户，咽红、咽痛责之于肾阴下亏，肺胃热毒上攻，与此同时热盛亦可迫血下行以致肾炎血尿。在慢性咽炎阶段，一方面患者应注意避免烟、酒及辛辣食物，并保持大便通畅，以防助热上火。另一方面可选用一些养阴清咽、利咽的中成药，如麦味地黄丸、养阴清肺口服液、金莲花片、穿心莲片等，选用 1~2 种即可。还可以采用开水泡药代茶饮的方法。茶饮方：金银花、野菊花各 5g，玄参、桔梗各 6g，麦冬 10g，胖大海 2 个，稍加冰糖以开水浸泡上药代茶，每日饮用。在咽炎急性发作阶段，患者应及时请医生诊治。中医治法为清利咽喉。

对于屡发扁桃体炎的肾病患者，应毫不犹豫地进行扁桃体摘除术，因为这时的扁桃体已不能发挥正常的防卫功能，相反是一个慢性病灶，对肾脏病患者是一个极为不利的影响因素。当扁桃体摘除后，大部分的肾炎患者病情会有明显的改善。

何时行扁桃体摘除术最为适宜？要根据患者的病情而定。一是肾炎患者一般全身状况较好，二是急性扁桃体炎得到有效控制以后。至于尿检中仍有血尿、蛋白尿，这种情况对手术没有妨碍，因为扁桃体不摘除，尿检改善是难以实现的。一般术后短时间内会出现"激惹现象"以致血尿增多，患者不必惊慌，只要在手术前后配合应用抗生素，血尿会很快减轻和稳定的。

三、避免过度疲劳

中医学十分重视"劳伤"这一致病因素，"劳"的含义指过度的意思。在古代文献中有"五劳""房劳"的名称，如《素问·宣明五气篇》说："五劳所伤：久视伤血，久卧伤气，久坐伤肉，久立伤骨，久行伤筋。"。房劳是房事太过，其后果是耗伤肾之精气。肾脏病患者应避免过劳，是指避免体力劳动或脑力劳动太过，以及避免过多的性生活。临床上因过劳而诱发或加重肾脏疾病的病例并不少见，患者应高度重视这一诱因。

应当指出的是避免过劳并不等于整日卧床不起，久卧伤气，亦易致气滞，于身体康复有害无益，如何掌握肾脏病患者的活动量，将在下面介绍。

肾脏病患者应适度减少性生活，这对于养息肾脏，争取早日康复是必要和有益的。一般而言，肾脏疾病临床表现较轻或处于恢复期的患者，性生活的次数比正常人适度减少即可。如果是肾衰竭患者或肾脏疾病临床表现较重者应尽量节制性生活。再者肾脏病患者在过性生活时要特别注意清洁卫生，以免感染而加重病情。需要指出的是少部分肾脏病患者，视性生活为畏途，完全禁止性生活，以致思想压力很大，这种做法也是不恰当的。

四、活动量的要求

对于肾脏病患者的活动量的要求不能一概而论，应根据患者的病情来决定。一般来说，尿检轻度异常、急性肾炎恢复期、肾病综合征恢复期、慢性肾功能不全代偿期的患者不必严格限制活动，可以进行一般的活动，但应避免中等强度以上的体力劳动，在校学生应免修体育课。如果临床表现较重，严重水肿、大量蛋白尿、肉眼血尿发作、心力衰竭、严重感染、重度肾性贫血、肾衰竭终末期的患者应卧床，严格限制活动，以利于病情的缓解及稳定。

五、保持良好的睡眠

睡眠是一种正常的生理现象，良好的睡眠可以起到消除疲劳、保护大脑、增强免疫、促进发育、利于美容等诸方面的良好作用。反之则气血逆乱、神不守舍、心烦意乱、记忆力下降、血压升高、免疫力下降。对于肾脏疾病患者来说，夜寐不安可使血压升高，同时亦不利于宁心静养与早日康复。

为了保证良好的睡眠，睡前不宜饱食、大量饮水及喝咖啡或浓茶；同时还应注意调养情志，切忌忧思过度。对于失眠患者应当请医生调治。平时自己可备用一些安神养心的中成药，如天王补心丹、安神补心胶囊、养血安神片、柏子养心丸等。

六、IgA 肾病患者的生活指导

IgA 肾病在原发性肾小球疾病中发病率最高，且好发于青少年，其预后相差较大，处于这部分年龄段的患者涉及学业、工作、运动、婚姻、妊娠等方面的具体问题，患者本人及家长思想压力较大，不知所措，因此对 IgA 肾病患者正确地进行生活指导是十分必要的。

这里着重介绍日本东海大学医学部第七内科根据 IgA 肾病的肾脏病理组织的四级分类法，制定的相应生活指导措施，供患者参考。

一级患者：预后最好，日常生活不必限制，可以与正常人一样地从事学习与工作，可以妊娠和分娩。但在尿检未完全阴转时，应禁止长时间的激烈运动，如马拉松、足球等。另外，还应避免游泳、滑雪等易使躯干受凉的运动。饮食方面切忌长期吃辛辣的食物。

二级患者：日常生活一般不必限制，但应确认血肌酐是正常的。妊娠和分娩原则上允许，但是如果第一次肾穿取活组织量不足时，应重复肾穿，确认为二级者方可妊娠与分娩。可以和正常人一样地从事学习和工作，可以参加轻度运动，但禁止集中训练与比赛。

三级患者：这组患者既有预后良好者，又有预后不佳者。学习和工作应坐位姿势，避免长时间的站立，如果肾功能低下，白天应安静卧床休息 1 小时。妊娠原则上不允许，如果患者强烈希望生育，医生应慎重考虑与研究，确认其勉强可以妊娠时，也应向患者及家属说明有流产和肾功能恶化的危险。饮食方面，开始可每日添加食盐 6g，蛋白质每日 50g，而后根据血压和肾功能的情况进行调整。

四级患者：这组患者不可避免地会进展到慢性肾功能不全，进展的速度不尽相同，然而预后均是不佳的。对于此期的患者宜先采用保守疗法，尽量保持患者的体力，应在最大的范围内使患者保持安静，饮食方面应按慢性肾功能不全的饮食进行调养，努力控制高血压和维持较好的全身状况。在此基础上，缓慢地对患者及其家属进行透析和肾移植的教育，以取得患者的合作。

七、女性肾脏病患者的妊娠宜忌

对于女性肾脏病患者的妊娠问题应当区别具体情况，审慎地加以处理，患者应征得医生同意后方可妊娠，而且在妊娠中药经常观察尿检的情况、血压状况及肾功能的指标。

一般来说肾脏的病理类型较轻，损害的程度及范围较轻，血压不高，肾功能正常，尿检轻度异常或转为正常，对治疗的反应好，病情处于缓解阶段的患者，妊娠对肾的影响不太大。肾炎血尿患者病情稳定 6~12 个月者，妊娠及分娩的影响不大。

如果肾脏的病理损害较重，舒张期血压持续高于 95mmHg，肾功能低下，肌酐清除率低于 50ml/min，蛋白尿每日超过 3.5g，对治疗的反应差，病情处于活动状态的患者，应当避免或暂缓妊娠。因为妊娠对肾的影响极大，原有的肾功能不全会进一步恶化，临床及尿检情况会较前加重，同时易合并妊娠中毒症，围生期的死亡率较高，早产儿及低体重儿的发生率也较高。所以女性肾脏病患者的妊娠宜忌问题，应当引起患者与家属的高度重视。

八、尿路感染、尿道综合征患者的生活调养

（一）性生活注意事项

由于性交容易将前尿道口的细菌挤入后尿道和膀胱，而且也易损伤尿道以利于细菌侵入，因而性交是引起尿路感染、尿道综合征的重要因素。有的患者尿路感染、尿道综合征与性生活密切相关就是这个原因。因而有尿路感染、尿道综合征病史的患者在性生活时注意以下几个方面。

1. 性生活前男女双方均应清洗外阴部，以减少尿道口的细菌。

2. 性生活后应排尿，使膀胱排空，以免细菌尿滞留。

3. 如果患者正处于尿路感染、尿道综合征急性发作的时候，以及妇女月经期，均应避免性生活。

（二）日常生活调养

1. 平时应注意多饮水、勤排尿，最好每 2~3 小时排尿 1 次，以达到经常冲洗膀胱和尿道的目的。

有的尿路感染、尿道综合征的患者，以为限制水的摄入量可以减轻尿频的症状，其实不然，相反地会加重尿路感染、尿道综合征的症状。

2. 尿路感染、尿道综合征的患者要注意保持大便通畅。通过临床观察，尿路感染、尿道综合征的患者绝大多数伴有大便秘结。中医学认为，大肠与膀胱同居下焦，"六腑以通为用"，倘若大便燥结不行，则腑气不通，膀胱湿热留滞则气化不利，可见小便淋沥不畅。

九、平时需要监测的相关理化检查

（一）定期尿液检查

尿液检查是发现和监测肾脏病的重要且简便经济的方法。主要是观察尿液中是否有血尿和（或）蛋白尿。正常尿液中的红细胞数为<3 个 /HP（高倍视野），如超过即为血尿。对于单纯血尿的患者，还需进一步行相差显微镜检查，以便明确尿红细胞来源是肾小球性血尿还是非肾小球性血尿。肾脏疾病的患者一般 2 周做 1 次尿液检查，恢复期的患者也应该每 6 个月检查 1 次。

尿蛋白定性试验显示（+~++++）仅能粗略地估计尿蛋白的程度，没有 24 小时尿蛋白定量准确，因而有蛋白尿的患者必须至少每月做 1 次 24 小时蛋白定量检查，正常人 24 小时尿蛋白定量小于 0.3g，超过即为蛋白尿。如果 24 小时尿蛋白定量小于 1g 为少量蛋白尿；24 小时尿蛋白定量大于 1g 而小于 3.5g 为中等量的蛋白尿；24 小时尿蛋白定量大于 3.5g 为大量蛋白尿。

（二）定期肾功能检查

肾功能检查是了解慢性肾脏病肾功能状况的重要手段。其中血肌酐是最重要的观察指标。慢性肾功能不全或慢性肾衰竭的患者应每月检测血肌酐 1 次；慢性肾脏病患者如肾功能正常，也应在半年左右检测 1 次。血肌酐正常值应小于 133μmol/L。

（三）定期监测血压

高血压是肾脏病患者常常伴有的临床表现之一，如果高血压不能得到有效的控制，将会加速肾功能不全的进程，与此同时，也会对心、脑带来严重的影响。据报道慢性肾衰竭患者约 50% 死于心、脑血管的并发症。可见高血压是影响预后的重要因素必须高度重视。

　　肾脏病患者要经常监测自己血压的情况，发现血压升高要服用降压药。有些患者由于害怕长期用降压药后会有副作用，因此服服停停，其实这种担心是没有必要的。反而由于服用降压药不规律，血压波动很大，不仅患者会出现不适症状，且可加速慢性肾衰竭的发展进程。

（四）定期作肾脏 B 超检查

　　肾脏 B 超可发现多囊肾、泌尿系结石、泌尿系肿瘤等疾病。对于慢性肾衰竭患者可通过肾脏大小的测值了解肾脏萎缩的程度。对于肾穿刺患者可观察肾穿刺后肾周围是否有血肿。B 超检查较 CT 检查经济而方便，因而肾脏病患者应半年至 1 年作 1 次 B 超检查。

第八篇 医 论

一、不主张大剂量使用黄芪

由于慢性肾脏病多见气虚的证候，因而作为补气药的黄芪较为常用。黄芪甘、微温，入脾、肺经。具有补气升阳、固表止汗、利水消肿的功效。由于气虚证常伴见阴虚证，故笔者一般选用生黄芪。气虚甚者，常伴有畏寒怕冷的症状，此则选用炙黄芪。关于黄芪的用量，根据气虚的轻重程度，轻者10~15g，重者20~30g，对糖尿病肾病的气虚重症患者笔者最多用到40g。

由于现代药理研究提示黄芪有减少蛋白尿的作用，国内部分学者常大剂量地应用黄芪，黄芪用量为100~300g。笔者对此有不同的看法：①不应过分夸大黄芪治疗蛋白尿的作用，临床仍需辨证论治用复方为主。②肾病综合征患者因于低蛋白血症，常见胃肠道水肿，而致恶心、纳差、脘腹胀满等症，因黄芪味甘，甘则中满，正如《景岳全书》所说："然其性味俱浮，纯于气分，故中满气滞者，当酌用之。"此时若大剂量应用黄芪则有壅中之弊。③运用激素治疗的肾病综合征患者常易于助火伤阴，表现为心烦、面赤、胸背及面部痤疮，而黄芪性温，此时若应用大剂量的黄芪，则无异于抱薪救火。④肾病综合征患者因免疫功能下降而常易感冒，若大剂量使用黄芪补气，则有敛邪留寇之弊。

二、不同意将 IgA 肾病的中医病名定为"肾风"

IgA 肾病为现代医学的免疫病理学诊断的病名，因而中医古代文献中无此病名。因为该病以血尿为主要的临床表现，故笔者认为可归属于为中医学"尿血"的病症名。

王海燕教授主编的《肾脏病学》明确提出了血尿是 IgA 肾病最常见的临床表现，临床上约70%~90%的 IgA 肾病患者表现为血尿。笔者认为虽然 IgA 肾病的血尿有肉眼血尿和镜下血尿两种情况，但均为肾小球性血尿，二者没有质的区别。所以笔者认为 IgA 肾病的中医病名定为中医学的"尿血"病症名较为恰当，也比较符合 IgA 肾病的实际情况。

目前国内少数中医肾病学者认为 IgA 肾病的中医病名为"肾风",其立论依据为"风邪入于少阴则尿血",笔者认为这是不恰当的。《诸病源候论·小便血候》:"风邪入于少阴则尿血"的涵义,是指风热之邪下扰肾络出现尿血的中医病机,而不应作为中医病名来看待。而肾风作为中医病名首见于《黄帝内经素问·奇病论》:"帝曰:有病庞然有水状,切其脉大紧,身无痛者,形不瘦,不能食,食少,名为何病?岐伯曰:病生在肾,名为肾风,肾风而不能食,善惊,惊已,心气痿者死。"再者《黄帝内经素问·风论》:"肾风之状,多汗恶风,面庞然浮肿,脊痛不能正立,其色炲,隐曲不利,诊在肌上,其色黑。"可见《黄帝内经》中所言的肾风病,其临床表现为浮肿、腰痛、不能食、善惊、面色黑,笔者认为此相当于现代医学的慢性肾衰竭的临床表现。

三、治疗慢性肾脏病应慎用雷公藤

虽然雷公藤类制剂对血尿、蛋白尿有一定的效果,但是其副作用较大且隐袭,笔者认为得不偿失,所以不主张用雷公藤制剂治疗慢性肾脏病。

雷公藤多苷的药理研究提示:其具有抑制免疫、抗炎等作用。然而雷公藤有以下的毒副作用:①肝脏损害,长期应用雷公藤多苷片后,可出现肝功异常。②可使白细胞、粒细胞及血小板减少。③可导致肾间质纤维化。④妇女患者用后多出现闭经。⑤生殖系统损害;男性患者会影响精子生成,表现为精子减少或无精子症。鉴于以上雷公藤的毒副作用,因而笔者不主张用雷公藤治疗慢性肾脏病。

四、不主张用祛风类中药治疗慢性肾脏病

由于雷公藤类制剂有祛风湿的作用,对血尿、蛋白尿有一定的治疗效果,因而国内部分学者将之扩大到用祛风类中药,如羌活、荆芥、防风、穿山龙、海风藤、络石藤等治疗慢性肾脏病。通过长期的临床实践,笔者观察到慢性肾脏病的常见中医证候多为气阴两虚,兼挟湿热或毒热,而祛风胜湿药物多为辛香、温燥之品,如妄用祛风胜湿类中药则易耗伤气阴,助其内热,对病情不利。

五、治疗慢性肾脏病应慎用附子

作为一名医者,在临床治疗中用药安全而有效是时刻要牢记的,且安全性要放到首位,否则非但无效,且给患者带来严重的副作用。

近年来对慢性肾脏病患者滥用附子的情况屡见不鲜,附子大辛、大热,有大毒,归心、肝、肾经、具有回阳救逆,散寒止痛的功效,主要用于阳虚重症

及寒痹。结合慢性肾脏病患者的中医证型来看，阳虚证占的比率是比较少的，而以气阴两虚证居多，这也是国内绝大多数中医肾病工作者的共识。所以从客观情况来看需要运用附子的频率是较少的。

笔者对于临床上有阳虚表现的患者，轻证用温补的益气药代之，因阳虚往往伴有气虚。一般用党参、炙黄芪即可。如遇阳虚重证，制附片的用量也只是5~9克，再配以肉桂或桂枝适量。

附子中含多种乌头碱类化合物，具有较强的毒性，尤其对心脏、神经及呼吸系统的毒性更大，所以慢性肾脏病患者应慎用附子。据说在澳大利亚附子属禁用之品。

古代中药文献中标出药物的毒性，肯定是医者在使用中所遇到的情况，在付出惨痛的代价后写在书上告诫后学者要慎重，这是难能可贵的科学态度。今天学术界有一股"标新立异"之风，追求所谓的"新"和"异"，实际上是置患者的用药安全于不顾，我们必须要大声疾呼"用药安全第一"。近20余年的研究证实含马兜铃酸类药物，如关木通、木防己、青木香、细辛等有肾毒性作用，应避免使用，这就是一个很大的进步和成绩。而目前明明已知有些药物有大毒，为什么还要冒着风险去使用呢？！甚至还主张用量要大呢？！故此处提出反思以警示后学者。

六、中医药治疗血尿有优势

关于血尿是否需要治疗，学者们是有争议的。有的学者认为血尿不必治疗可放任不管，仅强调蛋白尿治疗的必要性。笔者认为血尿是肾脏病患者常见的临床表现之一，而且预后也不是完全良好，何况患者拿着有血尿的化验单，求医心切，需要医生解决这一问题。所以，笔者认为血尿是需要治疗的，而且临床实践证明中医药治疗血尿是有效的。

（一）血尿是肾小球损害的表现

正常人尿中可有少量红细胞，中段尿离心（10ml尿以1500/分钟转速离心5分钟）后尿沉渣镜检，红细胞仅有1~2个/高倍视野，若>3个/高倍视野则为血尿，说明肾或（和）尿路有出血情况。出血量小则呈显微镜下血尿。出血量大于1ml/L（尿液）可见肉眼血尿。肉眼血尿时易被患者发现，而镜下血尿则往往被忽视，部分患者在体检时才发现血尿。

肾小球性血尿是红细胞被挤压穿过病变的肾小球基底膜时受损，而发生外形及大小多样性变化。有学者曾报道在电镜下观察到红细胞经肾小球毛细血管壁裂孔时发生了变形。还有资料提示在肾小球毛细血管壁病变时，尿中变形红细胞的多样性与肾小球病变的严重性有一定的关系。由此可见血尿是肾小球损害的结果，而且血尿也是肾炎综合征诊断的必备条件。

临床上肾炎稳定或处于恢复期的患者，因为上呼吸道感染而反复血尿加重时，往往拿着化验单问医生：我的病为什么又复发了？再看狼疮性肾炎病情活动的 7 项临床指标，血尿是其中的 1 项，7 项临床指标中出现 2 项以上则可 100% 肯定为活动病变。

以上从肾小球血尿出现的机制，以及客观的临床表现来看，血尿是肾脏疾病的主要临床表现之一，要引起足够的重视。

（二）以血尿为主要临床表现的肾脏疾病

尿液检查正常与否，可谓观察肾有没有疾病的一面镜子，而血尿是尿液检查的异常发现，重点说明肾小球有损害，在各种肾小球疾病中，有些是以血尿为主要临床表现的，如急性肾炎、急进性肾炎、非 IgA 系膜增生性肾炎、IgA 肾病、紫癜性肾炎、薄基底膜肾病等。

急性肾炎时血尿常为起病的第一个症状，几乎全部病人均有血尿，其中肉眼血尿的出现率约为 40%。尿液呈均匀的棕色、混浊或呈洗肉水样，但无血凝块，酸性尿中红细胞溶解破坏常使尿液呈酱油样棕褐色。

急进性肾炎时，尿常规检查可见大量的红细胞呈肉眼血尿，并常见红细胞管型。

非 IgA 系膜增生性肾炎的血尿发生率很高，70%~90% 的病例有血尿，常为镜下血尿，约 30% 的病例有反复发作的肉眼血尿。

IgA 肾病时血尿是最常见、最主要的临床表现。一般表现为发作性肉眼血尿，通常在上呼吸道感染（扁桃体等）、急性胃肠炎、带状疱疹等感染后，血尿与感染的间隔时间为 72 小时（即 3 天）内，有学者称之为"咽炎同步血尿"或"感染同步性血尿"。该病发作性肉眼血尿偶尔出现在疫苗注射后或剧烈活动时。肉眼血尿持续数小时到数天，一般少于 3 天。肉眼血尿有反复发作的特点。据报道在 IgA 肾病中表现为肉眼血尿者，亚太地区为 23%，南美地区为 56.2%。

IgA 肾病血尿的另一种表现为显微镜下血尿，往往被忽视，通常在体检时被发现，而行肾穿确诊。据报道在 IgA 肾病中表现为镜下血尿者亚太地区为 63.5%，南美地区为 37.2%。

紫癜性肾炎肾脏受累最常见的临床表现为镜下血尿或间断肉眼血尿，儿童患者出现肉眼血尿者较成年人为多。

薄基底膜肾病绝大部分病人表现为血尿，其中多数病人（尤其是成年人）表现为持续性镜下血尿，部分患者可在感染后呈现肉眼血尿，约 1/3 患者有红细胞管型，儿童患者以无症状单纯性血尿较为多见。

（三）持续性血尿并非预后皆好

关于血尿的预后不能一概而论，它与是否伴有高血压、蛋白尿，水肿病理程度，肾脏疾病的种类等多方面因素有关。

近年来，美国学者认为单纯或反复血尿的患者多为良性过程。然而目前却有不同的研究结论，认为 IgA 肾病血尿患者并非预后皆好。多数学者认为持续镜下血尿伴蛋白尿预后差。中国香港一学者对 72 例血尿伴微量蛋白尿（≤0.4g/d），血肌酐和血尿均正常的 IgA 肾病患者进行了 7 年的随访观察研究，发现 32 例预后不良。

国内有学者报道，IgA 肾病患者中有阵发性肉眼血尿史者占 53.3%，Logistic 回归方程分析发现，肉眼血尿史与内生肌酐清除率（Ccr）下降有关，说明肉眼血尿发作对肾功能的影响并非完全是可逆的。

有文献报道，IgA 肾病大部分患者有反复肉眼血尿或镜下血尿的发作，其中少数（4%）可自然缓解。从发现本病到追踪 20 年以上的病例看，20%~30%，甚至 20%~50% 的患者进展为终末期肾病。

（四）血尿治疗的必要性

前面已经说到，血尿是肾小球损害的标志，血尿是部分肾脏疾病常见的临床表现，而且用许多事实来说明长期血尿并非预后皆好，目的是为了从多个角度说明遇到肾性血尿，不能听之任之，视而不见，采取消极的治疗态度。

临床上常常遇到患者拿着化验单来找医生："我的血尿有什么办法治呢？""血尿能根治吗？""为什么医生说血尿不需要治疗呢？"

分析其客观原因是目前全世界还没有治疗肾炎血尿的特效药物，均为探索性研究阶段。

对于大量蛋白尿西医一般用激素治疗，但对激素的反应性分有效和无效两种情况。目前对血尿伴蛋白尿者，一般用激素或雷公藤治疗。对单纯血尿患者目前仍无特效西药，但这并不能否认血尿治疗的必要性，应积极探讨治疗的方法方为良策。

（五）中医药治疗血尿的优势

笔者长期运用中医药辨证论治的方法治疗血尿，取得了较好的疗效。笔者深切地体会到中医药治疗血尿的优势，立足于改善患者的体质状态，有效地控制诱发因素，故能减轻或消除血尿，最终改善了患者的预后。

七、不应滥用降压药

目前西医主张应用血管紧张素转化酶抑制剂（ACEI）或血管紧张素Ⅱ受体拮抗剂（ARB）治疗蛋白尿、保护肾功能。认为此两种药物一方面通过对肾小球血流动力学的特殊调节作用，扩张入球小动脉和出球小动脉，降低肾小球内高压；另一方面通过其非血流动力学作用抑制细胞因子，从而减少蛋白尿和细胞外基质的蓄积，继之减缓肾小球硬化的发展，对肾脏具有保护作用。

然而笔者认为降压药顾名思义是用来降低血压的，临床上大量的患者服用降压药后，蛋白尿并未下降而来我处就诊。对于血压不高的患者，长期运用降压药后会出现血压偏低的副作用，因此对于血压高的患者服用降压药务必使血压达标，血压低的患者不应滥用降压药。

附　录

一、聂莉芳已出版的肾病著作

1.《肾炎的中医证治要义》，人民卫生出版社，1986

2.《肾脏病中医诊治与调养》，金盾出版社，2000

3.《实用常见肾脏病防治》，金盾出版社，2002

4.《血尿的诊断与中医治疗》，人民军医出版社，2007

5.《慢性肾功能衰竭的诊断与中医治疗》，人民军医出版社，2008

6.《蛋白尿的诊断与中医治疗》，人民军医出版社，2011

7.《慢性肾衰竭名医妙治》第 2 版，人民军医出版社，2013

8.《血尿名医妙治》第 2 版，人民军医出版社，2014

9.《蛋白尿名医妙治》第 2 版，人民军医出版社，2016

10.《聂莉芳治疗肾病经验辑要》，北京科学技术出版社，2016

11.《聂莉芳肾病验案精选》，中国医药科技出版社，2016

二、聂莉芳曾主讲的电视讲座

1. 1996 年 3 月，电视门诊栏目　肾脏病学讲座

2. 1999 年 10 月 22 日，中央教育台，《中医药走向世界》"肾脏病的中医药治疗优势"

3. 2001 年　北京电视台生活频道

5 月 31 日　血尿的中医药治疗

6 月 21 日　肾病综合征的中医药治疗

4. 2002 年 8 月 21 日　中央电视台二套，《健康之路栏目》"中医治疗肾炎血尿"

5. 2003 年 9 月　中国教育电视台，《健康你我他栏目》"慢性肾病的中医药治疗"

6. 2011 年 3 月 10 日，北京电视台科教频道《健康大智慧栏目》"肾脏病日

讲座"

7. 2012 年 2 月　北京卫视《养生堂栏目》

2 月 27 日　被忽视的肾脏隐患（1）

2 月 28 日　被忽视的肾脏隐患（2）